腕部损伤诊疗学
（第二版）

主编　闻善乐　闻亚非

SPM 南方出版传媒

广东科技出版社｜全国优秀出版社

·广　州·

图书在版编目（CIP）数据

腕部损伤诊疗学/闻善乐，闻亚非主编．—2版．—广州：
广东科技出版社，2018.3

ISBN 978-7-5359-6743-5

Ⅰ．①腕… Ⅱ．①闻…②闻… Ⅲ．①腕关节—关节疾
病—诊疗 Ⅳ．①R684.7

中国版本图书馆CIP数据核字（2017）第114530号

责任编辑：邓　彦
装帧设计：林少娟
责任校对：黄慧怡
责任印制：彭海波
出版发行：广东科技出版社
　　　　　（广州市环市东路水荫路11号　邮政编码：510075）
E-mail：gdkjzbb@21cn.com
http://www.gdstp.com.cn
经　　销：广东省出版集团图书发行有限公司
排　　版：广东科电有限公司
印　　刷：广州市岭美彩印有限公司
　　　　　（广州市荔湾区花地大道南海南工商贸易区A栋　邮政编码：510385）
规　　格：787mm×1 092mm　1/16　印张20.5　字数350千
版　　次：2010年9月第1版　2018年3月第2版
　　　　　2018年3月第2次印刷
定　　价：98.00元

如发现因印装质量问题影响阅读，请与承印厂联系调换。

《腕部损伤诊疗学》编委会

主编： 闻善乐　闻亚非

编委（以姓氏笔画为序）：

李　伟[①]　李　想　陈文治　林定坤

闻亚非　闻善乐　曹学伟　管　华

绘图： 李　伟[②]

---

①作者单位为河南省洛阳正骨医院、正骨研究院。

②作者单位为河南科技大学。

主编简介

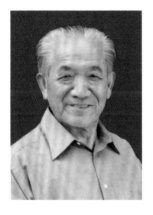

　　闻善乐，男，出生于1929年，河南省邓州市罗庄乡人，主任中医师，全国著名中医骨伤科专家，人事部、卫生部、国家中医药管理局第二批确认的具有带徒资格的名老中医。历任《中医正骨》杂志编委，全国骨科外固定学会理事，河南省风湿病医院顾问，中华医学会、中华中医药学会会员。1997年荣获河南省卫生厅、河南省中医药管理局颁发的"对中医药事业发展作出显著成绩的特别贡献奖"，2007年于广州荣获中华中医药学会首届"中医骨伤名师"称号，2008年6月由河南省中医药管理局授予"河南中医事业终身成就奖"。曾多次被评为医院优秀共产党员。

　　闻老早年就读于河南省平乐正骨学院，深得我国著名正骨专家高云峰院长传授与教诲，毕业时以优异的成绩留校工作。从医60年来，兢兢业业、刻苦钻研、勤于积累，具有深厚的专业理论和丰富的临床经验，既擅长传统医学的复位手法及辨证用药，又对现代医学诊治骨伤及骨病矫形等非常精通，尤其对关节内及近关节部位损伤的诊治，更有独到之处。他关心青年成长，诲人不倦，一直担任医院历届各种类型的进修班、大专班的讲课与带教工作，为我国骨伤科事业培养出大批新生力量。他痴心科研、不断创新，共获得部（省）级科技成果4项。曾在《中华骨科》《中华外科》《中华创伤》《骨与关节损伤》《中医正骨》《中国骨伤》等核心期刊发表论文60多篇。已出版《腕关节损伤》《肘关节损伤》《距骨及周围相关损伤》《科研、论文与学风文章辑录》《流年忆梦》等5部著作。

主编简介

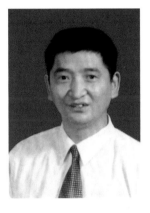

　　闻亚非，男，出生于1960年，本科学历，主任医师。现任河南省洛阳正骨医院急诊科主任、中华医学会会员、河南省医师协会急诊分会委员。1992年被人事部、卫生部、国家中医药管理局确定为全国名老中医药专家学术经验继承人，师从于全国名老中医药专家闻善乐教授，并以优异成绩完成学业。

　　在20余年的骨伤科医疗实践中，积累了丰富的临床经验。不但熟练掌握了骨伤科危急重症的抢救技能与处理方法，而且擅长治疗四肢骨关节与脊柱的创伤、骨病及其他相关疾病。曾在国家相关医学杂志发表论文30余篇，获国家和省级科技成果奖3项、国家技术专利2项，主编出版了《洛阳正骨临床丛书——手部损伤》，协同闻善乐教授整理出版了《腕关节损伤》《肘关节损伤》《距骨及周围相关损伤》，参与出版了《名医医案》等多部著作。

前　言

　　腕关节的解剖结构与生理功能均较复杂，腕关节为人体中典型的复合关节，且经过腕部的重要组织又特别集中而表浅，故易于损伤，尤其在伤后常容易发生误诊、漏诊或治疗不当，从而影响了手部功能的正常发挥。

　　编者有感于此，曾出版了《腕关节损伤》一专著，从而引起了国内同行们对腕关节损伤的探讨兴趣，也确实起到了抛砖引玉的效果。但该书的出版迄今已多年，回顾当初由于写书经验不足，致使书内有些章节的内容写得不够完善与详尽，加之，现在对腕部损伤的诊疗技术又有了新的进展，故重新修订《腕部损伤诊疗学（第二版）》就势在必行了。

　　本书是编者对早期的临床研究与后期资料的整理，在编写过程中，曾得到单位领导的大力支持，同时也曾得到我国著名手外科专家王澍寰教授以及中华医学会原学术委员会廖有谋主任多次指导与鼓励。书中的绘图由河南科技大学的李伟教授绘制。广东省中医院的同道们也为此付出了努力。再次于此一并致谢。

　　由于编者水平有限，书中缺点、错误在所难免，诚望读者批评指正。

编者

于河南省洛阳正骨医院、正骨研究院

内 容 提 要

　　《腕部损伤诊疗学（第二版）》是以编者多年的临床研究成果及所拥有的丰富临床资料为基础，并参阅了国内外相关文献编写而成的专著。该书在基础章节中，对腕骨的胚胎发生与发育以及腕部的解剖特点等作了系统的描述，并从腕关节的运动生理学角度，揭示了腕部骨骼、韧带、肌腱的结构和分布的特点与运动功能的统一性。书内还介绍了腕部的常规检查与特殊检查。在介绍腕部等损伤与疾患章节中，编者提出了一些新的分类法，重点论述了腕部骨折与脱位，其中不乏一些罕见的或新发现的病种，并以翔实的资料载入书内，同时对腕部的开放伤、断腕再植、骨软骨病、腕关节不稳症、儿童期腕部损伤的特点以及慢性损伤性腕关节病与康复疗法等诸多新观点与新经验，均作了全面的介绍。书后附有编者关于腕部损伤在临床研究方面所发表的多篇论文，以便读者阅读或参考之用。

目　录

第一章　腕部骨骼的发生与发育 ……………………………………………………… 1

第一节　腕骨的胚胎发生 ……………………………………………………… 1

第二节　腕部骨骼骨化过程 …………………………………………………… 2

第三节　尺、桡骨远端骨骺与骨化 …………………………………………… 6

第四节　腕骨骨龄与骨龄标准 ………………………………………………… 7

第二章　腕关节应用解剖学 …………………………………………………………… 9

第一节　腕部骨骼的解剖特点 ………………………………………………… 10

第二节　腕部关节的组合 ……………………………………………………… 14

第三节　腕关节囊及韧带装置 ………………………………………………… 21

第四节　腕关节各种组织通过情况 …………………………………………… 28

第五节　腕关节的血供 ………………………………………………………… 32

第六节　腕关节的体表标志与投影 …………………………………………… 34

第三章　腕关节的运动生理学 ………………………………………………………… 36

第一节　腕部骨关节结构与运动生理学 ……………………………………… 36

第二节　腕部韧带结构与运动生理学 ………………………………………… 41

第三节　腕部肌肉布局与运动生理学 ………………………………………… 43

第四节　腕关节功能解剖新概念 ……………………………………………… 47

第五节　腕关节的功能位与休息位 …………………………………………… 49

第四章　腕关节检查 …………………………………………………………………… 51

第一节　一般检查⋯⋯⋯⋯⋯⋯⋯⋯⋯⋯⋯⋯⋯⋯⋯⋯⋯⋯⋯⋯51

第二节　腕部肌腱、神经、血管损伤的检查⋯⋯⋯⋯⋯⋯⋯⋯54

第三节　腕关节特殊检查⋯⋯⋯⋯⋯⋯⋯⋯⋯⋯⋯⋯⋯⋯⋯⋯⋯61

第五章　发育期腕部损伤⋯⋯⋯⋯⋯⋯⋯⋯⋯⋯⋯⋯⋯⋯⋯⋯⋯⋯73

第一节　发育期腕部骨骼的损伤特点⋯⋯⋯⋯⋯⋯⋯⋯⋯⋯⋯⋯73

第二节　腕关节骨骺损伤及其预后⋯⋯⋯⋯⋯⋯⋯⋯⋯⋯⋯⋯⋯74

第六章　腕部软组织挫伤及慢性损伤性疾患⋯⋯⋯⋯⋯⋯⋯⋯⋯84

第一节　损伤型⋯⋯⋯⋯⋯⋯⋯⋯⋯⋯⋯⋯⋯⋯⋯⋯⋯⋯⋯⋯⋯84

第二节　压迫型⋯⋯⋯⋯⋯⋯⋯⋯⋯⋯⋯⋯⋯⋯⋯⋯⋯⋯⋯⋯⋯89

第三节　牵扯磨损型⋯⋯⋯⋯⋯⋯⋯⋯⋯⋯⋯⋯⋯⋯⋯⋯⋯⋯⋯96

第七章　腕部的缺血性坏死及骨性关节炎病⋯⋯⋯⋯⋯⋯⋯⋯102

第一节　创伤性月骨缺血性坏死⋯⋯⋯⋯⋯⋯⋯⋯⋯⋯⋯⋯⋯102

第二节　月骨骨软骨缺血性坏死⋯⋯⋯⋯⋯⋯⋯⋯⋯⋯⋯⋯⋯103

第三节　创伤性舟骨缺血性坏死⋯⋯⋯⋯⋯⋯⋯⋯⋯⋯⋯⋯⋯108

第四节　创伤性头状骨缺血性坏死⋯⋯⋯⋯⋯⋯⋯⋯⋯⋯⋯⋯110

第五节　月骨剥脱性骨软骨炎⋯⋯⋯⋯⋯⋯⋯⋯⋯⋯⋯⋯⋯⋯111

第六节　月骨小平面软骨炎⋯⋯⋯⋯⋯⋯⋯⋯⋯⋯⋯⋯⋯⋯⋯112

第七节　腕关节创伤性骨关节炎⋯⋯⋯⋯⋯⋯⋯⋯⋯⋯⋯⋯⋯112

第八章　腕部开放伤与截肢及断肢再植术⋯⋯⋯⋯⋯⋯⋯⋯⋯114

第一节　腕部开放性损伤⋯⋯⋯⋯⋯⋯⋯⋯⋯⋯⋯⋯⋯⋯⋯⋯114

第二节　腕部截肢⋯⋯⋯⋯⋯⋯⋯⋯⋯⋯⋯⋯⋯⋯⋯⋯⋯⋯⋯125

第三节　腕关节断离伤及再植⋯⋯⋯⋯⋯⋯⋯⋯⋯⋯⋯⋯⋯⋯126

第九章　腕部骨折⋯⋯⋯⋯⋯⋯⋯⋯⋯⋯⋯⋯⋯⋯⋯⋯⋯⋯⋯⋯128

第一节　尺骨、桡骨远端骨折⋯⋯⋯⋯⋯⋯⋯⋯⋯⋯⋯⋯⋯⋯128

第二节　腕骨骨折⋯⋯⋯⋯⋯⋯⋯⋯⋯⋯⋯⋯⋯⋯⋯⋯⋯⋯⋯149

第十章　腕关节脱位与骨折脱位⋯⋯⋯⋯⋯⋯⋯⋯⋯⋯⋯⋯⋯166

第一节　横列性腕关节脱位⋯⋯⋯⋯⋯⋯⋯⋯⋯⋯⋯⋯⋯⋯⋯166

第二节　中间骨及其相关的脱位与骨折脱位⋯⋯⋯⋯⋯⋯⋯⋯181

第三节　孤立性腕骨脱位⋯⋯⋯⋯⋯⋯⋯⋯⋯⋯⋯⋯⋯⋯⋯⋯238

第四节　创伤性腕骨轴向脱位⋯⋯⋯⋯⋯⋯⋯⋯⋯⋯⋯⋯⋯⋯244

第五节　下尺桡关节脱位⋯⋯⋯⋯⋯⋯⋯⋯⋯⋯⋯⋯⋯⋯⋯⋯249

第十一章　腕关节不稳症 ………………………………………………………… 256

第十二章　腕部损伤常见的后遗症 ……………………………………………… 261

第十三章　腕关节手术暴露途径 ………………………………………………… 264

第十四章　腕关节损伤的康复疗法 ……………………………………………… 267

　　第一节　康复医疗的前期 …………………………………………………… 268

　　第二节　康复医疗期 ………………………………………………………… 268

参考文献 …………………………………………………………………………… 272

附录　编者在对腕部损伤的临床研究中所发表的相关论文 ………………… 279

第一章
腕部骨骼的发生与发育

第一节 腕骨的胚胎发生

早在1861年，Kolliker就指出：所有肢体上的骨骼都是从一个未分化体发育而来。当软骨最早从这个未分化体开始形成时，它就自己组成不同的成分，构成许多骨和软骨。这个未分化体就是胚胎时期的间充质。

在胚胎第3周时，肢芽内充满了间充质。这种间充质组织具有多种潜在分化能力，含有除血管和神经外的所有未来关节活动所需的因素。从胚胎第5周起，上肢肢芽就从胚胎的前上部先于下肢数天而出现，肢芽内有活跃的细胞分裂活动，并从近端向远端发展。在胚胎的第6周，上肢肢芽的末端部分逐渐变为扁平而形成手基，并由尚未分化的间充质构成软骨。四肢骨大都发生在透明软骨的基础上。至胚胎第2个月，开始形成软骨性腕骨，即初级骨化中心，同时发生独立的中央骨，但不久便与舟骨的原基融合，至出生前或刚出生后，各个腕骨均处于软骨阶段（图1-1）。

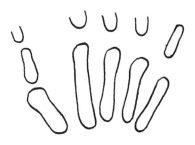

图1-1 新生儿腕骨均处于软骨阶段（尚未骨化）

第二节　腕部骨骼骨化过程

一、腕骨的骨化

腕骨的骨化即次级骨化中心的出现，是在胎儿出生后才逐渐开始的，其骨化中心出现的顺序与软骨原基形成的顺序是一致的。每个腕骨的骨化中心向四周扩张，逐渐生长发育，最终获得其应有的形态。而腕骨骨化的时间一般是比较有规律的。它起始于头状骨，并按照逆时针方向沿腕骨的位置绕一个圆周（图1-2）。一般说：当胎儿出生后不久头状骨即率先出现骨化。至2岁前钩骨出现骨化，3岁左右时三角骨出现骨化，4岁左右时，月骨出现骨化，5岁左右时舟骨开始骨化，6岁左右时大多角骨骨化，7岁时小多角骨骨化（图1-3至图

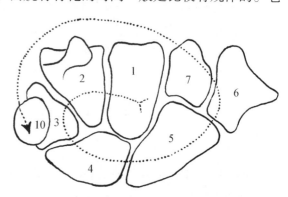

图1-2　腕骨骨化的顺序（逆时针方向）

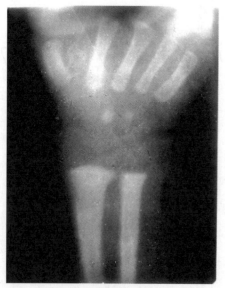

图1-3　出生40天的女婴。头状骨及钩骨骨化核已显露

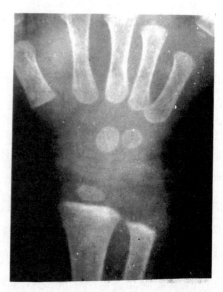

图1-4　头状骨、钩骨及桡骨远端骨骺骨化

1-11）。9~14岁时豌豆骨骨化。为了便于记忆，现将各个腕骨骨化的顺序编歌于下：

生后头骨、二岁钩，三三、月四、五舟露；

六大、七小多角始，九至十四豌豆骨。

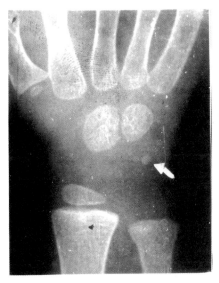

图1-5　头状骨、钩骨已骨化，三角骨刚显露

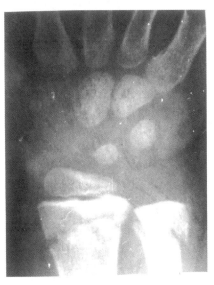

图1-6　头状骨、钩骨、三角骨、月骨均已骨化（尺、桡骨远端骨折的患儿）

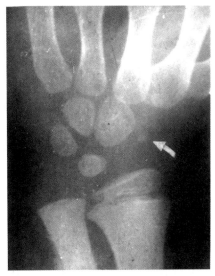

图1-7　头状骨、钩骨、三角骨、月骨均已骨化，舟骨刚显露

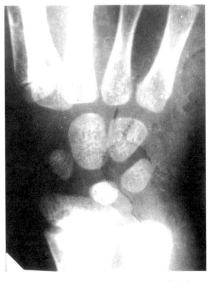

图1-8　头状骨、钩骨、三角骨、月骨、舟骨均已骨化

图1-9 头状骨、钩骨、三角骨、月骨
及大多角骨、小多角骨已骨化

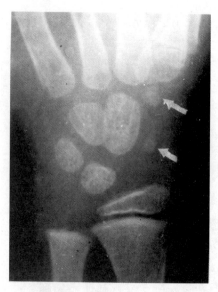

图1-10 头状骨、钩骨、三角骨、月骨均
已骨化。舟骨及小多角骨刚显露

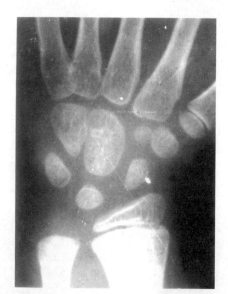

图1-11 头状骨、钩骨、三角骨、月骨、舟
骨、大多角骨、小多角骨均已骨化

在腕骨的骨化中，女性一般略早于男性1～2年。在少数情况下，腕骨的骨化亦会有个体的差异，即某个腕骨的骨化亦可提前或推迟1年左右，尤其腕骨中的舟骨、月骨、大多角骨和小多角骨，出现的顺序变化较多（图1-9、图1-10）。

二、腕骨的正常变异

了解腕骨的正常变异，在诊断上具有重要意义：提示它们的存在，便于与损伤和病理因素相鉴别。一般正常变异可有以下4种形式：

1. 二分骨：多见于舟骨，其二分部位可在结节或腰部，有时月骨亦有二分现象。

2. 腕骨缺如：可见有舟骨缺如。

3. 腕骨融合：常见有月三角融合、头钩融合、头小（多角）融合、钩豆融合、腕掌关节融合等。

4. 额外骨：亦称附加骨，即在某个腕骨之旁另生额外小骨（图1-12）。

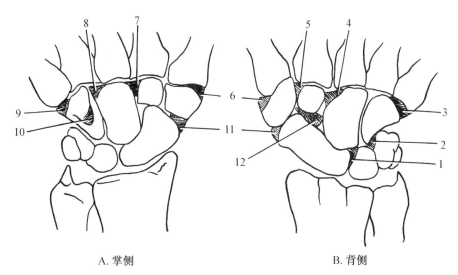

A. 掌侧　　　　　　　　　　　　B. 背侧

1. 上月骨　2. 上钩骨　3. 钩骨副骨　4. 茎突骨　5. 第2大多角骨　6. 旁大多角骨　7. 下头状骨　8. 头钩间副骨　9. 钩骨副骨　10. 钩骨钩副骨　11. 桡外侧骨　12. 中央骨

图1-12　腕关节的额外（附加）骨

（1）从掌侧观有：

①桡外侧骨：位于舟骨结节桡侧或舟骨结节与大多角骨之间。

②旁大多角骨：亦称前大多角骨或上大多角骨。位于大多角骨的桡侧与第1掌骨基底之间，共同组成拇指腕掌关节。较为常见，仅次于茎突骨。

③下头状骨：亦称第2头状骨，罕见。位于头状骨的掌面与第2、3掌骨基底之间。

④头钩间副骨：位于头状骨与钩骨之间及第3、4掌骨基底连接处的掌面。

⑤钩骨钩副骨：亦称固有钩骨、基钩骨、维萨里骨和外尺骨。位于钩骨钩的前面，易误认为钩骨钩骨折。

⑥钩骨副骨：位于钩骨与第5掌基底之间，可见于掌面和背面。

（2）从背侧观有：

①上钩骨：亦称桡侧三角骨。位于三角骨与钩骨之间。

②上月骨：位于舟骨、月骨和头状骨之间。

③中央骨：又称副多角骨。常位于舟骨、大多角骨、小多角骨与头状骨之间。

④茎突骨：最为常见。位于第3掌骨基底的后外侧，在头状骨及第2、3掌骨基底之间。它由独立的骨化核发育而来，故有人认为是第9腕骨。

⑤第2大多角骨：位于大、小多角骨之间。

第三节　尺、桡骨远端骨骺与骨化

一、尺、桡骨远端骨骺的正常骨化

尺、桡骨远端在胎儿出生前均为软骨状态。男性在出生后1～3岁时，女性在出生后6个月至2岁时，桡骨远端的骨化中心开始显露，到14～15岁时才发育完全（图1-13），男性17～18岁，女性16～17岁时开始与骨干愈合。此骨骺生长旺盛，生长时期最长。它是上肢长度增长的主要部位。

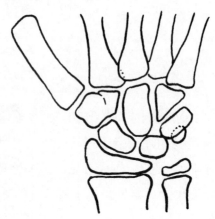

图1-13　15岁时腕骨及尺、桡骨远端骨骺已骨化完全

尺骨远端的骨化中心,男性在7~10岁(图1-9)、女性在6~7岁时才出现。它的发育完全,以及与骨干结合的时间与桡骨基本一致(图1-13),这就奠定了尺、桡骨远端关节面的正常形态。一般是骨化点出现早的骨骺愈合晚,骨化点出现晚的骨骺愈合早。

二、尺、桡骨远端骨化变异

凡桡骨尺倾角大于25°或小于20°者,均视为桡骨远端骨化变异。

1928年Hulten首次应用尺骨正变异和负变异来描述后前位X线片上尺骨相对桡骨的长度,即尺骨比桡骨长0.7 mm以上者,称尺骨正量变异;尺骨比桡骨短2 mm以下者,称为尺骨负量变异,或称小尺骨。

第四节 腕骨骨龄与骨龄标准

骨龄是指骺或小骨的骨化点出现和骺与骨干愈合的年龄。研究骨化点的出现和骺与骨干愈合的时间同实际年龄的关系,称为骨龄测定。这是临床了解儿童生长发育状态的一种方法。但正常骨龄可因个体、性别、种族和地区的差异而有所不同,如女性发育比男性早1~3年。男性6~8岁间出现舟骨骨化点等,亦属正常(见表1-1)。

在临床上,可用骨龄来推断骨的发育是否正常,并可判断骨的发育程度。通常自胎儿出生后至14岁,可根据骺的骨化中心出现时间测定骨龄,而14~25岁则按照骺的愈合时间来测定骨龄(如桡骨、尺骨远端骨骺骨龄)。应用时可根据实际年龄来查对有哪些骨化点出现,若不足时,即应视为发育迟缓的表现,并观察同哪个年龄组相似,借此判断发育迟缓的程度。若出现过早则表示发育过速。

表1-1 腕骨骨龄标准

年龄组 (岁)	腕骨和桡骨 骨化点数		出现之骨化点名称	
	男	女	男	女
0.5	2	2	头状骨、钩骨	头状骨、钩骨
1.0	2	2	头状骨、钩骨	头状骨、钩骨

续表

年龄组（岁）	腕骨和桡骨骨化点数		出现之骨化点名称	
	男	女	男	女
1.5	2	3	头状骨、钩骨	头状骨、钩骨、桡骨
2.0	3	3	头状骨、钩骨、桡骨	头状骨、钩骨、桡骨
2.5	3	3	头状骨、钩骨、桡骨	头状骨、钩骨、桡骨
3.0	3	4	头状骨、钩骨、桡骨	头状骨、钩骨、桡骨、三角骨
3.5	3	5	头状骨、钩骨、桡骨	头状骨、钩骨、桡骨、三角骨、月骨
4.0	4	5	头状骨、钩骨、桡骨、三角骨	头状骨、钩骨、桡骨、三角骨、月骨
4.5	4	7	头状骨、钩骨、桡骨、三角骨	头状骨、钩骨、桡骨、三角骨、月骨、大多角骨、小多角骨
5.0	4	7	头状骨、钩骨、桡骨、三角骨	头状骨、钩骨、桡骨、三角骨、月骨、大多角骨、小多角骨
5.5	5	8	头状骨、钩骨、桡骨、三角骨、月骨	头状骨、钩骨、桡骨、三角骨、月骨、大多角骨、小多角骨、舟骨
6.0	5	8	头状骨、钩骨、桡骨、三角骨、月骨	头状骨、钩骨、桡骨、三角骨、月骨、大多角骨、小多角骨、舟骨
6.5	7	8	头状骨、钩骨、桡骨、三角骨、月骨、大多角骨、小多角骨	头状骨、钩骨、桡骨、三角骨、月骨、大多角骨、小多角骨、舟骨
7.0	8	8	头状骨、钩骨、桡骨、三角骨、月骨、大多角骨、小多角风、舟骨	头状骨、钩骨、桡骨、三角骨、月骨、大多角骨、小多角骨、舟骨

第二章

腕关节应用解剖学

　　腕关节的解剖范围，可有狭义和广义两种不同概念。狭义的腕关节，指桡骨下端与近侧列腕骨间关节（豌豆骨除外），即桡腕关节；广义的腕关节，指由旋前方肌远侧缘平面开始至腕掌关节平面处（图2-1）。腕关节包括尺、桡骨下端及8块腕骨和掌骨基底部。其所属关节在运动上是统一的。本书采用广义的腕关节。

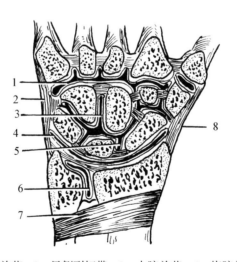

1. 腕掌关节　2. 尺侧副韧带　3. 中腕关节　4. 桡腕关节　5. 舟月骨间关节　6. 下尺桡关节　7. 旋前方肌远侧缘　8. 桡侧副韧带

图2-1　腕关节解剖范围

第一节　腕部骨骼的解剖特点

一、尺、桡骨远端的解剖特点

1. 桡骨远端：桡骨干延至下端时已逐渐变宽，并为松质骨所代替，仅裹以薄的皮质骨。该部位近似四方形，有掌、背、桡、尺4个面。掌面光滑凹陷，有旋前方肌附着；背面稍凸，有明显的背侧结节及3条纵沟，前臂伸肌腱由此通过，沟的纵嵴为背侧韧带的附着部；桡侧面向远侧延伸，形成桡骨茎突，它比尺骨茎突长1～1.5 cm，其基底部有肱桡肌附着，末端有桡侧副韧带附着；内侧面有桡骨的尺侧切迹，与尺骨小头共同构成下尺桡关节，切迹的远侧为关节软骨盘的附着部。桡骨远端关节面向掌侧倾斜10°～15°向尺侧倾斜20°～25°，从而加深了关节窝，该关节面光滑，可分为两个部分：桡侧部分略呈三角形，与舟骨接触；尺侧部分呈四方形，与月骨接触。桡骨远端关节面又称桡腕关节面，与近排腕骨相连（图2-2）。

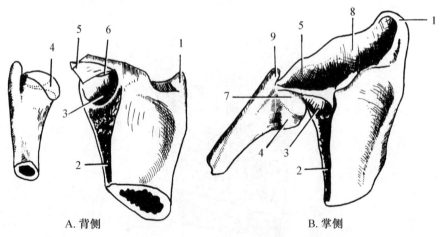

A. 背侧　　　　　　　　　　　　B. 掌侧

　　1. 桡骨茎突　2. 桡骨的尺侧前、后两缘　3. 桡骨的尺侧切迹　4. 尺骨小头的圆柱形关节面　5. 三角纤维软骨盘　6. 关节软骨盘附着于桡骨远端边缘　7. 尺骨小头远端关节面　8. 桡腕关节面　9. 尺骨茎突
图2-2　尺、桡骨远端关节

2. 尺骨远端：尺骨延至下段而变细呈柱状，末端稍显膨大而呈球形，称为尺骨小头。尺骨小头的桡侧有一半球状关节面，约占周径的2/3，与桡骨远端的尺侧

切迹构成了下尺桡关节，为前臂的活动枢纽。尺骨小头的远侧面平滑，与关节软骨盘相接。尺骨小头的顶端呈小锥状，向远侧凸出，为尺骨茎突。它的后面有一浅沟，由尺侧腕伸肌腱通过。尺骨茎突尖部为尺侧副韧带附着部位。在茎突与尺骨小头下面之间有关节软骨盘附着（图2-2）。

二、腕骨的解剖特点

（一）腕骨结构概况

腕骨共8块，排成近、远两侧列，近侧列腕骨自桡向尺为舟骨、月骨、三角骨和豌豆骨。远侧列腕骨自桡向尺为大多角骨、小多角骨、头状骨和钩骨。

腕骨主要由松质骨构成，其外覆以薄的骨皮质。腕骨均属于短骨，形状不规则。除豌豆骨外，一般多呈立方形，且多具有6个面（即掌、背、远、近、内、外面），故诸腕骨相互之间，以及和远端的掌骨或近端的前臂之间形成很多接触面。这些关节的活动度大小不等、方向各异，使整个腕关节成为多轴向关节。腕骨中除月骨掌侧较宽外，其他腕骨掌侧均较窄。腕之背侧凸出，而掌侧凹陷，称为腕骨沟。沟的内、外侧缘高凸，为腕之尺、桡侧隆起。腕之掌侧与背侧面因有韧带附着而显得粗糙，其余4个面除大多角骨、三角骨和钩骨的外侧面游离外，其他则均与相邻骨互为关节。另外，腕骨在组织结构上，与长骨的压力骨骺有很多相似点，表现如下：

1. 腕骨内为松质骨，外面覆以薄的骨皮质。

2. 在长骨骨干之髓腔内的红骨髓变为黄骨髓以后，腕骨内之红骨髓尚继续保留若干年。

3. 腕骨的骨化一般在胎儿出生后不久到数年相继出现。

（二）各个腕骨的形态及相互关系（图2-3）

1. 舟骨：它是近侧列腕骨中最大的一个。其形态细长，斜位观却像船，因此得名"舟骨"。它的远端超过近排腕骨，平头状骨的中部；它的腰部相当于两排腕骨的平面，故舟骨有将远近两排腕骨连接起来的作用；它的近端凸隆光滑，与桡骨组成关节。所以它是联系远近两排腕骨稳定的桩柱。关节斜向后，凸面是前后及外侧面稍向远端变为狭窄、粗糙的一带状无关节面区，即舟骨腰部，也就是后桡腕韧

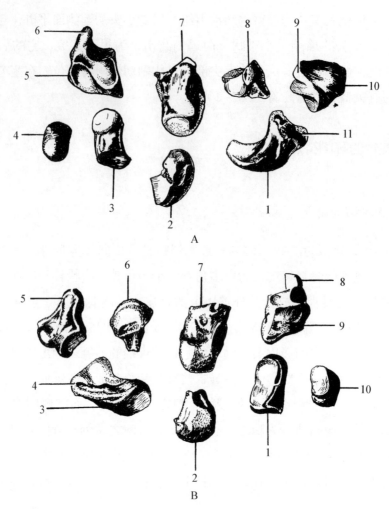

A．掌侧面：1．舟骨 2．月骨 3．三角骨 4．豌豆骨 5．钩骨 6．钩骨钩 7．头状骨 8．小多角骨 9．大多角骨骨结节 10．大多角骨 11．舟骨结节

B．背侧面：1．三角骨 2．月骨 3．舟骨 4．舟骨结节 5．大多角骨 6．小多角骨 7．头状骨 8．钩骨钩 9．钩骨 10．豌豆骨

图2-3 各个腕骨的形态

带的附着处。同时此区有几个营养血管孔。舟骨的远端有两个关节面多角骨，与大多角骨、小多角骨形成滑动关节。它的前面无关节面，在中1/3凹处有一大营养血管孔，也是前桡腕韧带附着处。同时远端的掌侧形成一小而圆的凸起，称为舟骨结节。其上有拇短展肌附着，亦是腕掌侧支持带附着处，它被桡侧腕屈肌腱所遮盖。舟骨的尺侧有两个不等的关节面，近端的一个较小而凸出，与月骨形成关节；另一个比较大，是凹入的，与头状骨形成杵臼状关节。在舟骨前面的尺侧缘与远端形成90°角，并与小多角骨形成关节。此点对拇指、食指联合功能有特殊作用。舟骨的

外侧面在腰部平面，当腕关节向桡侧倾斜时，即与桡骨茎突相接触。舟骨的轴心线与月骨的纵轴呈30°～60°（平均47°）的交角（腕侧位）。轴心线的延长与中指轴心线形成120°角。由于舟骨的血供由腰部进入，骨折后近端骨块易产生缺血、坏死。另外，桡侧腕屈肌腱经常压迫舟骨近端骨块，致骨折部产生剪力，影响舟骨骨折后的愈合。因此，舟骨不论在解剖形态还是在各种关节活动方面，在腕骨中最为复杂。

2．月骨：月骨的外形比较规则，正面观为四方形，侧面观是半月形。远端凹面与舟骨共同拥抱着头状骨，并有小部分与钩骨亦形成关节。近侧隆突与桡骨及桡腕关节盘构成关节。它是腕骨中唯一的掌侧宽而背侧窄的骨头。在桡侧它与舟骨前上及后下两个关节面相接触。在前上关节面有一个小的圆形血管孔。在舟骨、月骨及桡骨之间有一坚强的韧带连接着，称为舟月腕骨间韧带（简称舟月韧带）。月骨尺侧与三角骨形成关节，它们之间有三角骨、月骨间韧带。月骨的前面分为两半，近侧一半有数个重要血管孔，远端一半是平滑的，有连接腕骨近排与远排之间的韧带。

3．三角骨：呈楔形（或锥形）。近侧关节面隆突，与腕尺侧半月板及三角纤维软骨相接。远端凹凸不平，有两个关节面。一个斜向远端，另一个凸向桡侧与钩骨的凹面相适合。外侧与月骨形成关节，内侧面粗糙，有韧带附着。前面分成两个区域，在近端有个粗糙面，并有许多血管孔。在远端有一个卵圆形关节面，与豌豆骨相关节。

4．豌豆骨：呈圆形，是腕骨中最小的骨头。它的后面只有一个与三角骨相关的关节面，且独居于腕骨之前。其前侧粗糙，是腕骨中唯一有前臂肌肉附着的骨头。它能增强尺侧腕屈肌的功能，实际是属于该肌腱的籽骨。另有小指外展肌、屈肌支持带和豆钩韧带附着在上面。在该骨的桡侧，有尺神经及尺动脉经过。

5．大多角骨：该骨不同于其他腕骨，呈不规则五角形，远侧有一大而凹陷的鞍状关节面，与第1掌骨构成关节，故为拇指的坐骨，有人认为大多角骨的作用为掌骨的变体。因此，与拇指的功能有很重要的关系。它的近端有两个关节面，近外侧与舟骨形成滑动型关节，近内侧与小多角骨形成关节，远内侧与第2掌骨基底部分形成关节。外侧面是光滑的，无关节面存在。它的掌面有一个圆形向内的嵴状隆起，后于舟骨结节的远侧，为大多角骨结节，由腕横韧带、拇短展肌、拇指对掌肌和拇短屈肌的浅头所附着。在嵴的内侧缘有一条沟，通过桡侧腕屈肌腱，沟的底面有数个血管孔。它的背侧面有两个结节，当中形成凹陷，有拇长伸肌腱由此通过，并伴有许多血管孔。

6. 小多角骨：体积比较小，近似楔形，呈多角状，它的近端与舟骨相接，桡侧与大多角骨紧密相连，尺侧与头状骨和远侧与第2掌骨基底形成关节。这些关节面比较扁平，是微动关节，其上面有拇短屈肌深头的起点。它的掌面粗糙，有许多血管孔。背面被第2掌骨基底的分叉所遮盖，无血管孔。

7. 头状骨：位于腕骨中央，在腕骨中是最大的一块骨头，比较坚硬，可称为腕骨的枢石。它的近侧端呈球形膨大，为头状骨的头，是整个远排腕骨的活动中心。稍狭直处是颈，扩大部是体。

（1）头部：头状骨的近端有一斜形嵴，从掌面到背面，将舟骨与月骨的关节面分开。其尺侧与钩骨形成关节，其桡侧与舟骨形成关节，中央与月骨形成关节。

（2）颈部：它的桡侧面比尺侧面明显，在桡侧面有许多大的血管孔，分为舟骨与小多角区。尺侧面与钩骨及其钩头韧带接触；背面有一个压迹，当腕关节极度背伸时，它与桡骨下端的后唇相接触；掌面有腕骨间韧带附着。

（3）体部：颈部逐渐增大而形成体部，其远端与第2、3、4掌骨基底形成关节。

8. 钩骨：因其掌面有一钩突而得名。上面有掌侧支持带附着。它的外形类似楔状（或三角形），尖在近端，底在远端。它的桡侧面的近侧与远侧各有一关节面与头状骨接触，在两个关节面之间有一个无关节区，有许多血管孔，是钩头韧带的止点。钩骨的尺侧面与尺神经的深支相接触。钩是组成腕横韧带的内侧缘，又是豆钩韧带、小指短屈肌及小指对掌肌的起点。它的远端与第4、5掌骨基底相关节，且与第5掌骨基底呈马鞍状。因此，能允许第5掌骨有伸屈动作，也能有少许的旋转动作，有似第1腕掌关节的结构。其近侧缘较锐达到月骨，偏尺侧有螺旋状关节面，与三角骨形成关节。

第二节　腕部关节的组合

腕关节为复合关节，它由下尺桡关节、桡腕关节、中腕关节、腕骨间关节和腕掌关节共同组合而成。

一、下尺桡关节

下尺桡关节是由尺骨小头的环状关节面和桡骨远端的尺侧切迹组成的车轴关节。在关节内有一个三角纤维软骨盘（或称软骨盘）相连结（图2-2、图2-4）。三角形的底部附着于桡骨的尺侧切迹下缘，与桡骨远端关节面相移行；而三角形的尖部附着于尺骨茎突的桡侧基底小窝部，且与腕关节尺侧副韧带相连，它的前后缘增厚，尤其止于尺骨处最厚（5～6 mm），中央薄（约2 mm），上下呈双凹状，并被前后关节囊韧带所加强，关节囊较薄弱且松弛，其滑膜面近侧突出于下尺桡关节面6～7 mm，形成囊状隐窝，便于前臂的回旋运动，并免受损伤。尺、桡骨远端骨骺线居于关节囊内，当骨骺分离时，可能波及关节囊，而影响旋转活动。下尺桡关节亦为双枢轴滑膜关节，呈倒"L"形，其垂直部分位于下尺桡关节之间，其横形部分在三角纤维软骨盘与尺骨小头之间。三角纤维软骨盘是连结尺、桡骨下端的主要纽带，同时由于它的前后均与关节囊有纤维相连，所以当前臂旋前或旋后时，该纤维既起到了固定三角纤维软骨盘的作用，又将桡腕关节和下尺桡关节腔完全隔开，从而也铺平了桡腕关节。它组成了腕关节的内（尺）侧部，除非软骨盘中心穿孔（约占40%），或有裂隙存在，或附着不完全等异常情况，方可使下尺桡关节腔与桡腕关节腔发生贯通。因此，三角纤维软骨盘具有以下4种功能：

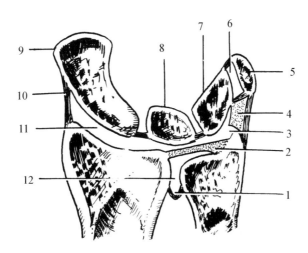

1. 囊状隐窝　2. 软骨盘　3. 茎突前滑膜　4. 半月板　5. 豌豆骨　6. 豌豆骨关节　7. 三角骨　8. 月骨　9. 舟骨　10. 腕桡侧副韧带　11. 桡腕关节　12. 桡尺远侧关节

图2-4　尺桡远端关节面和桡腕关节模式图

（1）帮助尺、桡骨连结在一起，当前臂旋转时，使尺、桡骨之间保持一定的距离，以稳定关节。

（2）提供一双重关节面，即近侧为尺骨小头，远侧为腕关节。

（3）在腕关节的尺侧，起到软垫与缓冲作用。

（4）将尺桡关节与桡腕关节分开。

下尺桡关节的稳定系统：由于三角纤维软骨盘向远端延伸，与尺侧负韧带相连，并增厚成半月板，止于三角骨、钩骨和第5掌骨基底（图2-5）。因此，稳定下尺桡关节的内部结构，除三角纤维软骨外，还有其他组织参与，现称为"三角纤维软骨复合体"。此复合体由Palmer于1981年首次描述。它包括尺桡关节的掌侧韧带、背侧韧带、腕尺侧副韧带、尺月韧带、半月板近似物、软骨盘（三角纤维软骨盘）和尺侧腕伸肌腱鞘。它的外部结构有尺侧腕屈肌腱、尺侧腕伸肌腱，旋前方肌，骨间膜和其他装置（如旋前肌、旋后肌等）。

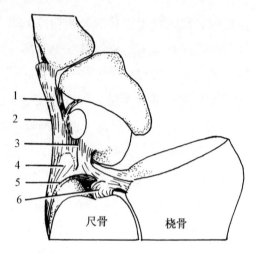

1～3. 为腕尺侧副韧带的附着点　4. 半月板　5. 尺茎突　6. 三角纤维软骨盘附着点

图2-5　腕关节三角纤维软骨复合体

二、桡腕关节

桡腕关节为典型的二轴性椭圆形关节，或称髁状关节。它由近侧与远侧两个面组成（图2-6）。

（一）桡腕关节近侧面

桡腕关节近侧面包括两个组成部分（图2-6）。

1. 桡骨远端关节面：桡骨远端关节面凹陷，且被软骨所覆盖，并被一浅嵴分开，形成两个压迹，在其桡侧为舟骨压迹，在尺侧为月骨压迹（即月骨的桡侧半压迹）。

2. 关节软骨盘远侧面：关节软骨盘远侧面呈凹形，为软骨所覆盖，顶端附着于尺骨茎突的根部，故尺骨小头的掌背缘均超越它。其底部附着于桡骨下端的尺侧嵴，它是与月骨的尺侧及部分三角骨相接触。三角骨的其余部分是与尺侧副韧带相接触。

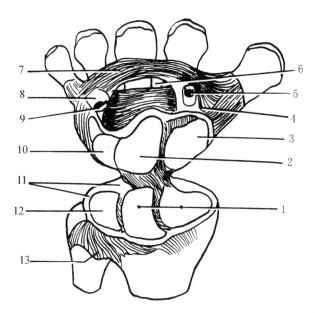

1. 腕关节面（桡骨）　2. 月骨　3. 舟骨　4. 舟骨结节　5. 桡侧腕屈
肌腱　6. 腕管　7. 屈肌支持带　8. 豌豆骨　9. 尺侧腕屈肌腱　10. 三角
骨　11. 关节囊　12. 关节软骨盘　13. 下尺桡关节韧带
图2-6　腕管和桡腕关节

　　两者共同构成桡腕关节近侧的连续面——关节窝，且共同指向远侧，并略向前内倾斜。

　　在关节软骨盘的远侧面，尚存在一关节内半月板。此板周围附着于尺骨茎突尖和关节囊，外缘游离，贴于关节软骨盘下面，在半月板与软骨盘中间，恒定地存在一憩室，称茎突前滑膜隐窝。隐窝的底达尺骨茎突前面，出口即半月板游离缘，但出口有时被滑膜绒毛所掩盖。隐窝的大小与茎突的长短有关，隐窝的存在为茎突提供一关节腔结构。半月板有时骨化，形成骨性半月板，可在X线上显影，应与尺骨茎突骨折相鉴别。类风湿性关节炎早期，茎突隐窝的滑膜首先受累，腕尺侧出现疼痛与肿胀，即与此有关。

（二）桡腕关节远侧面

　　即腕骨面（图2-6）。

　　它是由舟骨、月骨和三角骨的近侧关节软骨面，与其相平行的2条窄束腕骨间韧带和这3个腕骨的掌侧及背侧韧带各2条，横列于关节的前后并连结为一体，构成一椭圆形连续面，而不与腕骨间关节相通（除非腕舟月韧带或月三角韧带出现裂隙时）。该连续面与桡骨远关节面及三角纤维软骨盘的远侧所形成的凹面相嵌合，构成一典型的髁状关节。由于豌豆骨是在三角骨的掌面附着，故不参与构成桡腕关节。

桡腕关节的关节囊比较松弛，关节腔也较宽广，囊的滑膜层完全独立，它与尺、桡骨远侧关节及腕骨间关节各滑膜层均不相连。该关节的前侧有桡腕掌侧韧带、尺月韧带和尺三角韧带。后侧有腕背侧韧带、桡舟头韧带、桡月韧带、桡舟月韧带、桡三角韧带和桡尺三角韧带。桡侧有腕桡侧副韧带，尺侧有腕尺侧副韧带；并能进行屈、伸、收、展及环转运动，其中屈和收的活动范围分别大于伸和展。

三、腕骨间关节

在近侧列腕骨间关节中，舟骨与月骨和三角骨之间没有独立的关节囊，在相邻骨之间借3种韧带相连：

（1）腕骨间掌侧韧带有两条分别连于舟月与月三角骨间的掌侧面。

（2）腕骨间背侧韧带有两条分别连于舟月与月三角骨间的背侧面。

（3）腕骨骨间韧带有2条，分别连于舟月与月三角骨的相对面和近侧，并与骨间掌背侧韧带相融合。

上述3种韧带形成了桡腕关节远侧圆滑的髁面，从而使桡腕关节腔与腕骨间关节腔分开。如果上述3种韧带有穿孔（约占40%），则上述两个关节腔就会贯通。

豌豆骨与三角骨之间有着独立的关节囊和关节腔，但常与其他腕骨间关节或桡腕关节相通。其上有豆掌韧带与豆钩韧带加强，并借腕尺侧副韧带及桡腕掌侧韧带牢固地附于尺骨茎突，从而使尺侧腕屈肌的牵拉力能传递至远侧列腕骨及掌骨。

远侧列腕骨间关节中的大、小多角骨及头状骨和钩骨，其相邻骨间借3种韧带相连：

（1）腕骨间掌侧韧带有3条，分别连于大、小多角骨，头状骨和钩骨之间的掌侧。

（2）腕骨间背侧韧带有3条，分别连于大、小多角骨，头状骨和钩骨之间的背侧。

（3）腕骨骨间韧带有3条，连于远侧列各腕骨相对关节面的中部，将远侧列各腕骨间的关节腔分为近、远侧两部分。近侧部分与中腕关节腔相通，远侧部分与腕掌关节腔相通（图2-1）。

四、中腕关节

中腕关节也称腕横关节，位于远近两排腕骨之间，为一变形的平面滑膜关节。从广义讲，它乃是腕骨间关节的一个组成部分（图2-1）。

1. 中腕关节近侧面：近排腕骨的远侧面（但豌豆骨除外）。

（1）舟骨：在其远端外侧有两个微凸面，一个在外与大多角骨接触；一个在内与小多角骨接触。还有一个凹面在内侧，指向内下方，与头状骨接触。

（2）月骨：其远端面有半月形凹，与头状骨构成关节。

（3）三角骨：其远端面凹向远外方与钩骨的近侧面有关系。

2. 中腕关节远侧面：远排腕骨的近侧面。

（1）大、小多角骨：这两骨近侧端与舟骨的远侧端相接。

（2）头状骨：该骨的头侧与月骨及舟骨内侧面构成关节。

（3）钩骨：其近侧面的大部分与三角骨构成关节，仅少许与月骨接触。

中腕关节的远近两排腕骨并非平直并列，而是相互嵌合。如在近侧列腕骨中，舟骨的形态细长，其腰部适值两侧列腕骨间平面，其头部适值于舟骨的中部；而远侧列腕骨中的头状骨的纵轴较长，超越了两排腕骨间平面，而与月骨相嵌合；因而中腕关节面的形态很复杂，可视为两个摩动关节。

若将每列腕骨当作整体来看，则中腕关节包括两个部分：①平面关节，即中腕关节的桡侧半，有大、小多角骨与舟骨的平面关节相接触；②髁状关节，即中腕关节的尺侧半，有头状骨的头面和钩状骨面两个相邻的凸面共同形成一髁状，与舟骨的内半、月骨和三角骨3个近侧列腕骨的凹面相配合。这样，桡侧半运动范围小，而尺侧半运动范围大，所以中腕关节的运动轴居斜的方面（图2-7）。

从以上可以看出，中腕关节的关节腔甚大，但亦是不规则的，它略呈"～"形。该关节腔向上发出两个突，分别伸入近排3个腕骨间；向下发出3个突，分别伸入远排4个腕骨间。所以中腕关节与桡腕关节、腕掌关节的关节腔虽不相通，但远侧列与近侧列的腕骨间关节腔部均与中腕关节腔相通，除非在大、小多角骨之间的韧带缺如，则中腕关节腔方能与腕掌关节相通。

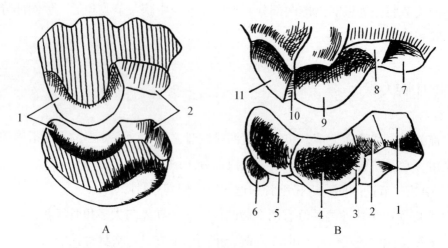

A．1. 中腕关节内侧部　2. 中腕关节外侧部
B．1. 舟骨与大多角骨接触面　2. 舟骨与小多角骨接触面　3. 舟骨与头状骨接触面
4. 月骨与头状骨接触面　5. 三角骨与钩骨近端相关联　6. 豌豆骨　7、8. 大、小多角骨的
近端　9. 头状骨的头　10. 钩骨近侧突与三角骨接触　11. 钩骨近侧面与三角骨接触
图2-7　中腕关节模式

对中腕关节起支持作用的掌侧韧带与背侧韧带，则位于两排腕骨之间，还有腕辐状韧带，均增强了该关节囊。中腕关节一般与桡腕关节联合运动，只是它们之间的运动幅度各有侧重。

五、腕掌关节

腕掌关节亦称掌骨基底关节，由远侧列腕骨的远侧关节面与5个掌骨基底关节面形成。可分为两个部分（图2-1）。

1. **拇指腕掌关节**：此关节是拇指最重要的关节。在解剖与功能上是完全独立的，在对掌时它起特殊的作用。它是由第1掌骨基底的前后凹形、侧方凸形，及与大多角骨相对应的相反形态的关节面共同构成鞍状关节。其关节囊厚而松弛，滑膜与其他腕掌关节不相通。关节周围有数条韧带加强，包括桡侧腕掌韧带，掌侧韧带、背侧韧带及骨间前韧带、后韧带。其中桡侧腕掌韧带作用最大，另有拇长展肌腱附着于掌骨桡侧的扩张部并加强之。该关节既坚强又灵活，并有两个相互垂直的运动轴，完成内收、外展、屈（对掌）与伸的复杂运动。它是人类和若干灵长类动物所特有的。

2. **第2～5腕掌关节**：小多角骨与第2掌骨底相连，头状骨与第3掌骨底相连，钩骨则与第4、5掌骨底相连。它们有一个共同的关节腔，分别具有小关节面和关节囊，关节腔的近侧与远侧列腕骨间的远侧关节腔相通，远侧则延伸至第2～5掌骨间关节腔。小指腕掌关节，也属于鞍状关节，有一定的活动范围，而第2～4腕掌关节由第2～4掌骨底与远侧列腕骨镶嵌交错而成。其关节面很不规则，因而属于微动关节（或称摩动关节）。有8条腕掌骨背侧韧带在背侧增强关节囊，有6条腕掌骨掌侧韧带在掌面增强关节囊。第2～5腕掌关节在力学上成为一体，成为手的骨干或称中央支柱。

第三节　腕关节囊及韧带装置

一、腕关节囊

腕关节囊均附着于关节面的边缘起始部，囊宽阔而薄，尤其背侧薄而松弛。其掌侧关节囊被一层具有光泽、均匀一致的组织所覆盖，并构成腕管的后壁，其滑膜形成多数皱襞，并为韧带所加强；背侧囊壁的纤维与伸肌腱间隔紧密地融合在一起。所以只有将表面的组织去除后，才能看到关节囊本身。

二、腕关节韧带装置

腕部韧带除了由前臂延续下来的深筋膜在腕部所形成的腔室外，另有腕骨间固有韧带，其中大多数在掌侧和关节囊内。这些韧带结构不但使前臂、腕骨间与手掌骨紧密地连接起来，而且保护着腕部的其他软组织，并为它们规定了固定的通道及滑动装置，使其发挥应有的生理功能。尤其是深部韧带，既能限制关节的超生理活动，又增强了关节的稳定性。同时，在韧带的附着部位，有许多血管和神经供应关节。根据Fisk的描述，腕部韧带可分为3层。

（一）第1层：腕总韧带

腕总韧带是前臂深筋膜延续至腕部横的纤维束增厚部分，且形成环形韧带，呈镯子样地围绕腕的一周，并附着于尺、桡骨远端及腕部的骨突上。所以它对尺、桡骨及腕骨两侧均起到包绕作用。因此，腕总韧带可分为掌侧与背侧两部分。

1. 腕总韧带掌侧部分。

（1）腕掌侧韧带：位于腕横韧带的近侧，比较表浅，故有浅腕横韧带之称。且紧密结合，横架于尺、桡骨远端的掌侧（图2-8）。

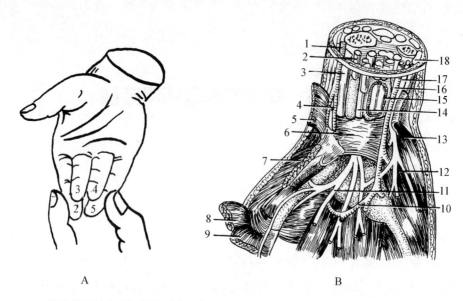

A. 指浅屈肌腱在腕部的排列（示意图）

B. 1. 舟长屈肌　2. 桡动脉　3. 桡侧腕屈肌　4. 桡动脉掌浅支　5. 腕掌侧韧带　6. 腕横韧带　7. 拇指对掌肌　8. 拇短展肌　9. 拇短屈肌　10. 掌浅弓　11. 指神经　12. 小指短屈肌　13. 小指短展肌　14. 正中神经　15. 尺侧囊及指屈肌　16. 尺动脉　17. 尺神经　18. 尺侧腕屈肌

图2-8　腕前区的结构

（2）腕横韧带（又称屈肌支持带）：位置较深，故有深腕横韧带之称。居于腕掌韧带的远侧，厚而坚强，长2.5～3 cm，宽1.5～2 cm，厚0.1～0.2 cm（图2-8）。它的作用除维持手腕弓而保持屈肌的位置外，当屈腕时有屈肌腱的滑车作用，同时也是大、小鱼际肌的起点，亦为掌长肌腱和尺侧腕屈肌腱部分纤维的止点。腕横韧带的桡侧端分为两层，浅层附着于舟骨结节和大多角骨嵴，有时还附着于桡骨茎突上；深层附着于大多角骨沟的内唇。深浅两层与大多角骨沟共同围成一骨纤维性管，称为腕桡侧管（图2-9），内有桡侧腕屈肌腱及其腱滑液鞘通过。腕横韧带的尺侧端附着于豌豆骨和钩骨的钩突，并与前侧的腕掌侧韧带之间形成了腕尺侧管（图2-9）。

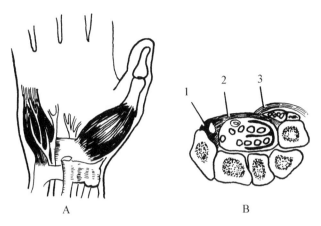

A. 腕尺管的解剖结构

B. 1. 桡侧管 2. 腕管 3. 尺管

图2-9 腕管、尺管、桡管

2. 腕总韧带背侧部分，亦称伸肌支持带（图2-10）。

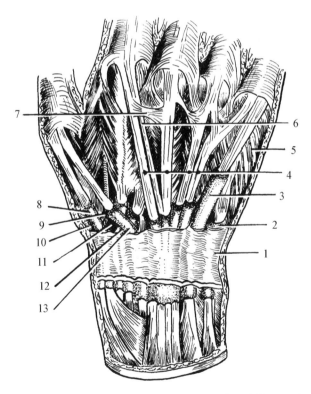

1. 伸肌支持带 2. 尺侧腕伸肌腱鞘 3. 小指固有伸肌腱鞘 4. 指总伸肌 5. 小指展肌 6. 食指固有伸肌 7. 腱联合 8. 桡动脉 9. 拇短伸肌腱鞘 10. 拇长展肌腱鞘 11. 桡侧腕长伸肌腱鞘 12. 桡侧腕短伸肌腱鞘 13. 拇长伸肌腱鞘

图2-10 腕后区的结构

　　此韧带的外侧附着于桡骨下端外侧缘及桡骨茎突，内侧越过尺骨小头与屈肌支持带相延，并附着于豌豆骨及三角骨，其位置比屈肌支持带略高。该韧带至腕背时，从其深面向桡、尺骨远端背侧面的骨嵴上发出5个筋膜纵形间隔，伸入各肌腱之间，与骨膜共同在腕背形成6个骨纤维管道（图2-10、图2-11）。

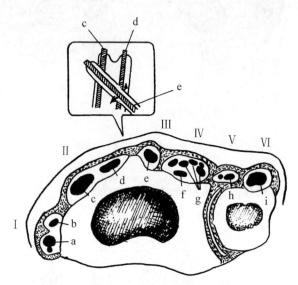

I 隔a. 拇长展肌腱　b. 拇短伸肌腱　　II 隔c. 桡侧腕长伸肌腱　d. 桡侧腕短伸肌腱
III 隔e. 拇长伸肌腱　　　　　　　　　IV 隔f. 食指固有伸肌腱　g. 指总伸肌腱
V 隔h. 小指固有伸肌腱　　　　　　　　VI 隔i. 尺侧腕伸肌腱

图2-11　伸肌支持带深面的纤维骨性管

（二）第2层：腕外在韧带（腕深韧带）

　　该层韧带位于关节囊内，常与关节囊相混合，伴有滑膜皱襞，并有血管进入腕骨，它起自腕骨而止于腕骨以外的骨上（上连尺、桡骨，下连掌骨），根据部位可分为桡腕与尺腕的掌侧、背侧及侧副韧带和腕掌关节韧带。它们的结构比较坚强，多数在掌侧。

　　1. 腕外在掌侧韧带（图2-12）。

　　（1）桡侧部分：起自桡骨茎突的根部及桡腕关节面的边缘，共分3束向内下斜降，分别止于头状骨、三角骨、舟骨和月骨上，并依次称为桡头韧带、桡三角韧带及桡舟月韧带。桡头韧带支持舟骨腰部；桡三角韧带支持月骨（或称桡月三角深韧带）；桡舟韧带是一条复合韧带，它将舟骨的近极的掌侧和舟月关节与桡骨远端的掌侧连接起来，这条韧带在腕关节伸屈时，对舟骨起到缰绳样作用。当腕关节逐渐

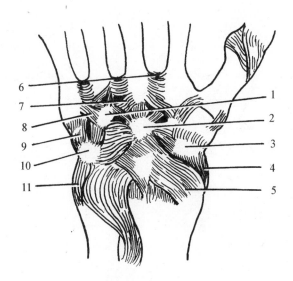

1．钩骨钩 2．头状骨 3．舟骨结节 4．腕桡侧副韧带
5．桡腕掌侧韧带 6．掌骨间韧带 7．掌骨底掌侧韧带 8．腕掌
掌侧韧带 9．豆掌韧带 10．豌豆骨 11．腕尺侧副韧带

图2-12 腕外在掌侧韧带

伸展时，由于桡头韧带与桡三角韧带分开，而在腕的掌面形成一个韧带间隙，此间隙位于头月关节的掌侧面，称为Poirier间隙。

（2）尺侧部分：有尺月韧带及尺三角韧带。二者均起于腕三角纤维软骨复合体中的尺腕半月板，分别止于月骨及三角骨，并延至头状骨或豌豆骨。

桡腕与尺腕掌侧韧带共同排列成两个倒"V"形，故名为V形韧带（亦称三角韧带、弓状韧带、放射韧带及辐状韧带）。远侧"V"形的尖端附着在头状骨的颈部，而近侧呈扇形止于舟骨（桡舟头韧带）及三角骨（三角头韧带），其作用为稳定头状骨。月骨位于中空处，因头状骨与月骨间缺乏支持组织（无韧带连接），而V形韧带恰位于头月关节及Poirier间隙之上，故对保护该间隙及维护头月关节的稳定起着重要作用。所以当腕关节强度背伸时则Poirier间隙张开，掌侧关节囊破裂，导致中腕关节不稳。稍近侧的另一个倒"V"形的尖端附着在月骨上。这些韧带的结构相互交织在一起，很难分辨清楚。V形韧带的两个臂从头状骨及月骨向近端延伸到桡骨及尺骨远端的掌侧。

2．腕外在背侧韧带（图2-13）：桡腕背侧韧带远不如掌侧韧带发达，它起自桡骨远端关节面的背侧缘和三角纤维软骨的背侧面，向内下方行至近侧列腕骨，主要至三角骨（桡三角韧带和桡尺三角韧带）、舟骨（桡舟韧带），又向远侧延伸两束较强的纤维连于大、小多角骨上。其次是月骨（桡月韧带）和头状骨（桡头韧

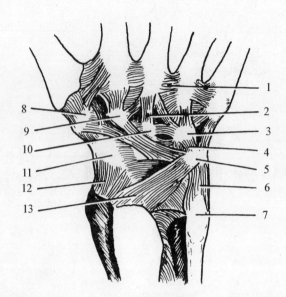

1. 掌骨底背侧韧带　2. 腕掌背侧韧带　3. 钩骨　4. 腕骨间背侧韧
带　5. 三角骨　6. 腕尺侧副韧带　7. 尺骨茎突　8. 大多角骨　9. 小多角
骨　10. 头状骨　11. 舟骨　12. 腕桡侧副韧带　13. 桡腕背侧韧带

图2-13　腕外在背侧韧带

带），并与桡骨维持对位。

3. 腕侧副韧带（是关节囊韧带，见图2-1、图2-4）。

（1）桡侧副韧带（桡舟韧带）：起自桡骨茎突尖部背侧缘，止于舟骨结节，为一圆束纤维，大部分到达大多角骨。它跨越腕关节活动的横轴，部分支持舟骨远端，并同桡腕掌侧韧带、背侧韧带合并。桡动脉在该韧带与拇长外展肌及拇短伸肌之间通过。

（2）尺侧副韧带：起自尺骨茎突基底部，呈三角形，比较薄弱，无明显韧带结构，仅为稍增厚的结缔组织，向下与关节软骨盘尖部的纤维交织混合，然后抵止于三角骨，部分到达豌豆骨及腕横韧带上缘，有加强豌豆骨的近侧及尺侧腕屈肌的作用。该韧带的掌侧与背侧均与关节囊相混合，故有人称该韧带为腕关节囊的尺侧结构。

其实腕尺侧结构比较复杂，是一复合组织。除尺侧副韧带外，还有三角纤维软骨复合体的其他众多组织结构，有力地从腕的尺侧将腕骨悬吊在桡骨上（图2-5）。

4. 腕掌关节韧带。

（1）掌侧部分韧带：两根位于大多角骨与第2、3掌骨基底之间，两根位于头状骨与第2、3掌骨之间，另两根位于钩骨掌面与第4、5掌骨之间（图2-12）。

（2）背侧部分韧带：背侧韧带甚为有力，两根位于大、小多角骨与第2掌骨之间，两根位于头状骨与第3、4掌骨之间，另两根位于钩骨与第4、5掌骨之间（图2-13）。

（三）第3层：腕内在韧带（腕骨间韧带）

该层韧带的起、止点全在腕骨上，呈环形，位于每个腕骨间（图2-14）。尤其是近侧列腕骨的各个面，几乎都被韧带所增强，并将远排腕骨连成一个功能单元（见本章"腕骨间关节"）。

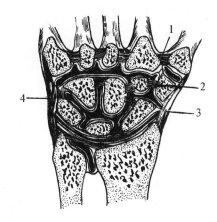

腕骨间最强有力的韧带均集合于头状骨，尤其是掌侧韧带，组成了腕骨块的中心。所有这些韧带一同构成腕部很坚固的韧带装置，正是这些庞大的韧带铺衬腕骨沟，牢固地连接桡、尺骨与腕骨和掌骨，构成了凹面朝掌的穹隆。此为人类所独有。

1. 掌骨骨间韧带　2. 腕骨骨间韧带　3. 腕外侧副韧带　4. 腕内侧副韧带

图2-14　腕内在韧带

三、下尺桡关节韧带

此韧带在尺、桡骨下端1 cm处，横向附着在桡骨的"S"切迹的掌侧和背侧，到尺骨的桡侧缘与三角纤维软骨盘的掌、背部结合在一起（图2-6）。

四、腕部韧带的强度

根据Mayfield从新鲜腕关节标本的测定，桡头韧带在张力达170 N时断裂；桡三角韧带承受最大张力为210 N；背侧桡腕韧带承受最大张力为240 N；桡舟韧带承受最大张力为54 N。可见桡三角韧带在所有掌侧囊内韧带中最为坚固，而桡舟韧带最为脆弱。桡侧副韧带是副韧带中最弱者，张力为70 N时即断裂。这些试验对腕部损伤机制的认识有一定的意义。

腕关节韧带结构与功能见表2-1。

表2-1　腕关节韧带结构与功能小结

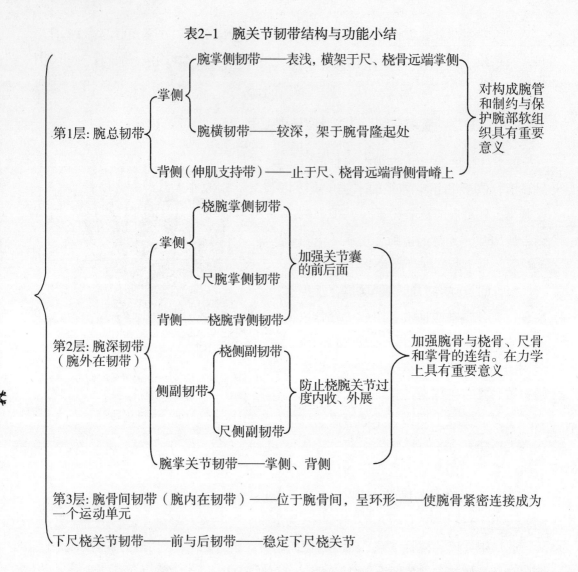

第1层：腕总韧带

掌侧

腕掌侧韧带——表浅，横架于尺、桡骨远端掌侧

腕横韧带——较深，架于腕骨隆起处

对构成腕管和制约与保护腕部软组织具有重要意义

背侧（伸肌支持带）——止于尺、桡骨远端背侧骨嵴上

第2层：腕深韧带（腕外在韧带）

掌侧

桡腕掌侧韧带

尺腕掌侧韧带

加强关节囊的前后面

背侧——桡腕背侧韧带

侧副韧带

桡侧副韧带

尺侧副韧带

防止桡腕关节过度内收、外展

腕掌关节韧带——掌侧、背侧

加强腕骨与桡骨、尺骨和掌骨的连结。在力学上具有重要意义

第3层：腕骨间韧带（腕内在韧带）——位于腕骨间，呈环形——使腕骨紧密连接成为一个运动单元

下尺桡关节韧带——前与后韧带——稳定下尺桡关节

第四节　腕关节各种组织通过情况

前面已论述过腕部的骨性与韧带结构的特点。这些结构为腕部的肌腱、血管、神经与滑液鞘的存在与走向规定了框架间隔与通道（图2-8至图2-11）。为了使临床医师对这些重要组织有一个整体观，了解在腕部它们之间的关系，且避免按系统叙述的重复现象，现依局部层次一并叙述于下。

一、腕前区

（一）浅层结构

腕前区的皮肤与皮下组织均比较薄弱、松弛，有尺神经和正中神经的掌侧皮支，以及前臂内、外侧皮神经末支分布（图2-15）。

（二）深层结构

1. 通过腕横韧带的浅层结构：腕横韧带与腕掌侧韧带之间，由桡到尺依次叙述它们之间的位置关系（图2-8）。

（1）桡动脉及其伴行的静脉：位于肱桡肌与桡侧腕屈肌之间，桡动脉平桡骨茎突发出掌侧支，向下入手掌。桡动脉绕过桡骨茎突的远侧，经腕桡侧副韧带和拇长展肌腱之间达于腕背。在个别情况下，桡动脉的行程往往发生变异，有时在较上部即斜向腕背，俗称"反关脉"。

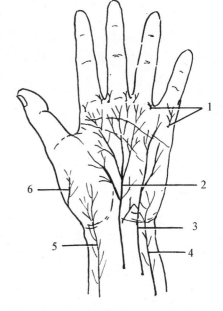

1. 指掌侧固有神经　2. 正中神经　3. 尺神经　4. 前臂内侧皮神经　5. 前臂外侧皮神经　6. 桡神经返支

图2-15　腕掌侧浅层组织

（2）桡侧腕屈肌及滑液鞘：经腕桡侧管下行，止于第2掌骨底。

（3）掌长肌：细而表浅，紧紧掩盖正中神经，它在腕上即穿出深筋膜，经过腕横韧带的掌侧与掌腱膜相续。少数人（约占6.76%）可单侧缺如。手术时应注意该腱是否存在，并与正中神经相鉴别。

（4）尺动脉及其伴行静脉与尺神经：尺血管位于尺神经桡侧，它们在尺侧腕屈肌的掩盖下，经腕尺管下行，尺动脉和尺神经均发出深支进入手掌。尺动脉与尺神经浅支伴行，经钩骨钩的尺侧，弯向下外，进入手掌，参加掌浅弓的构成。

2. 通过腕横韧带的深层结构（腕管）：腕管内除有正中神经外，还有指浅屈肌、指深屈肌和拇长屈肌等9条肌腱及其腱滑液鞘中的滋养动脉（图2-8），各腱部为由疏松结缔组织构成的腱旁系膜（或称腱旁组织）所包绕，以保障肌腱的血液供应和滑动功能。当肌腱断裂时，近端回缩较大，常缩至腕部以上。

（1）正中神经和指浅屈肌：正中神经先于指浅屈肌腱深面，向下行于该肌腱的桡侧，为掌长肌所掩护，经腕管达于手掌部。此处位置较表浅，易被锐器损伤。指浅屈肌在前臂下部已分成4条肌腱，故该肌腱有使2～4指单独屈曲的作用。这4条肌腱的排列是：至中指、无名指的腱，位于食指、小指腱的掌侧，达手掌后，4条肌腱并列（图2-8）。

（2）拇长屈肌腱和指深屈肌腱：两肌的5条肌腱，通过腕管的深部，紧贴腕关节囊下行。拇长屈肌腱位于桡侧，指深屈肌腱位于尺侧，该肌在到达腕部之前，先分出至食指的腱，至中指、无名指、小指的腱向远侧逐渐分开。故该肌不易完成第3、4、5指的单独屈曲运动。

（3）腕桡侧囊、尺侧囊：拇长屈肌腱被桡侧囊所包绕。尺侧囊包绕着指浅屈肌、指深屈肌4对肌腱。两囊的近端与远端，分别越过腕横韧带的上、下缘2.5 cm左右。桡侧囊的远端与拇长屈肌腱鞘相延续。尺侧囊的尺侧部分与小指的腱鞘相通连（约有10%的人不相通）。另外，约有半数人桡侧囊与尺侧囊彼此相通，所以感染时，可互相传播（图2-16）。

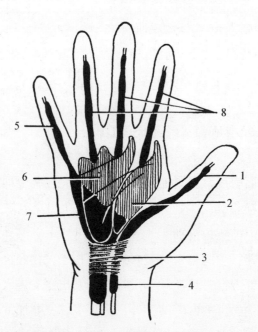

1. 拇指腱滑液鞘　2. 鱼际间隙　3. 腕横韧带　4. 桡侧
囊　5. 小指腱滑液鞘　6. 掌中间隙　7. 尺侧囊　8. 指腱滑液鞘

图2-16　腕桡侧囊和尺侧囊

3．起于腕骨的肌肉：在手部短小肌中，除中间群外，桡侧群（大鱼际肌）与尺侧群（小鱼际肌）中的诸肌，均起于腕骨，抵止于掌指部（图2-17、图2-18）。

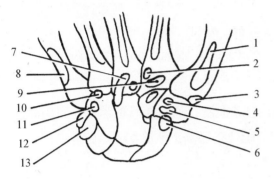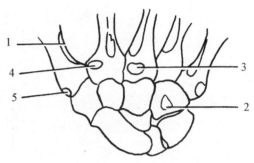

1．拇指对掌肌（止点）　2．拇长屈肌　3．拇短屈肌（深头）　4．拇短屈肌（浅头）　5．拇指对掌肌（起点）　6．拇短展肌　7．拇收肌　8．小指对掌肌　9．桡侧腕屈肌　10．小指短屈肌　11．小指对掌肌　12．小指展肌　13．尺侧腕屈肌

图2-17　起止于腕部（掌面）的肌肉

1．桡侧腕短伸肌　2．尺侧腕伸肌　3．骨间背侧肌　4．桡侧腕长伸肌　5．拇长展肌

图2-18　起止于腕部（背面）的肌肉

二、腕后区

（一）浅层结构

腕背部的皮肤与浅筋膜，比掌侧厚且松弛，桡神经浅支与头静脉起始部伴行，在鼻烟窝处该神经分为内、外两支；尺神经手背侧支和贵要静脉起始部伴行。腕正中神经有前臂背侧皮神经的末支分布（图2-19）。

（二）深筋膜和肌腱（图2-10）

1．腕背侧韧带：由深筋膜增厚而成，两侧附着于尺骨、桡骨和腕骨，从韧带深面发出5个纵形筋膜间隔，止于尺、桡骨下端背侧的骨嵴上，因此将腕后区分成6个骨纤维性管道。来自前臂的3块伸腕肌、3块伸拇指肌、展拇指肌和3块伸指肌，共12条肌腱分别为6个滑液鞘所包绕，经过上述6个管道，到达手背和手指。腕背侧韧带对伸肌腱起保护、支持和约束作用。各滑液鞘分别通过该韧带的近侧和远侧缘2.5 cm。

2．腕背侧肌腱：从桡侧到尺侧各管中通过的肌腱依次如下（见图2-10、图2-11）：

第1隔：通过拇长展肌腱和拇短伸肌腱。

第2隔：通过桡侧腕长伸肌腱、桡侧腕短伸肌腱。

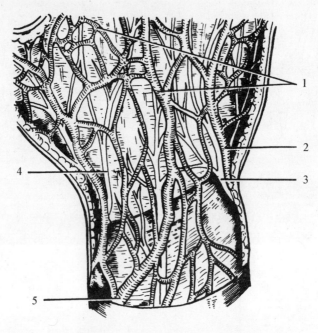

1. 手背静脉网　2. 贵要静脉　3. 尺神经手背支　4. 桡神经浅支　5. 头静脉

图2-19　腕背侧血管与神经

第3隔：通过拇长伸肌腱。

第4隔：通过指总伸肌腱及食指固有伸肌腱。

（以上4个隔均在桡骨背上）。

第5隔：通过小指固有伸肌腱（位于下尺桡关节上）。

第6隔：通过尺侧腕伸肌腱（位于尺骨上）。

第五节　腕关节的血供

腕部的血供主要来自腕掌、背侧的动脉网，这些动脉网的形成情况如下：

（一）腕掌侧动脉网

桡动脉在前臂下端，位于桡侧腕屈肌和肱桡肌之间，下行至桡骨茎突的近端。

约在旋前方肌远侧缘平面，分出腕掌侧动脉向尺侧横行。同样地，尺动脉也在此平面发出腕尺侧掌动脉，相互吻合，形成腕横弓。再加上骨间掌侧动脉的数个细小分支（终支）和后掌深弓的数个上升支（返支），相互吻合，从而组成腕掌侧动脉网。该动脉网主要供应桡骨下端和腕骨的血运（图2-20）。

（二）腕背侧动脉网

桡动脉在鼻烟窝内时，于桡侧腕长伸肌腱、桡侧腕短伸肌腱之下，发出腕背桡侧动脉，并与尺动脉在尺骨小头远端、尺侧腕屈肌、腕尺侧副韧带及尺侧腕伸肌深面，发出腕背尺动脉而组成腕动脉弓（位于第2排腕骨平面）。加之，骨间掌侧动脉的背侧终支及掌深弓在掌骨间发出穿通支相互吻合，组成腕背动脉网。该网除供应腕骨的血运外，还发出供应掌指的血运。可见整个手腕的侧支循环在四肢中是最丰富的（图2-21）。

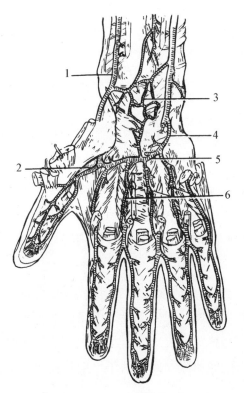 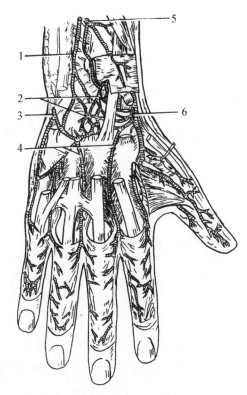

1. 桡动脉　2. 拇主要动脉　3. 腕掌侧网　4. 尺动脉掌深支　5. 掌深弓　6. 掌心动脉

图2-20　腕掌侧动脉网

1. 骨间后动脉　2. 腕背网　3. 尺动脉腕背侧支　4. 掌背动脉　5. 骨间前动脉（背侧支）　6. 桡动脉

图2-21　腕背侧动脉网

根据Grettve的研究，腕骨的血供是由围绕它的动脉吻合网而获取。这些动脉网常呈丛状，管腔很细小，直径常小于1 mm，在关节软骨之下呈多角形。血管是从腕骨的掌侧、背侧非关节面处穿入。一个腕骨通常接受两个以上的动脉，当动脉进入腕骨后，有时分为等大的分支，或一个大支或一个小支，以后分支呈"叉"状。由掌侧动脉、背侧动脉来的主干在骨内形成横形的直接吻合，较大血管的第1或第2分支形成吻合弓，并构成骨内血管网，血管网发出树枝样分支向周围呈放射状分布于骨皮质。

第六节　腕关节的体表标志与投影

（一）腕关节掌侧

腕关节前面有2～3条横形皮肤皱纹。

1. 近侧横纹：比较恒定，约与尺骨小头相平行，又与桡腕关节线的最近点相对应。

2. 中间横纹：不甚恒定，两端与桡骨、尺骨茎突的连线，即桡腕关节线的桡侧端与尺侧端相对应（故相当于桡腕关节线）。

3. 远侧横纹：最明显，约与腕横韧带的远侧缘相对应，相当于腕掌关节部位。于该纹外、中1/3交界处，可摸到舟骨结节；从此向远侧约1 cm处，可触及大多角骨结节，在大多角骨远端可触及桡侧腕屈肌腱。此横纹尺侧端的凸起为豌豆骨，它是腕关节掌侧的重要标志之一：①其桡侧可摸到尺动脉的搏动，尺动脉的尺侧为尺神经，两者伴行；②向上连接尺侧腕屈肌，向下方则为钩骨的钩突，恰对无名指的尺侧缘。

当强力握拳并屈腕时，腕前则呈现3条纵形皮肤隆起。位于中线的是掌长肌，并有正中神经在其下方；其桡侧隆起为桡侧腕屈肌腱；最内侧隆起的是尺侧腕屈肌腱，并沿此腱可触到豌豆骨。在桡侧腕屈肌腱与桡骨茎突之间，可扪到桡动脉的搏动。尺动脉和尺神经则介于指浅屈肌腱与尺侧腕屈肌腱之间，由于尺动脉表面有一层坚韧的筋膜覆盖，故不易触到动脉搏动。

（二）腕关节背侧

1. 腕之背侧的尺、桡骨下端均可在皮下触及，其中桡骨远端占腕的横径2/3，尺骨小头仅占1/3。

2．桡腕关节线的确定法：连接两茎突尖画一线，在腕部背侧从该线中点向上作一长约1 cm的垂直线，通过两茎突线端及该垂直线端的弓形成，即代表该关节的投影。

3．腕掌关节：第1、3、5掌骨基底部在腕背很容易触及，腕关节在掌屈时特别明显，它们的连线即代表腕掌关节线。

4．尺、桡骨远端的中点有一结节（Lister结节），常为外科手术的标志。拇长伸肌腱由此结节的尺侧绕过，其桡侧为桡侧腕短伸肌腱。由该结节向远侧延伸则相当于舟月关节。在桡骨下端骨折后，行髓内针固定时，该结节可作为进针点的标志。

5．在腕背桡侧，当拇指外展时，可呈现出一尖向远侧的三角形凹陷，解剖学上称之为鼻烟窝。其桡侧界为拇长展肌腱和拇短伸肌腱，尺侧界为拇长伸肌腱，远侧为第1掌骨基底，近侧为桡骨茎突，该窝底有舟骨结节的背面与大多角骨背侧结节。其内容物有几根浅静脉与桡动脉的深支，由腕前经此处及第1掌骨间隙；另有前臂皮神经终末支和桡神经至拇指的分支。故在临床上，当舟骨骨折时，此窝则肿起而压痛。在行舟骨手术时，注意勿损伤桡动脉及神经分支。此处也是切开拇长伸肌腱鞘、结扎桡动脉以及到达中腕关节的合理途径。

6．在腕背尺侧很容易确定尺骨远端及三角纤维软骨的位置。

第三章

腕关节的运动生理学

　　腕关节连接手与前臂，它既可进行灵活的弧形运动，又能保持很大程度的稳定性。其灵活性主要依赖腕关节具有的两个运动轴，以及受肌力调整的动力系统；其稳定性则靠腕骨间具有各种几何结构，以及相互嵌合的关节和完整的韧带之静力系统作支持，从而完成了人类在生活中所必需的生理功能。

第一节　腕部骨关节结构与运动生理学

　　（一）腕关节的运动轴

　　腕关节的运动是在两个轴上进行的，从而表现出3种运动形式：

　　1. 横轴：位于额状面，控制能在矢状面进行的屈曲与伸展活动。从体表观察，当手腕在伸直状态时，从侧面由手指后面经腕至前臂的连线为基线，即手腕轴线（或参照位）。当腕关节离开此基线向掌侧移动，则为屈曲；反之，则为伸展（图3-1）。

　　2. 前后轴：位于矢状面，控制能在额状面进行的尺偏与桡偏运动。从体表观察，当手腕在伸直状态时，从手腕的正面，通过中指、第3掌骨与前臂的连线为基线，即手之轴线（或参照位）。当腕离开此基线向桡侧移动则为外展；反之，则为内收（图3-2）。

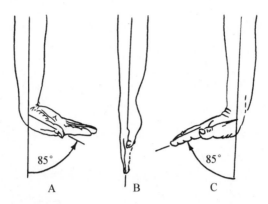

A．掌屈运动　B．中立位（参照位）　C．背伸运动

图3-1　腕关节在横（内、外）轴上的运动范围——伸展与屈曲

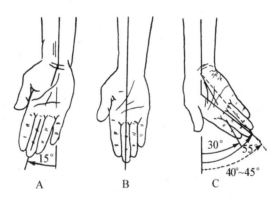

A．外展位　B．中立位（参照位）　C．内收位

图3-2　腕关节在前后轴上的运动范围——内收与外展

3．混合轴：即在腕关节上述两个轴中共同参与的环转运动。它包括腕关节的屈曲、外展、伸展和内收的连续复合运动。当环转运动至最大限度时，手的轴在空间画出一锥形面，形成了"环转锥"。其锥尖或环转轴的顶部在腕的中心，其锥底是中指在最大环转中的轨迹。该轨迹的矢状面大于额状面而呈椭圆形（图3-3）。

（二）腕关节运动的复合性

在腕关节中，每个腕骨均有其固有的功能，并共同对腕关节的活动起着特别重要的作用。腕骨组合为桡腕与腕中两列关节，而下尺桡关节增加了腕关节的回旋运动。

1．桡腕关节：由桡骨侧和腕骨侧构成（图3-4）。其腕骨侧是个椭圆形的髁状关节面：①内外弧凸，与腕之内收和外展活动有关。它的运动轴是通过月骨与头状骨之间，即以头状为中心，或桡头韧带与桡三角韧带的结合部。②前后弧凸，与腕

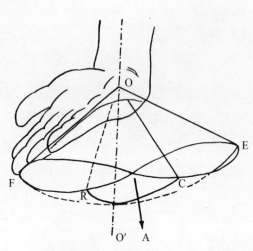

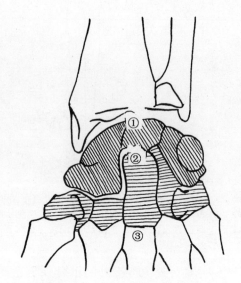

O代表腕的中心（锥顶）　F、R、E、C表示环
转锥的基底　OO′表示前臂轴线　OA表示环转锥轴
线

图3-3　腕关节在混合轴上的运动情况——
　　　　环转运动

①桡腕关节　②腕中关节　③腕掌关节
图3-4　腕的3个横列关节

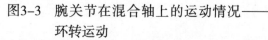

的伸展和屈曲运动有关，而其运动轴通过头状骨的头，并靠近腕骨间关节面。桡腕
关节因具备了上述两个运动轴，就产生了屈与伸和外展及内收以及其有限的旋转活
动。因此，桡腕关节是手部关键性关节之一，该关节的各种运动范围，均受到韧带
的制约。腕掌侧韧带、背侧韧带的起止点即可说明这些问题，因为它们均止于桡腕
关节两个轴线的出口处。

　　2. 中腕关节：由于该关节的外侧部是平面关节，内侧部呈髁状（椭圆）关节
（图3-4）。因此，中腕关节亦能进行屈曲、伸展、内收、外展、旋转活动。但这
些活动受腕骨间韧带弹性的影响，只允许中腕关节有一定程度的活动余地。

　　3. 下尺桡关节：尽管桡腕关节属于二轴性关节，并且有旋转活动的骨性特
征，但该关节的前后径较横径短（椭圆形），且桡腕关节的周缘均有韧带所固着，
所以真正的桡腕关节旋转活动是极有限的。而中腕关节的旋转活动则更是如此。因
而，整个腕关节的转动仅为有限的环转锥运动。此运动一般也是在半旋前时完成
的。由于腕关节直接紧系于桡骨下端，而下尺桡关节又是前臂运动的枢纽，所以当
桡骨围绕尺骨远端旋转时，带动了手腕做出较大幅度的（约180°）旋前与旋后的回
旋运动。因此有人认为，腕关节的运动范围几乎与肩关节相当。这样，腕关节的功

能就被扩大了，从而大大增进了手功能的灵活性（图3-5）。

4. 腕掌关节：为微动关节，很少参与腕的活动。

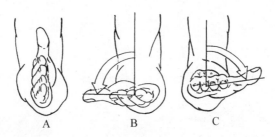

A. 前臂在立位时　B. 前臂在旋后位时　C. 前臂在旋前位时

图3-5　前臂带动腕关节做回旋运动

（三）腕关节运动的组合及其运动的范围

腕关节的内收与外展或屈曲与伸展运动，均为桡腕关节、中腕关节和腕骨间关节联合运动的结果，且所有运动的中心均集中在头状骨，而腕掌关节则不起作用（微动关节）。

外展时，腕关节围绕月骨和头状骨的前后伸延轴旋转。因此，头状骨向外侧转，而月骨向内移，舟骨整个近侧与桡骨关节面相贴，且月骨的中心刚好位于尺桡远侧关节端（关节软骨盘）上，而其余腕骨也略呈向外倾斜，三角骨则倾斜向远内，与桡骨保持1.5 cm的距离，尺骨小头远方的间隙加大。由于舟骨或大多角骨碰撞于较长的桡骨茎突，故外展较内收受限大。第3掌骨、头状骨与月骨虽仍在一轴线上，但该轴的近侧延长线则指向尺骨小头（图3-6A）。

腕关节的外展活动范围为15°，其中桡腕关节承担7°，而中腕关节承担8°。

内收时，腕骨的运动轴与外展相同，但方向相反。故头状骨向内侧移，舟骨与月骨则向外侧移。舟骨外半移出桡骨远端关节面，仅近端接触桡骨，头状骨与钩骨的长轴歪向尺侧，但腕骨的中心仍保持在桡骨远端。钩骨与三角骨的关节作螺丝钉样旋转动作。三角骨与豌豆骨则非常接近桡骨，或紧贴在关节软骨盘下方，并靠近尺骨茎突，此时尺骨小头与腕骨的间隙明显减小（图3-6B）。

腕关节内收活动范围为45°，其中桡腕关节承担30°，而中腕关节承担15°。一般内收范围较外展大2倍，这与桡骨茎突较长有关。

另外，腕关节在内收和外展时，还存在一个围绕腕骨长轴复杂的、很小的腕骨扭转活动。外展时，近侧列腕骨兼有旋前及屈曲方向的"旋转"，与此同时，远侧列腕骨则相反，即有旋后及伸展方向的"旋转"。内收时，近侧列腕骨做旋后及伸展方向的"旋转"，而远侧列腕骨，则做旋前及屈曲方向的"旋转"。

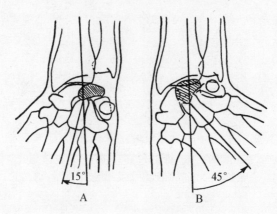

　　A．表示腕外展时，头状骨外移而月骨内移　B．表示腕内收时，则腕骨活动方向却相反
图3-6　腕关节外展、内收时，腕骨变化情况

　　屈曲时，腕骨围绕月骨及头状骨在额状轴呈铰链状活动。因此，头状骨和月骨分别向掌侧倾斜并略后移。此时，月骨远侧凹面向前略有倾斜，而近侧面向后略有滑出，仅前半部与桡骨凹面嵌合，舟骨亦因前倾而几乎呈垂直位（图3-7A）。

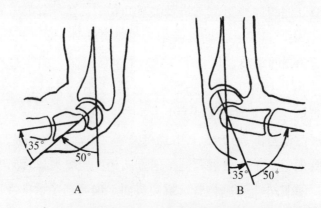

　　A．表示腕关节屈曲时，桡腕关节活动范围＞中腕关节　B．表示腕关节伸展时，桡腕关节活动范围＜中腕关节
图3-7　腕关节屈曲、伸展时，腕骨变化情况

　　腕关节屈曲范围约为85°，其中桡腕关节承担50°，中腕关节承担35°。
　　另外，腕关节受拮抗肌紧张度影响。屈指时，腕掌屈的角度减少；伸指时，腕背伸的角度减少。
　　伸展时，腕骨围绕月骨和头状骨沿额状轴呈铰链状活动，月骨与头状骨均向背侧倾斜，其他腕骨亦伴随背倾。头状骨、月骨的近侧关节面均略向前滑动，致月骨背侧缘与桡骨腕关节面相贴，掌侧缘向远侧略显撬起。第3掌骨、头状骨与月骨的轴线向近侧指向桡骨掌侧缘（图3-7B）。

　　腕关节伸展活动范围与屈曲活动范围基本相同，所不同者即桡腕关节承担35°，而中腕节承担50°。

　　腕关节的功能活动范围具体见表3-1。

表3-1　腕关节的功能活动范围

关节名称	屈曲	伸展	伸展与屈曲活动范围	内收	外展	内收与外展活动范围
桡腕关节	50°	35°	85°	35°	7°	37°
中腕关节	35°	50°	85°	15°	8°	23°
全腕关节	85°	85°	170°	45°	15°	60°

　　注：腕关节的活动度有个体差异，所以各教科书的记载多不一致。本书采用I. A. Kapandji的计度标准

　　由此可见，腕关节的屈曲功能以桡腕关节为主，而伸展功能则以中腕关节为主；腕的内收功能以桡腕关节为主，外展功能以中腕关节略占优势。一般手在旋前位时，除内收外，其他各种运动范围均有所增加。

　　另外，在桡腕关节活动中，舟骨的活动范围远比月骨及三角骨大，桡舟部分从掌屈到背伸均为88°，而桡月部分仅为43°。桡腕关节背伸及外展时，各腕骨亦镶嵌甚紧。但在掌屈及内收时，则甚松。

　　Kapandji计度标准度数较一般稍高，可能为腕之活动的极限度。但实际在日常生活中的活动范围则略小于该数值。有的学者认为：屈曲5°、伸展15°，即可完成护理自己的动作；屈曲15°、伸展35°，即可满足一般生活的需要；屈曲20°、伸展35°，为最佳功能活动范围。据此来评价腕关节病变程度、关节成形术所达到的功能活动度及研制腕关节假体等均有一定意义。

第二节　腕部韧带结构与运动生理学

　　腕部韧带从总体来看，腕总韧带对构成腕管和制约与保护腕部软组织有重要作

用；腕外在韧带主要是加强腕与前臂和掌骨的连结，在力学上具有重要作用；而腕内在韧带的作用，可使腕骨紧密连结为一个运动单元，韧带在骨关节间具有一定的弹性，可避免腕骨超越生理活动度和无方向性迁移。

在腕部侧副韧带中，桡侧副韧带附着于桡骨茎突和腕舟骨；尺侧副韧带附着于尺骨茎突和豌豆骨与三角骨。这些韧带的远侧附着部位正靠近腕之横轴（屈伸轴）。在腕的掌背侧韧带中，桡腕韧带与尺腕韧带均排列成两个倒"V"形，分别从头状骨与月骨向两侧展开，止于桡骨与尺骨。当腕关节从中立位做最大桡偏时，则头、月（腕之中轴）以外的韧带，包括外侧副韧带和桡头韧带等均松弛；而内侧韧带，包括内侧副韧带和头三角韧带等均紧张。当腕关节尺偏时，则上述情况相反（图3-8）。当腕关节从中立位向最大背伸位活动时，腕之掌侧韧带紧张，尤其桡头韧带与桡三角韧带可因紧张而分开，形成腕掌面一韧带间隙。此间隙正位于头月关节的掌面，称为Poirier间隙。而此时腕的背侧韧带是松弛的。当腕关节从中立位向最大掌屈活动时，则情况与上述情况相反（图3-9）。一般认为外在韧带比内在韧带坚强。

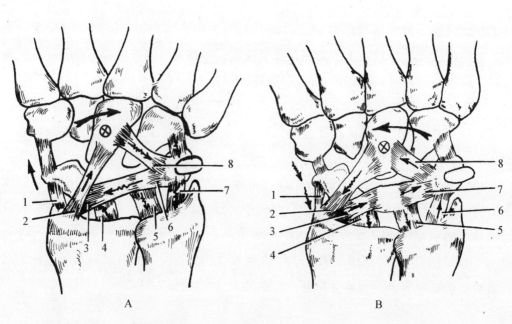

A. 腕内收时：1. 桡侧副韧带　2. 桡舟头韧带　3. 桡三角韧带　4. 桡月韧带　5. 尺月韧带　6. 月三角韧带　7. 尺三角韧带　8. 头三角韧带

B. 腕外展时：1. 桡侧副韧带　2. 桡舟头韧带　3. 桡三角韧带　4. 桡月韧带　5. 尺月韧带　6. 尺三角韧带　7. 月三角韧带　8. 头三角韧带

图3-8　腕关节内收外展时各主要韧带张力的改变

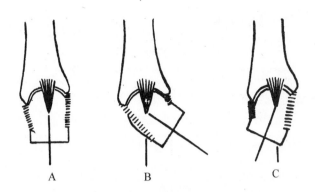

A. 腕中位（静息位）——前后侧韧带均处于平衡状态
B. 屈曲时——后侧韧带紧而前侧松
C. 伸展时——后侧韧带松而前侧紧
图3-9　腕关节屈曲与伸展各主要韧带张力改变

　　另外，在腕的内在韧带中具有重要意义的是三角韧带。它起于头状骨，分别止于三角骨和舟骨。舟骨依靠三角韧带的外侧纤维连接；三角骨则依靠三角韧带的内侧纤维连接。舟骨、大多角骨、小多角骨间关节运动通过该韧带传递到三角骨，三角骨、钩骨间关节的力学运动，也是通过该韧带传递到舟骨，从而形成了腕关节的运动弧。

第三节　腕部肌肉布局与运动生理学

（一）腕部肌肉的布局（图3-10）

1. 腕关节掌侧面（屈腕）。

　　桡侧腕屈肌：通过屈肌支持带的深面的专沟，止于第2掌骨基底，亦止于大多角骨和第3掌骨底。

　　尺侧腕屈肌：通过尺骨茎突前方，主要止于豌豆骨的近侧面，但也止于钩骨的钩部和第4、5掌骨的基底部。

2. 腕关节背侧面（伸腕）。

　　尺侧腕伸肌：通过尺骨茎突的后方，止于第5掌骨基底后面。

　　桡侧腕长伸肌：在鼻烟窝的尺侧通过，止于第2掌骨基底部。

　　桡侧腕短伸肌：止于第3掌骨基底部。

3. 腕关节尺侧面（腕尺偏）。

尺侧腕屈肌：因其止点被豌豆骨拉向前，从而增加其功效。

尺侧腕伸肌：同"尺侧腕屈肌"。

4. 腕关节桡侧面（腕桡偏）。

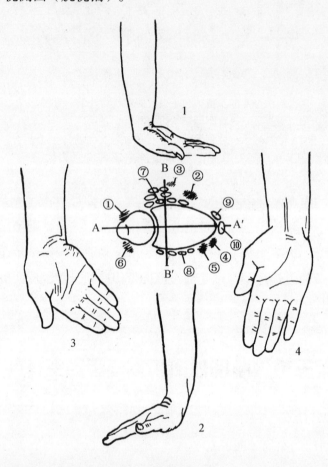

1. 掌屈　2. 背伸　3. 内收　4. 外展

AA′ 表示腕之额状轴　BB′ 表示腕之矢状轴

①尺侧腕屈肌　②桡侧腕屈肌　③掌长肌　④桡侧腕长伸肌　⑤桡侧腕短
伸肌　⑥尺侧腕伸肌　⑦指屈肌　⑧指伸肌　⑨拇长展肌　⑩拇短伸肌

图中斜纹的肌腱作用于腕关节（1~6）；白色圈的肌腱作用于手指（7~10）

图3-10　腕部肌肉的布局与运动生理学

桡侧腕屈肌：同"尺侧腕屈肌"。

桡侧腕长伸肌：同"尺侧腕屈肌"。

桡侧腕短伸肌：同"尺侧腕屈肌"。

拇长展肌：止于第1掌骨基底。

拇短伸肌：止于拇指近指关节骨基底的背面。

（二）腕部肌肉的生物力学特点

腕部肌肉总的来看是伸与屈两大类。屈肌群有6个，其中专司屈腕者有桡侧腕屈肌、尺侧腕屈肌与掌长肌；司屈指兼屈腕者有指深屈肌、指浅屈肌和拇长屈肌。伸肌群有7个，其中专司伸腕者有桡侧腕长伸肌、桡侧腕短伸肌和尺侧腕伸肌；司伸指兼伸腕者有指总伸肌，拇短伸肌，拇长伸肌和食指、小指固有伸肌。

由以上可以看出，能使腕关节内收与外展的肌群，除拇长展肌外，无别的专门肌肉。而腕之内收与外展动作，则产生于以下情况：

凡是位于腕关节矢状轴外侧的屈肌和伸肌，则共同完成外展动作。

凡是位于腕关节矢状轴内侧的屈肌和伸肌，则共同完成内收动作。

现根据腕的实效肌可分为4组（或4个区）。这些肌肉与腕关节的两轴（额状轴AA′、矢状轴BB′）有关联。

第1组（前内区）：尺侧腕屈肌。屈腕（位于轴AA′的前方），因腱性扩张，也屈第5腕掌关节；内收手（位于轴BB′的内侧），但较尺侧腕伸肌内收手的力弱。屈曲和内收的例子如拉小提琴时之左手。

第2组（后内区）：尺侧腕伸肌。伸腕（位于轴AA′的后方）；内收手（位于轴BB′的内侧）。

第3组（前外区）：桡侧腕屈肌和掌长肌。屈腕（位于轴AA′的前方）；外展手（位于轴BB′的外侧）。

第4组（后外区）：桡侧腕长伸肌和桡侧腕短伸肌。伸腕（位于轴AA′的后方）；外展手（位于轴BB′的外侧）。

根据这些理论，腕部肌肉没有一块是只有单一功能的。因此，进行单一运动时必须有两组肌肉一起参与，以抑制任何不必要的伴随运动；屈曲需要第一组（尺侧腕屈肌）和第3组（桡侧腕屈肌和掌长肌）一起进行；伸展需要第2组（尺侧腕伸肌）和第4组（桡侧腕长伸肌和桡侧腕短伸肌）一起进行；内收需要第1、2组一起进行；外展需要第3、4组一起进行（图3–10）。

在实践中，这些肌肉的运动十分微妙。1867年Duchenne de Boulogne用电刺激揭示了下述事实：

只有桡侧腕长伸肌有伸展及外展作用，桡侧腕短伸肌是排外的伸展肌。这就决定了其生理学上的重要性。掌长肌是排外的屈肌，桡侧腕屈肌也是，后者当手在旋前时也屈第2腕掌关节。当用电驱动时，它不产生外展。它在外展时收缩，只抗衡桡侧腕长伸肌的伸展部分，而该肌主要是外展肌。

作用于手指的肌肉只有在一定的条件下，方能作用于腕。

只有当手指的屈曲在屈指肌腱完成全部收缩行程前停下来，指屈肌才能屈腕。例如，一件大物体（如瓶）握在手中，腕的屈曲得到指屈肌的帮助。同样，指伸肌在握拳时参与伸腕。除非尺侧腕伸肌不参与抗衡，拇长展肌和拇短伸肌便能外展腕；如果尺侧腕伸肌同时收缩，则只有拇长展肌外展拇指。尺侧腕伸肌的协同作用，对外展拇指是必要的，故可称之为腕的"稳定者"。同样，桡侧腕长伸肌对保持手在中立位是很有必要的。如果该肌发生瘫痪，必然会导致永久性尺侧偏斜。

在腕部前后侧的肌群中，尺侧腕屈肌与尺侧腕伸肌分别止于第5掌骨底的掌、背侧。但因尺侧腕屈肌在终止前，必须经过豌豆骨，在运动上就多了一个支点；另外，桡侧腕屈肌与桡侧腕长伸肌、桡侧腕短伸肌分别止于第2、3掌骨底的掌侧和背侧；桡侧腕屈肌在到达其终点以前，必须经过舟骨结节，也加大其止点作用。腕掌侧的另一肌肉——掌长肌，因越过腕横韧带前，止于桡腕关节横轴的远侧，也可充分发挥屈腕作用。总之，桡腕关节前面的肌肉因着力点的关系，要比背侧肌肉力量大得多，其比例为13∶5。

（三）腕肌的协同作用和稳定作用

1．腕的伸肌与指屈肌的协同作用：如伸腕时指则自动屈曲，在此位置伸指时，必须有一主动运动。当腕在伸展时，其屈肌腱较腕在中立位或屈曲时短，因此，只有当腕在伸展时，指屈肌才能起最有利的作用。用动力学测量指屈肌的效率得知，在腕屈时它的力仅为腕伸时的1/4。

2．腕的屈肌与指伸肌的协同作用：屈腕时，近指节随之自动伸直，此时如果要屈指则需要一主动运动，而且这种屈曲是很弱的。指节的屈肌产生的张力限制了腕的屈曲，而腕的屈曲范围在伸指时才增加10°。

肌肉作用的微妙平衡极易被打乱。如Colles骨折的畸形愈合，则直接改变了桡骨远端的方向及关节盘的方位，再加上腕的伸肌牵拉，会干扰指节屈肌的功效。

第四节　腕关节功能解剖新概念

自19世纪以来，由于生物力学的发展，人们即以纵向的眼光来看待腕关节的骨性结构，并提出了3个纵列概念，并认为每纵列均有助于腕关节的某种特殊功能。但对每个纵列所包括的腕骨，学者们的意见尚不一致，一般有以下4种情况。

（一）Kapandji将腕关节称为"三纵列"

外侧列——舟骨，大多角骨，小多角骨和第1、2掌骨。
中间列——月骨、头状骨和第3掌骨。
内侧列——三角骨，钩骨和第4、5掌骨。

（二）Gilford将腕关节称为"三条纵向铰链"

外部链——大多角骨、小多角骨、舟骨、桡骨。
中部链——头状骨、月骨、桡骨。
内部链——钩骨、三角骨及三角软骨复合体。

（三）王亦璁等将腕关节称为"三柱"

外侧柱——舟骨，大多角骨，小多角骨和第1、2掌骨。
中间柱——月骨、头状骨和钩骨。
内侧柱——三角骨和豌豆骨。

（四）丁自海等将腕关节称为"三列"

外侧列——舟骨。
中间列——月骨与远排4块腕骨。
内侧列——三角骨、豌豆骨。

其中Gilford（1943）等认为：腕关节的功能类似铰链关节（图3-11）。外部链由大多角骨、小多角骨与舟骨和桡骨组成，活动度大，主要与拇指和食指的抓、拿和准确握持有关，其中舟骨起到腕的稳定作用。中部链由头状骨、月骨和桡骨组

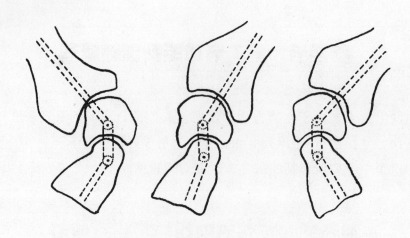

图3-11 头月桡关节链示意图（中间骨关节）

成，主要负责腕的伸屈运动，这是腕部不稳定或"Z"形畸变的好发部位，对腕其余部分的位置和功能影响极大，故最为重要。内部链由钩骨、三角骨和三角软骨复合体组成。当前臂旋转时，作用力经此轴延伸到腕，使手具有旋转功能。这3条纵向关节链（图3-12）的运动是相互依赖的，而月骨和舟骨在各自的纵形关节链中起着中间骨的作用。在手腕的全程运动中，关节链中的关节只承担活动的一部分。关节链的活动可存在于腕骨间，也可在桡、腕骨间，手的运动是靠这两种组合的活动

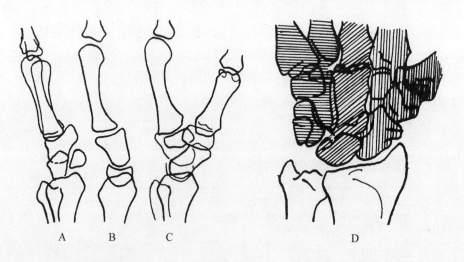

A. 内部链 B. 中部链 C. 外部链 D. 直线图——外部链；斜线图——中部链；横线图——内部链

图3-12 腕关节的3条纵向关节链

共同完成的。中间骨的特殊形态是使桡腕关节及腕骨间关节同时运动的必要条件。腕骨间的稳定，首先取决于3条铰链关节间的相互联系，中间骨——舟骨及月骨起着重要作用。在协调舟骨及月骨的位置时，舟月骨间韧带非常重要。尺侧铰链关节在三角软骨复合体的支持下发挥作用，后者是一个多种结构的复合体（图2-5）。生物力学的实验证明，三角软骨复合体在尺侧腕骨间起着缓冲垫的作用。它能防止腕骨及尺骨互相接触和尺骨、月骨软化，并对尺桡关节在各种位置时的稳定都有重要作用。

第五节　腕关节的功能位与休息位

（一）腕关节的功能位

腕关节背伸30°～40°，尺偏（内收）10°～15°。此位置相当于手指肌肉，尤其是指屈肌的最大功能位，亦最适合于手的抓握功能。尺偏15°位也是内收肌与外展肌的平衡位。手之掌指关节屈曲30°～45°，近侧指间关节屈曲60°～80°。远侧指间关节屈曲10°～15°，指尖指向舟骨结节，拇指处于对掌位，如手握茶杯的姿势（图3-13）。

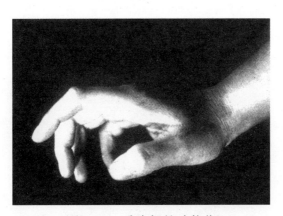

图3-13　手腕部的功能位

腕的功能位是手进行各种活动（如张手、握拳、捏物等）前的准备姿势，并根据需要手可迅速发挥其功能。因此，当手腕部损伤后，大多数皆须将手腕固定于此种姿势。

（二）腕关节的休息位

腕关节休息位是手处于自然静止状态，如当人们在全身麻醉后或入睡时，手呈一种半握拳姿势，而腕关节背伸10°～15°，并轻度尺偏。拇指轻度外展，拇指尖触及食指远侧指间关节的桡侧，由食指的轻微屈曲依次到小指的较多的屈曲，食指轻度向尺侧倾斜，小指轻度向桡侧倾斜（图3-14）。

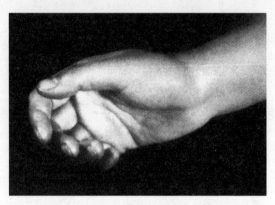

图3-14　手腕部的休息位

此种姿势使手部的屈肌腱、伸肌腱皆处于平衡状态。因此，一只受伤的手，由肌腱的不平衡，即可很快地察看出它的异常情况，而有利于手腕部创伤（如肌腱断裂等）的诊断。

第四章

腕关节检查

腕关节骨性结构复杂，且经过腕部的各类组织亦较集中，易于损伤，更常被人们所忽视。如早期所谓的腕关节"挫伤"的病例，就可能有隐性舟骨骨折的存在。另外，腕骨的各种骨折、脱位所出现误诊或漏诊者，亦屡见不鲜。其他如腕部的肌腱、神经及血管损伤，更需及时地作出正确的诊断与处理。为此，对腕关节损伤后的检查，必须持积极慎重的态度。

第一节　一般检查

一、主诉及现病史

要倾听病人诉述的主要疼痛部位以及功能受限和感觉异常等。再讯问受伤的方式及性质：是掌屈损伤，还是背伸所致；受伤时患腕处于旋前位还是旋后位；是锐性伤还是钝性伤。还需问明受伤的时间与治疗经过等等。对昏迷病人或儿童，可以向家属或了解情况的人进行讯问，这样可得到重要的提示，并确定随后要进行检查的侧重点与方法。

二、腕关节常规检查

（一）视诊

即察看腕部外表与形态是否正常，必要时可与健侧作对比，如皮肤的颜色情况，有无肿胀、水泡、破损或畸形；亦需察看腕部功能活动情况是否受限，或以两侧手背或手掌相对合，即可观察到桡腕关节掌屈或背伸有无受限等（图4-1）。

（二）触诊

触诊在腕部损伤的检查中占有很重要的地位。对患腕触摸可感知其皮肤的温度、毛细血管反应情况及脉搏跳动情况，皮肤是否有感觉丧失区，腕部骨性标志是否正常，是否有异常骨凸出，腕之前后径是否增厚，是否有异常活动或摩擦音等。一般压痛最明显的地方，即为病变的所在处，其确切的定位可诊断出特殊的损伤，月骨的背极是腕外形定位的关键（图4-2）。它的远侧是头状骨，近侧是Lister结节。触诊的操作顺序如下：

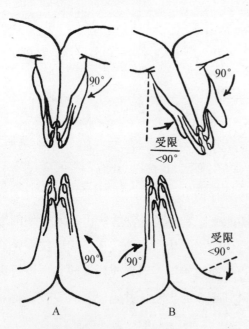

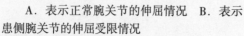

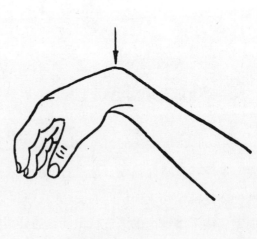

A. 表示正常腕关节的伸屈情况　B. 表示患侧腕关节的伸屈受限情况

图4-1　腕关节伸、屈功能双侧对比法

图4-2　月骨背极隆突，刚在箭头远侧触及头状骨颈沟

1．腕背部触诊：先摸腕背部。桡骨茎突有直接压痛说明有挫伤或骨折，而退行性病变及韧带损伤者此处并无压痛。鼻烟窝内有舟骨、桡动脉背侧支、大多角骨关节及桡侧副韧带等结构，舟骨骨折、舟月韧带损伤时此窝有压痛，偶尔伴有咔嚓声或摩擦音。将拇指的腕掌关节被动屈曲，于鼻烟窝远侧定出大多角骨边界，有直接压痛者，表明桡侧副韧带损伤或罕见的大多角骨骨折。有拇指腕掌关节病变者，压迫第1掌骨远端，产生剧烈疼痛。食指和中指的腕掌关节损伤，通常在手或腕部极度掌屈时疼痛。对于韧带损伤的关节不稳，可扶持掌骨干，压迫掌骨头向背侧或向掌侧，若病人出现腕掌关节疼痛，即Linscheid试验阳性，则可确诊（图4-3）。检查者随之从第3掌骨摸到头状骨颈沟，除舟骨、月骨不稳或三角骨、月骨不稳外，此处罕有直接压痛。若向掌侧方向压迫月骨而疼痛者，有可能是舟骨骨折。有舟骨、月骨分离者，

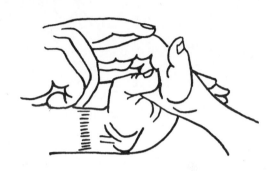

图4-3　Linscheid试验：向掌侧方向压迫掌骨头韧带损伤者掌腕关节产生疼痛

轻轻伸屈腕部即可感觉到舟、月骨沟的距离及背极上的轻微冲击感。检查者手指移到三角骨背侧，三角骨、月骨损伤者，压痛恰在月骨隆起的尺侧。三角骨、月骨韧带损伤严重者，冲击三角骨有显著的疼痛和咔嚓声。有尺骨小头局部压痛时，轻微地将前臂旋后或旋前（与对侧比较），以确定有否异常的掌侧或背侧移动，有否尺侧腕伸肌腱向背侧骑跨。若腕支持带破裂，腕掌屈时可能有清脆的响声，腕旋后活动时尺侧腕伸肌腱滑向掌侧。三角纤维软骨盘损伤是引起腕尺侧痛的一个重要原因，常伴有咔嚓声。尺骨小头的远侧，在尺侧腕伸肌腱与尺侧腕屈肌腱之间，称为"尺侧鼻烟窝"，腕中立位桡偏时，此窝内可摸到三角骨圆形隆起，有咔嚓声表明月三角韧带损伤，若有疼痛及压痛，则为三角骨骨折。

2．腕掌部触诊：最后触摸腕掌部。腕掌侧有重要的软组织存在，骨的解剖轮廓较难摸清，应反复检查。桡骨茎突掌侧有压痛，表明有骨折；有圆而坚硬的肿块并有触痛感，则可能存在腕掌侧的腱鞘囊肿。大鱼际基部的隆起，即为大多角骨结节，其近端压痛，可能为桡侧腕屈肌腱狭窄性腱鞘炎，其远端压痛，则为拇指的腕掌关节的掌侧韧带损伤。检查者手指摸到腕屈纹处的豌豆骨，有直接压痛者表明有豌豆骨或三角骨骨折。

3．腕关节测量：多用于陈旧性病例。测量腕关节的伸屈度时，首先将腕关节

放于中立伸直位。用半圆形量角器放于手背，使患腕向掌侧屈曲以测其掌屈度数，然后将量角器移至腕背侧，使腕背伸以测其背伸度数（图4-4）。测量腕桡偏与尺偏时，先将手置于中立位，手掌朝下，以腕为中心，将量角器置于前臂与第3掌骨的连线上，然后测量其尺偏与桡偏度数（图4-5）。

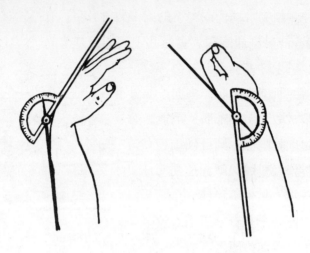

图4-4　腕关节屈曲、伸展度测量法

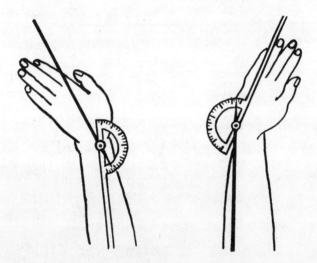

图4-5　腕关节内收、外展度测量法

第二节　腕部肌腱、神经、血管损伤的检查

腕关节在手外科中属于第4区。在掌侧，此区正好位于腕总韧带之下，在此区

范围内，有12条肌腱以及主要神经和主要动脉通过；在腕之背侧，亦同样位于腕总韧带之下，也有12条肌腱被分别置于5个骨纤维管道。因此，各种组织在此狭区比较集中。如发生开放伤，尤其是切割伤，则病变更为复杂，需要进行认真、全面的检查，才能取得满意的疗效。

一、腕部肌腱损伤的检查

能使腕部运动的肌肉为长肌，多起于肱骨下端与前臂上部。它们分别跨越肘、腕及掌、指各关节，故为多关节肌。因此，有屈或伸以上各关节的功能。但这些肌肉在未达到腕部之前，均已变为腱性结构。其中除了屈腕肌腱、伸腕肌腱直接抵止腕部外，其他肌腱皆经过腕关节而达手部，实际上腕部肌腱的损伤以后者为多，故对手部功能影响较大。

另外，从肌腱损伤的规律来看，肌腱的闭合性撕裂伤，总是发生在肌腱的止点或肌腱与肌肉交界处。如果发生在肌腱中间部（如腕关节部位），则多为开放性损伤，尤以锐器切割伤更为常见，否则应考虑该肌腱在断裂前已有病变存在。

（一）腕部肌腱检查法

1. 桡侧腕屈肌：嘱病人腕关节屈曲外展，检查者对此动作给予阻力，则可观察并触到腕前桡侧该肌腱呈紧张状态（图4-6）。

2. 掌长肌：嘱病人握拳并强力屈曲腕关节，检查者触摸腕前中部，该肌腱呈紧张状态（图4-7）。

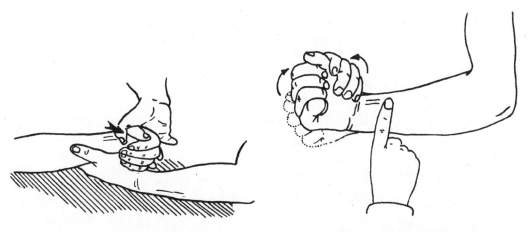

图4-6　桡侧腕屈肌检查法　　　　　图4-7　掌长肌检查法

3．拇长屈肌：检查者固定病人拇指近侧指骨，并嘱病人用力屈曲拇指末节，并阻止这种动作（图4-8）。

4．指浅屈肌：嘱病人腕及掌指关节固定于伸直位，然后屈曲2～5近侧指间关节，检查者对此动作给予阻力（图4-9）。

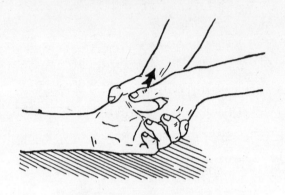

图4-8　拇长屈肌检查法

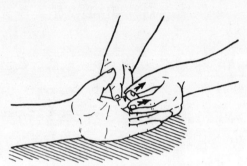

图4-9　指浅屈肌检查法

5．指深屈肌：嘱病人将腕及掌指关节持于中立位，并主动屈曲2～5指末节，检查者对此动作给予阻力（图4-10）。

6．尺侧腕屈肌：嘱病人使腕屈曲并内收，检查者对此动作给予阻力，并触摸收缩的肌腱（图4-11）。

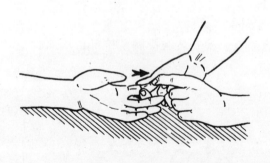

图4-10　指深屈肌检查法

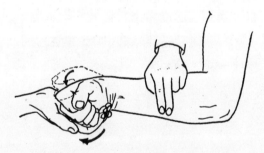

图4-11　尺侧腕屈肌检查法

7．桡侧腕长伸肌：嘱病人使腕伸直并外展，检查者对此动作给予阻力，并触摸肌肉收缩（4-12）。

8．桡侧腕短伸肌：参照"桡侧腕长伸肌"（图4-12）。

9．指总伸肌：嘱病人于手指之中节和末节屈曲时，伸直2～5手指的第1节。检查者对此动作给予阻力（图4-13）。

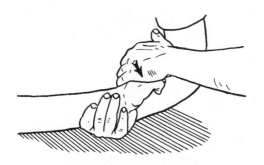

图4-12　尺侧腕伸肌，桡侧腕长伸肌、桡侧腕短伸肌检查法

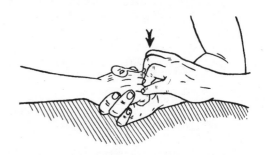

图4-13　指总伸肌、小指固有伸肌、食指固有伸肌检查法

10．尺侧腕伸肌：嘱病人使腕伸直并内收，检查者对此动作给予阻力（图4-12）。

11．拇长展肌：嘱病人外展并稍伸直拇指，检查者对此动作给予阻力（图4-14）。

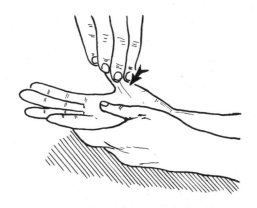

图4-14　拇长展肌检查法

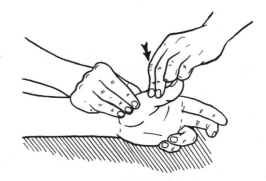

图4-15　拇短伸肌检查法

12．拇短伸肌：嘱病人伸直拇指的第1节，检查者对此动作给予阻力，并触摸紧张的肌腱（图4-15）。

13．拇长伸肌：嘱病人把拇指末节伸直，检查者对此动作给予阻力，并触摸紧张的肌腱（图4-16）

14．食指固有伸肌：嘱病人伸直食指，检查者对此动作给予阻力（图4-13）。

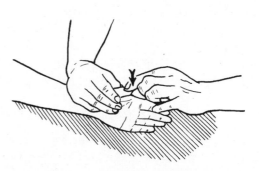

图4-16　拇长伸肌检查法

15．小指固有伸肌：嘱病人将小指伸直，检查者对此动作给予阻力（图4-13）。

（二）腕部肌腱检查应注意的问题

腕部肌腱损伤后，由于病人在活动该手指时使疼痛加剧，常可造成误诊，有时虽然发生严重畸形，但当手部置于休息位时，仍可提供发生损伤的线索。如当指的深肌腱、浅肌腱均断裂时，手放在休息位置，患指呈现完全伸直姿势，指间关节（远、近）不能主动屈曲，而掌指关节仍能屈曲。

在腕之掌侧，由于掌长肌及指浅屈肌位置较浅，所以损伤的机会多于指深屈肌。若单指浅屈肌断裂时，手的姿势及主动活动尚无明显的改变（由于指深屈肌代偿之故），因此临床检查不易得出肯定诊断，但若仔细检查，就可发现此种病例是先屈曲远侧指间关节，而后再屈曲近侧指间关节。这种情况恰恰与正常情况相反。若桡侧腕屈肌腱及尺侧腕屈肌腱断裂，而屈指肌腱完整，患肢虽能屈腕，但当屈腕时稍加阻力，即可发觉屈腕力量大为减弱，同时也可以看出或扪得屈腕肌腱收缩时的张力消失。如果是拇长屈肌腱损伤，而拇短屈肌腱正常，则出现指间关节不能屈曲，但掌指关节仍能主动屈曲。

腕背侧伸指肌腱位于皮下与腕骨之间，局部切割伤可使指总伸肌腱及食指、小指固有伸肌腱发生断裂，各指的掌指关节均不能伸展，但在该处的某一伸指肌腱断裂时，该断裂的肌腱所支配的掌指关节伸直活动可能不受影响，因这种断裂（即从腕部到掌骨头）在伸指肌腱间、联合腱的近端，邻近伸指肌腱的作用通过联合腱仍可使患指伸直，故该指的正常姿势无明显变化。反之，则不能伸直掌指关节。另外，食指与小指皆有两根伸指肌腱，如果只是其中一根断裂，则对掌指关节的伸直仍无影响。如怀疑该伸指肌腱断裂，可在掌指关节主动伸直的情况下，在近节指骨背部加适当的外力，如有肌腱断裂，则一定比其他手指的对抗力量差。

二、腕部神经损伤的检查

腕部掌侧皮下有尺神经、正中神经的掌侧支及前臂内外侧皮神经末束；腕部背侧有桡神经浅支及尺神经手背侧支。当这些皮神经损伤后，仅影响其手掌、背侧皮肤感觉迟钝，而对手腕部的功能影响不大。若通过腕部的主要神经（尺神经与正中神经）一旦损伤，则表现出其所支配远侧的手内在肌麻痹的典型体征。一般腕部的骨折脱位，对神经仅能造成挤压或牵拉伤；而切割伤则易导致神经的断裂或不完全断裂。因此在清创时需仔细检查。

（一）神经损伤的分类

1. 神经干完全断裂：两断端即行收缩，并随损伤时间的推移，两断端逐渐发生退行性变，称为Wallerian退化。

2. 神经轴和鞘膜部分断裂：多见于切割伤，或严重的挫伤与火器伤，可出现部分传导功能障碍。

3. 神经轴断裂而神经髓鞘尚完整：多为挤压暴力所致。损伤后的神经轴仍会有Wallerian退化。久之神经轴可按旧道再生，故功能恢复需要较长时间。

4. 神经轴和鞘膜均完整，仅丧失传导功能：多见于单纯性震荡、挫伤或牵拉伤，仅为暂时性的神经功能障碍，并无神经轴的退行性变化，可于数周至1个月自行恢复。

（二）神经损伤的诊断

神经损伤后的早期诊断主要是运动和感觉两个方面，而植物神经功能障碍及软组织萎缩现象，多出现在晚期。

1. 运动检查：在进行运动检查时必须注意3个问题。①检查时患者是否因疼痛剧烈或其他外在因素而不能合作，从而限制运动；②肢体是否同时有血管损伤而引起缺血障碍；③肌肉或肌腱本身是否有断裂。

2. 感觉检查：①精细感觉。用棉花轻轻触及皮肤或轻微温度所引起的感觉。②大体感觉。疼痛或冷热刺激所引起的感觉。③深感觉。按触感、压力与运动的感觉。

3. 其他检查：①电流刺激测定。对神经损伤的诊断及预后很有意义。②肌电图检查。对判断神经损伤和再生情况均较可靠。③手术探查。多用于晚期病例，对神经麻痹症状迟迟不见好转者，则应考虑施行手术探查，这既是诊断又是治疗措施。

（三）腕部神经损伤的临床表现

1. 尺神经损伤：主要表现是所支配的手内在肌肌力减弱。①小鱼际肌、全部掌侧骨间肌、背侧骨间肌，尤其第1骨间背侧肌最为明显，第3、4蚓状肌和拇内收肌及拇短屈肌深麻痹，并逐渐萎缩，故捏力减弱。但屈指肌腱仍能屈曲指间关节，指总伸肌腱仍能伸掌指关节。②Froment征阳性。即病人用拇长屈肌、拇长伸肌代替了麻痹的尺神经内在肌，去完成捏的功能，出现了拇指指间关节屈曲畸形。③各指不能内收和无名指及小指不能外展。第4、5掌指关节过伸与指关节屈曲畸形，其状如"爪形手"（图4-17）。④手掌尺侧1/3及尺侧1个半指的掌侧皮肤感觉丧失（图4-18）。

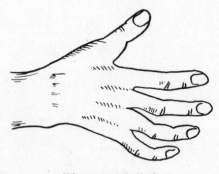

图4-17　爪形手

2．正中神经损伤：①大鱼际肌群及第1、2蚓状肌麻痹并逐渐萎缩。②拇指不能对掌，呈内收位；拇指不能做与平面呈直角的外展动作，其手势如"猿人掌"（图4-19）。③手掌的桡侧3个半指的皮肤感觉减退。尤其食指、中指末节皮肤感觉消失，即可表示该神经损伤（图4-18）。

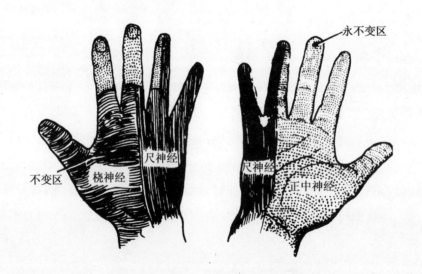

图4-18　手部神经感觉区

3．桡神经损伤：桡神经在腕部无运动纤维，故损伤后无肌肉萎缩现象，仅有手第1指蹼背面皮肤感觉消失和背面桡侧3个半指的皮肤感觉减退（图4-18）。

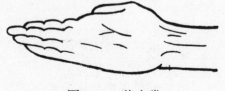

图4-19　猿人掌

三、腕部血管损伤的检查

通过腕部的血管，主要有尺动脉、桡动脉及腕背侧静脉。由于腕部侧支循环较好，即使某一主要动脉受到损害，也不致造成手部缺血性坏死。在切割伤中，血管的断裂一般在直视下较容易发现。对严重的血管损伤，肢端可呈现缺血症状。主要表现为知觉异常、缺血性疼痛、皮肤苍白、发凉及运动障碍（动脉循环不足）。必要时用多普勒血流听诊器，有助于动脉损伤的早期诊断。如缺血时间过长，则可出现腕之远侧坏疽情况。若静脉循环不佳，则可出现肿胀、紫绀。

第三节 腕关节特殊检查

一、X线检查

应当指出，尽管X线检查已成为骨与关节损伤的重要检查手段，但仍不可忽视完整而正确的病史询问与详尽的临床检查。这有利于投照部位与条件的正确选择，为阅片提供注意点，同时亦可将X线不显影的组织（软骨、软组织等）的损伤情况充分考虑在内，以避免发生片面依赖X线片的错误诊断，从而达到及时、全面、正确地反映病变的实质和全貌的目的。

（一）一般X线检查

1. 腕关节正位片：一般多采用后前位，即掌心向下、手呈半握拳状或伸直（小儿）。必要时加拍前后位，可显示各个腕骨排列正常，间隙清楚（其距离为1~2 mm），并具有3条弧线的特征：舟骨、月骨及三角骨的近侧面与远侧关节面的连线，可分别形成3条弯曲的弧线（即Shenton线），而头状骨与钩骨的近侧关节面的连线亦可形成一弯曲的弧线，且相互嵌合（图4-20）。

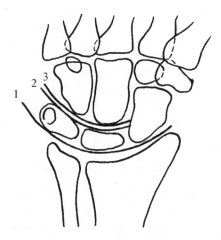

图4-20 正位腕骨显示3条弧线

在腕关节正位片上还应测算以下数值：

（1）McMurtry指数（腕掌指数与腕尺指数）。

L_1——代表第3掌骨的长度，即由该骨头中点到近侧基底中点的长度。

L_2——代表腕骨高度，即由头状骨远端中点到桡骨远端关节面的长度。

L_3——代表腕尺距离，即由L_2线的中点垂直到尺骨纵轴线相交的距离的长度。

通过上述3个数据的测定，可计算腕掌指数（L_2/L_4）、腕尺指数（L_3/L_4）。

其正常值：L_4为6 cm；L_2为3.1 cm；L_3为2.2 cm。由此3个数可计算出腕掌指数$L_2/L_4=0.516$；腕尺指数$L_3/L_4=0.366$（图4-21）。

（2）桡骨远端内倾角（尺倾角）：通过桡骨远端关节面的内缘，作桡骨纵轴的垂直线，此线与关节面切线的夹角。其正常值：后前位20°～35°，平均值为27.05°；前后位23°～40°，平均值为31°（图4-22）。

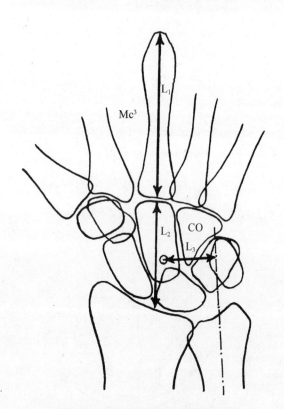

图4-21　腕掌指数与腕尺指数

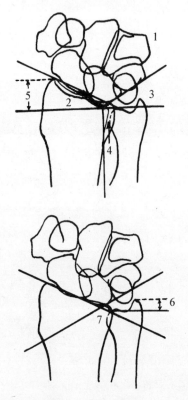

1．各个腕骨　2．尺倾角　3．尺腕角　4．尺桡远端间隙　5．桡骨茎突长度　6．尺骨茎突长度　7．腕骨角

图4-22　腕关节正位像的有关数值

（3）尺腕角：月骨及三角骨的内缘（尺侧缘）的切线，此线与尺骨远端尺腕关节面切线的夹角。其正常值：后前位21°～51°，平均值为35.4°；前后位24°～50°，平均值为38.11°（图4–22）。

（4）腕骨角：分别从舟骨、月骨二骨及三角骨、月骨二骨的近侧缘画一切线，两线的夹角平均值为130°（图4–22）。

（5）桡骨茎突的长度：自桡腕关节的内缘向桡骨纵轴作垂直线，此线到桡骨茎突的尖部的距离。其正常值：后前位8～18 mm，平均值为12.85 mm；前后位10～19 mm，平均值为14.53 mm（图4–22）。

（6）尺骨茎突的长度及位置：尺腕面至尺骨茎突尖端的平行距离。其正常值为2～8 mm，平均值为4.9 mm。前后位尺骨茎突在背侧，后前位尺骨茎突在外侧（图4–22）。

（7）尺桡远端间隙：可分3型——重叠型、接触型及分离型。但后者的间隙在腕关节后前位0.5～2.5 mm，平均值为1.94 mm，所以下尺桡间隙正常不得＞2.5 mm（图4–22）。

（8）尺、桡骨远端关节面内缘的关系：一般可分为桡低型、等高型和桡高型3种。但大多数两关节面并不在同一水平，而两者的距离（远近相错）＜5 mm。两者在同一水平位者只占16％，且常因前臂的旋前与旋后而有所变更（图4–22）。

（9）月骨画线：沿月骨周缘画线，此轮廓线呈不等边的四边形（图4–23）。

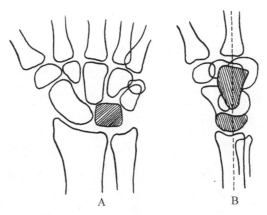

A. 月骨正位画线呈四边形或股状　B. 月骨侧位画线呈新月形，且头、月、桡三者位于一纵轴线上及各个腕骨的重叠影

图4–23　月骨画线

（10）腕关节Shenton线：近排腕骨凸面的连线（图4-20）。

（11）Myersbech征：尺骨与三角骨的距离缩短（应与健侧对比）。

（12）Meschan腕关节测量法：正位片，屈腕轴线垂直于前臂轴线，与桡骨茎突、尺骨茎突的连线形成10°～15°（图4-24）。侧位片，腕骨正中平面垂直于桡骨的腕关节面，与前臂轴线形成165°，桡骨的腕关节面与前臂轴线成75°（图4-24）。

（13）远侧腕骨与掌骨的对应关系：远侧到腕骨顺序自桡侧编号1、2、3、4，恰与1、2、3、4掌骨顺序相对应，第5掌骨也与第4腕骨相对（图4-24）。

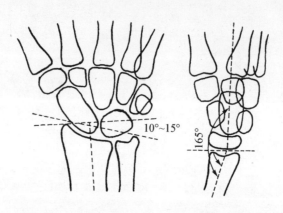

图4-24 麦钱（Meschan）腕关节测量法

（14）舟月关节间隙测量：该间隙正常为1.0～2.5 mm。其中男性平均间隙为1.7 mm，女性为1.6 mm，一般不应超过2.5 mm。

2. 腕关节侧位片（标准侧位，远端手臂抬高15°侧位）。

（1）月骨画线：沿月骨周缘画线，可显示新月形象，其凹面朝远侧，凸面朝向近侧（图4-23）。

（2）头状骨、月骨、桡骨三者的关系：在腕关节侧位片上，三者共同位于一纵轴线上（图4-23），即此线稍前侧为大多角骨与舟骨，前方为豌豆骨，再前方为大多角骨。线的背后为钩骨和三角骨。另外，桡骨远端、月骨近侧及其远侧关节面皆呈"C"形，且共为一同心圆而镶嵌，故称"三C"关系（图4-23）。

（3）桡骨前倾角（掌倾角）：通过桡骨远端关节面的前缘作桡骨纵轴线，此线与关节面切线的夹角，正常值为10°～15°，平均值为13.54°（图4-25）。

（4）月头骨间角：头状骨轴线与月骨轴线的交角不能＞30°。正常值为6°～30°（图4-26）。

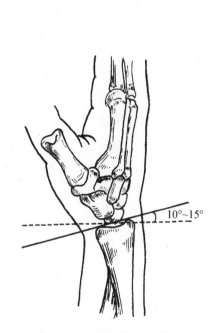

图4-25 桡骨远端前倾角

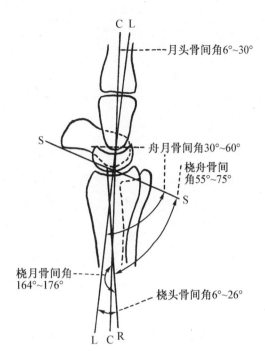

图4-26 腕关节侧位像显示数值

（5）桡月骨间角：桡骨的轴线与月骨轴线的交角不能＞176°。正常值为164°～176°（图4-26）。

（6）舟月骨间角：月骨轴线与舟骨掌面平行线的交角不能＞60°。正常值为30°～60°（图4-26）。

（7）桡舟骨间角：桡骨轴线与舟骨掌面平行线的交角不能＞75°。正常值为55°～75°（图4-26）。

（8）桡头骨间角：桡骨轴线与头状骨轴线的交角不能＞26°。正常值一般为6°～26°（图4-26）。

（9）Stahl指数（或月骨变形商数）：在正常腕关节标准X线侧位片上，测量出月骨的高度（ab）与宽度（cd），Stahl指数=ab/cd。正常值为0.44～0.72，平均值为0.57，标准差为0.054，中位数为0.58。

3．腕关节斜位片：如果腕关节损伤广泛，且肿痛涉及整个腕部，而常规拍片为阴性者，可进行各个角度的X线拍片检查。如腕关节的旋前或旋后斜位片，对显示腕的桡侧列或尺侧列的腕骨较为有利。一般旋前位对诊断舟骨与大多角骨骨折有利；旋后位对诊断豌豆骨、三角骨与钩骨骨折有利。另外，亦可拍腕关节近侧与远侧斜位片，即球管由垂直位调整到30°倾斜，对准肘（远斜），或由垂直位调整到30°倾斜，对准指尖（近斜）。这样可使腕骨投影拉长，对诊断头状骨或舟骨的隐蔽性骨折有利。其他还有轴位（腕管位）和舟骨的特殊位（后前位）等。

（二）应力X线检查

对腕部损伤后，局部肿胀、严重不适，而一般拍片无异常发现的可疑病例，应在麻醉下施以应力检查。具体方法是：在铅手套的保护下，一手持患肢的前臂，另一手握住患手，而后进行掌屈、背伸、尺偏、桡偏、牵开和压缩，以查找损伤的性质和关节的不稳定性。还可进行平移观察，即一手持前臂下端并固定之，另一手握住腕部，在伸屈和侧向至中立位移动腕关节时，便可发现一些不稳定病变。如能加上X线电影摄像及录像，对腕骨损伤情况的了解就更为全面。

对于某些慢性腕关节疾病，要确定是什么因素造成其主要症状和功能障碍，常常是困难的。例如舟骨腰部骨折不连接，伴有桡腕关节变性，要确定疼痛是前者还是后者引起的，也可做应力检查，如骨折部位在检查时是稳定的，则可认为是"X线"不连接，而功能上已"连接"，则证明疼痛是由桡腕关节变性所引起的。

（三）断层X线检查

断层X线拍片又称体层摄影或分层摄影。是通过一种特殊装置，使人体内部的任何一层组织在X线上显影，从而达到明确诊断的目的。1963年，Andrews等人首次采用X线平片断层法。利用断层X线对腕部进行检查，常可发现一些隐性骨折，如舟骨微细的、斜形的或成角骨折，以及Kienbok病的碎骨片均可发现。

（四）CT扫描检查

电子计算机横断扫描，是临床放射学诊断领域中的一项新的诊断技术，简称CT（computed tomography）。自1970年由Housefield临床应用于头部扫描，5年后，Ledly等进一步制作全息扫描机，但只限于病变的研究。随着CT装置设计的迅速改进，现已发展到第4代高分辨力扫描机。1984年Vannier等所研制的三维CT扫描问世后，对各部位损伤的诊断更为方便，且更为全面。目前这一诊断技术已广泛应用于颅脑、背椎病变的诊断。CT对腕关节检查，直接冠状面扫描比轴位扫描更好。现在主要用于下尺桡关节脱位、半脱位或腕关节不稳症以及舟骨疾患等。另外，亦适用于桡骨远端异常或腕部融合术后，以及腕部石膏固定不能拍片时的临床检查。

二、磁共振成像检查

磁共振成像术，简称MRI（magnetic resonance imaging）。1972年，Lauterbur提出利用核磁共振（简称NMR或MR）信号，重建人体器官影像。近年来已引起医学界的广泛重视，并迅速开展临床应用的研究，被誉为继CT之后在临床放射学领域中又一重大成就，图像质量在许多方面已超过X线成像检查和CT成像检查。它具有无辐射损害，成像参数多，软组织分辨能力高和可以随意取得横断面、冠状面或矢状面断层图像等独特优点。尤其用于骨科椎间盘病变和累及骨髓腔的松质骨病变的检查，效果优良。对股骨头缺血性坏死的检查最为敏感，其诊断阳性率可达100%，效果优于X线成像检查和CT成像检查、核素、X线断层及平片检查。因而，应用MRI检查关节是一个正在开发的有希望的领域。如三角软骨复合体的异常，即可通过MRI显像技术进行准确的评价。

三、放射性核素检查

放射性核素检查骨与关节疾患，主要是将能被骨骼和关节浓聚的放射性核素或标记化合物引入体内，使骨与关节显像。80年代开始应用的三维骨显像技术，使放射性核素在骨与关节疾病检查方面得到了更广泛和更有价值的应用。它不但对骨骼缺血性坏死、骨髓炎和骨肿瘤的病变显示较好，而且对隐性骨损伤（如应力骨折、隐性创伤性骨折）亦有良好的显示效果。因而，它对腕部损伤的检查是很有价值的。

四、关节镜检查

1918年日本Kenji Takagi首先将关节镜应用于膝关节，并进行不断的改进。到1931年Burman已能在尸体上进行髋、膝、踝、肩、肘及腕关节等部位进行关节镜研究。利用关节镜检查，可以发现关节内韧带和软骨的损伤，以及滑膜炎和关节内游离体等病变。尤其是膝关节、腕关节，已成为应用关节镜进行检查与治疗的重要部位。

（一）关节镜在腕关节损伤检查中的应用价值

1. 韧带损伤：目前应用的标准腕关节正、侧位X线像，仅可观察出静力性不稳定，而动力性不稳定仅能在特殊体位或运动中发生，拍片时不易发现，而关节镜下可直视韧带的断裂，并可观察腕骨间动态下的相互变化，得出确切诊断。据Ganos报告的66例腕关节经X线平片检查阴性的患者中，36%存在舟月韧带损伤，33%存在月三角韧带损伤。Kulick认为：应用关节镜可将腕关节韧带损伤的诊断率提高到95%～100%。

2. 关节软骨损伤：过去在X线片上，除可以诊断骨性关节炎外，对软骨损伤无法确定诊断，使用关节镜可观察到关节软骨面不平滑，软骨坏死、脱落、骨质外露、光泽下降等变化。Ganos报告，应用关节镜对桡骨远端关节面、舟骨、三角骨软骨损伤诊断率可达100%，月骨为90%。

3. 三角纤维软骨损伤：过去认为，腕关节造影术可对本病作出确切诊断。但Palmer报告37例经关节镜证实，造影术的阳性率仅能达69%。Weigle等指出：用关节镜发现三角纤维软骨有孔，其原因有先天性、创伤性和退变性3个方面。Minic认为：60岁老人约53%三角纤维软骨有孔存在。可见，关节镜检查更准确可靠。

镜下三角纤维软骨不完整，多在中央、桡侧起点或尺侧止点有撕裂痕，边缘不整齐。除诊断外，还可做三角纤维软骨的部分切除。

4. 桡骨远端关节面骨折：过去对这种骨折，多用手法或经皮用克氏针在透视下撬拨复位。由于关节面对合不平，常引起骨性关节炎。现在可在关节镜下将骨折块完全对合。

手术应在骨折24～48小时进行，过早因出血较多，视野不清，不便对合骨折块；过晚骨折块有时已粘连，不便撬拨。一般先手法复位，将骨块集中，而后在镜下观察对位情况，经皮打入克氏针撬动骨折块，对合好后做骨块间的克氏针固定，最后可加用外固定架。

（二）关节镜的入路及所观察到的组织

由于腕掌侧神经、血管、肌腱排列紧密，不便于关节镜的检查，故常常采用腕背侧入路，并选在肌腱之间的关节间隙中间（图4-27）。图示穿刺点1～3中，以2为常用，此点可以观察到腕关节桡侧的骨及软骨关节面，舟骨、月骨关节软骨面及桡侧副韧带，桡舟头韧带，桡三角韧带，桡舟月韧带和舟月韧带；穿刺点4、5，以4为常用，此点可观察到桡骨远端关节面的尺侧，三角纤维软骨全貌，月骨、三角骨关节软骨面，以及桡月韧带，尺月韧带，尺侧副韧带及月三角韧带；穿刺点6～8，以7为常用，此点可观察到舟骨及头状骨关节软骨面，以及月骨的远端关节面、桡舟头

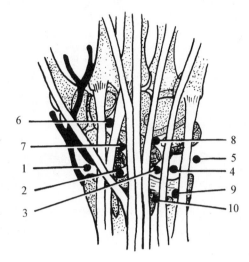

图4-27 腕部关节镜的穿刺点

韧带、桡头韧带及舟月韧带；穿刺点9～10可观察三角纤维软骨近侧缘，桡骨、月骨关节面及尺骨环状关节面和尺骨穿隆，尺月韧带起始部，尺侧副韧带和远侧桡尺关节掌侧韧带、背侧韧带。

　　腕关节以第2、4、7、9、10穿刺点作为关节镜插入部位，而其余各穿刺点作为插入导水管或器械的途径。

（三）关节镜操作程序

　　1. 麻醉：关节镜检查一般在臂丛麻醉或局麻下进行，臂丛麻醉便于牵引及关节镜的插入。由于在上臂可上止血带，故关节腔内操作时不出血，图像清晰。缺点是体位不易控制。局麻便于体位调节，但术中易出血，图像不太清晰。

　　2. 在适当位置（即选好的穿刺点），插入针头，注入生理盐水或林格液，以充满关节腔直到关节间隙充满为止，注入量依情况而定。在原插入针头处，用尖刀切开皮肤2～3 mm，用尖头套管针穿刺，至进入关节腔内，拔出针芯，换上关节镜，此时接上光源，并注入生理盐水。关节镜末端接微型摄像机，可在监视器上看到关节内情况。

五、关节造影检查

　　为了解腕关节三角纤维软骨与韧带损伤情况，以及所造成的腕部不稳症，可

采用关节造影术，其造影剂有高密度的有机碘溶液或低密度的过滤空气、氧气或二氧化碳气体。关节造影的方法有：①桡腕关节注射法，②下尺桡关节注射法，③腕骨间注射法。如果需要了解腕关节的全部情况，亦可采用联合应用3种腔隙注射法。现仅以通常所采用的有机碘溶液行桡腕关节造影检查法为例，详述于下：

桡腕关节造影术于1960年由Colemen首先报告，并证实了关节软骨盘（即三角纤维软骨）损伤。次年，Kessler做了尸体和人体桡腕关节造影的对照研究，更加肯定桡腕关节造影术在临床上的应用价值。

1. 适应证：腕关节外伤后，经长期保守治疗不愈，疑有关节软骨盘损伤者，以及其他原因不明的腕部疼痛或功能障碍者。

2. 禁忌证：关节有感染或创伤后局部软组织肿胀显著者。

3. 技术操作：一般采用70%的碘吡啦啥加入6%的奴夫卡因，配成25%碘吡啦啥和2%～3%奴夫卡因混合液，作为造影剂备用。具体操作如下：

（1）穿刺：皮肤常规消毒、局麻后，用改制的22号斜面短腰椎穿刺针。穿刺时

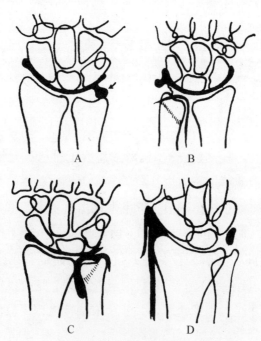

A. 正常桡腕关节造影（三角纤维软骨盘完整）　B. 三角纤维软盘尖部破裂（断尖）
C. 三角纤维软骨盘基底破裂　D. 外侧影韧带损伤

图4-28　腕关节造影模式

应先使腕关节掌屈30°，以免误刺入腕骨间关节内。当针刺入后，可先用1%奴夫卡因1 mL做试验注入，如无阻力，并能部分吸回时，即表明穿刺成功。

（2）造影：当穿刺成功后即可注入已经配制好的造影剂5～8 mL即可。为了减轻病人痛苦，采用空气造影，每次注入量5～8 mL，基本上亦可达到诊断目的。

（3）摄片：注入造影剂后，立即照腕关节前后位、后前位、斜位及侧位片。

（4）正常表现：在正位片上，正常的桡腕关节沿桡骨远侧列腕骨的近侧关节面，显示为弧形条状密度增高影。中间细，约1 mm，两端粗大。尺侧端呈"Y"形终端，此"Y"形两臂间密度减低区为尺侧副韧带陷入所致，一般陷入2～3 mm。在尺侧端出现球形充盈的尺侧隐窝，直径5～10 mm。而桡侧端则多呈泪滴状充盈（图4-28、图4-29）。

在侧位造影片上，桡腕关节亦呈线条状影，由于关节囊松弛，故可在舟骨的背侧——舟月关节及桡腕的掌侧出现不规则的小囊状影。

位于桡腕关节尺侧端的局限性密度减低区，为关节软骨盘所形成，大多呈菱形或三角形，最厚处可达8 mm，基底偏向尺侧。造影剂进入腕骨间关节的间隙时，可呈分支状充盈影。

4. 病变X线表现。

（1）三角纤维软骨盘破裂：造影所见有直接与间接两种征象。

直接征象：造影剂充盈于三角纤维软骨的裂隙或缺损部分，一般可出现"断尖"或于三角纤维软骨较厚的部位出现裂隙（图4-28、图4-29）及因三角纤维软骨破裂后发生退行性变而致部分缺损。

间接征象：造影剂通过裂隙充盈尺桡关节的囊状隐窝，可显示出三角纤维软骨的全貌。此囊状隐窝充盈时，在后前位片上呈帽状密影，覆于尺骨远端。

直接征象是诊断三角纤维软骨破裂的重要依据，多为不全断裂的病例；间接征象多为完全性断裂，但老年性三角纤维软骨退变所致的中央穿孔，亦可出现间接征象，故间接征象对诊断三角纤维软骨破裂，并非十分可靠。

（2）侧副韧带损伤：造影剂溢出关节囊外，进入周围软组织中，出现不规则条索状密影，与尺、桡骨长轴相平行（图4-28）。

（3）三角纤维软骨囊肿：造影剂见三角纤维软骨尺侧增厚。

（4）合并腕部骨质病变：如尺骨骨折、Colles骨折、Madelung畸形等。

（5）外在肿物压迫桡腕关节畸形：造影剂在桡腕关节间隙充盈缺损。

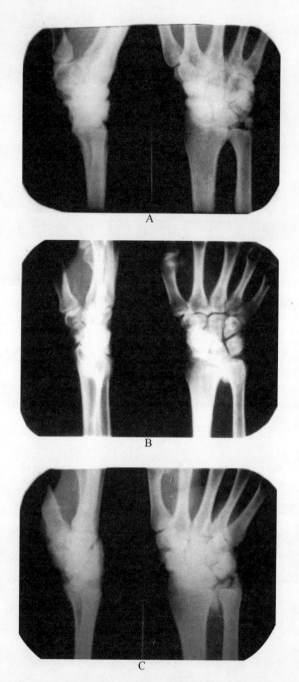

A. 正常腕关节造影   B. 三角纤维软骨盘基底破裂   C. 三角纤维软骨盘尖部破裂

图4-29   腕关节造影X线

第五章

发育期腕部损伤

第一节 发育期腕部骨骼的损伤特点

　　所谓发育期，指的是腕部骨化尚未完成之前或骨骺线尚未闭合之前，即从出生至18岁这段时间。因为这个时期，骨关节无论从形态上还是结构上，均处于继续发展变化之中，所以有人认为，"儿童不是小成人"，这是客观的事实。

　　放射学资料表明，由于腕部骨骺骨化比较有规律和程序化，故可将腕骨骨化作为骨龄的评定标准（见第一章）。在出生前，腕骨基本为软骨原基形态；在出生后，每个骨化中心，逐渐由一个或多个较小的中央灶向其周围的轮廓扩大，而形成各个腕骨的固有形态。在整个骨化过程中，腕骨的形态常可受到异常解剖关系的制约，或其他外在因素的影响而发生适应性变化，如尺骨、桡骨远端的畸形（图5-1）和通过腕部肌力的异常等。

　　儿童期腕骨损伤是少见的。因为儿童期腕骨为丰富的软骨所覆盖，这样就提供了一定的弹性。舟骨是近排腕骨中最大者，到5～6岁时才开始骨化，13～15岁时骨化始完成。在这之前，舟骨几乎被软骨所包绕，所以发生骨折的机会较少。只是在10～15岁的年龄组中才有个别报道，但骨折的部位仅见于舟骨的腰部与远侧端，且半数出现在舟骨的桡背侧，并有小的撕裂骨片。这就是儿童期舟骨骨折的典型表现。另外，尽管舟骨的血供是逆行的，但均能顺利愈合，尚未见有缺血、坏死的案

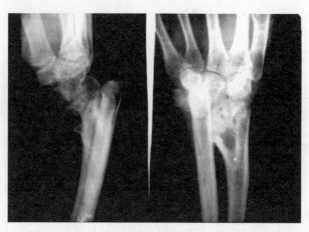

图5-1 桡骨远端因发育畸形而致腕骨角变锐

例，故较成人预后好。

月骨在发育早期，有时可发生两个骨化中心，当两者融合后可形成一条假的"骨折线"。多角骨也有过双骨化核的报道。豌豆骨是腕骨中最后的骨化者，亦可出现多个骨化核。因此，这些不规则的骨化中心或多个骨化中心，不应该误解为骨折。

在发育期间，长骨端（如尺骨、桡骨远端）因有骨骺与干骺端尚未闭合，而存在着骨骺板的特点，故该部位的力学强度较弱，在发育期关节部位的韧带与关节囊的机械强度比骨骺板大2～5倍。所以在成人所能引起的韧带和关节囊损伤或脱位的病例，在发育期的儿童则有可能成为骨骺板的损伤（即骨骺板的骨折、滑脱或挤压伤等）。

总之，发育期（尤其是儿童期）腕关节的损伤，在治疗上有3种情况必须充分认识到：①要预防发生结构性畸形，常常由于某个局部结构的畸形，导致整个腕部结构的紊乱。②要充分估计到"生物学的可塑性"，即在幼年期受伤的部位，只要还有相当量的软骨，就有可能再塑形；由于儿童期骨膜较厚，有时骨折端虽有移位，但骨膜并不一定断裂，当骨膜下成骨后，常可塑造出出人意料符合功能的新结构。③要了解某些类型的骨骺损伤在预后方面可能会出现发育障碍而致腕部畸形的后果。

第二节　腕关节骨骺损伤及其预后

腕关节部位骨骺损伤，以桡骨远端骨骺损伤较为常见，其次是尺骨远端骨骺损伤。

一、桡骨远端骨骺损伤

桡骨远端骨骺损伤，为全身骨骺损伤中较为多见的部位，约占32%，仅次于肘关节。常发生在6～16岁的儿童与青少年。本病常因损伤的类型不同或治疗不当，而出现发育紊乱，致腕部畸形或功能受限等不良后果。

（一）损伤机制与类型

桡骨远端骨骺的损伤机制和临床症状及体征，与成人的Colles骨折或Smith骨折基本一致。只是本病的发病年龄是在骨发育未成熟时期。由于桡骨远端骨骺出现早、闭合晚、生长时间长，且较尺骨远端更为凸出，所以受损伤的机会较多。仅在个别情况下，尺骨远端骨骺有可能同时受累。更由于骨骺板的存在，因此，当致伤暴力从不同方向和角度作用于桡骨远端时，即可导致该骨骺不同类型的损伤。如跌倒时手向前伸，前臂旋前而手掌着地时，则造成该骨骺向背侧滑脱；反之，若前臂旋后而手背着地时，易使骨骺向掌侧滑脱。一般来说，前臂与地面的交角愈小，则遭受的剪切应力愈大，这可使骨骺滑脱；若前臂与地面的交角愈接近垂直，则剪切应力逐渐为垂直挤压应力所代替，此时常易招致桡骨远端的骨骺及其骨骺板损害，尤其是生长活跃的静止细胞层更易受累（图5-2）。

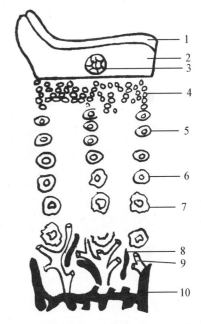

1. 关节软骨　2. 骨骺　3. 骨骺中的继发骨化中心　4. 静止细胞层　5. 增殖细胞层　6. 肥大细胞层　7. 细胞变性带　8. 先期钙化带　9. 毛细血管网　10. 新生骨
图5-2　骨骺软骨板的组织结构

按照Salter-Harres骨骺损伤分类法（图5-3），桡骨远端骨骺损伤以Ⅱ型较为多见，其次是Ⅰ型，而Ⅲ、Ⅳ、Ⅴ型损伤则少见。第Ⅰ、Ⅱ型损伤主要为剪切应力所致；Ⅲ型损伤为剪切应力作用于关节内；Ⅳ、Ⅴ型损伤则主要为垂直或接近垂直应力所致。

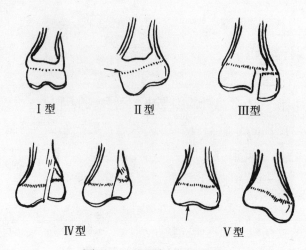

Ⅰ型　　　　Ⅱ型　　　　Ⅲ型

Ⅳ型　　　　　　　Ⅴ型

图5-3　骨骺损伤的分类

（二）诊断

本病发病年龄多在13～15岁（尤其14～15岁），约占70.8%，且多见于男性，左侧多于右侧近1倍。在临床方面，患者除有明显的外伤史外，局部有肿胀、疼痛与压痛，以及腕部活动受限等。畸形情况随骨骺移位的方向不同而各异。如背侧移位则患腕呈餐叉状；而掌侧移位则畸形的方向相反。若为垂直应力，腕部畸形虽不突出，但对其病变实质切勿掉以轻心。对个别畸形严重者，可出现血管、神经受压症状。

X线检查：在腕关节的正位与侧位X线片上，要注意桡骨远端骨骺与骨干骺端的位置或轴线是否正常。如骨骺本身没有损伤，而是出现向背侧或掌侧，以及侧方移位者，则应辨明是Ⅰ型还是Ⅱ型；若骨折线已通过骨骺板，则应辨明是Ⅲ型还是Ⅳ型；有时骨骺板似乎未见骨折线通过，但桡骨远端出现压缩现象，掌倾角变小或呈负角，或临床症状表现严重，但查不出明显的骨骺损伤，对此，应警惕有Ⅴ型损伤的可能性，更需仔细察看X线像，是否有嵌插，骨小梁是否紊乱和骨周围皮质是否有皱褶现象。此类征象均属于纵向或接近纵向的挤压结果，其病理改变主要在骨骺板内部的结构。

（三）治疗

桡骨远端骨骺的存在，标志着此骨正处于生长发育旺盛时期。该骨骺对桡骨的增长起主要作用。因此，对桡骨远端骨骺伤后的处理，应持积极而慎重的态度。

对Ⅰ、Ⅱ型（图5-4）新鲜性桡骨远端骨骺损伤，应行闭合复位术，并注意恢复其正常的掌倾角及尺倾角。但操作时手法要稳妥，切忌粗暴，保护好骨骺和

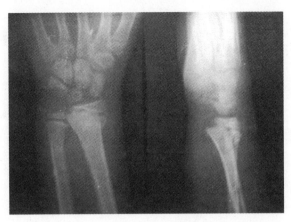

图5-4　Ⅱ型桡骨远端骨骺后外侧滑脱

骨骺板的血供，免致进一步损伤，并给以适当的外固定；对残留轻微的畸形，可依靠自然塑形来解决。对Ⅲ、Ⅳ型桡骨远端骨骺损伤，因涉及关节内的关节面骨折，治疗需精细的手法，使骺面与骨骺板均能达到良好的复位，必要时应行切开复位与经皮克氏针固定。但本型损伤真正需要行手术治疗者是极少数。据Weber介绍，以下情况可考虑切开复位内固定：①难复性干骺端骨折，旋前方肌嵌入骨折端时；②难复性骨骺骨折分离，因骨膜的撕脱片嵌入骨折端而妨碍闭合复位时；③移位性骨骺骨折，因不能达到解剖复位和可靠的固定，或留有空隙，可导致生长障碍；④严重开放性骨骺损伤。但是在进行手术时，要尽量做到少剥离，操作技术要轻巧，保护好骨骺及其血供。内固定要选用较细的克氏针为宜，以尽可能减少因手术而引起局部更多的损伤。对Ⅴ型骨骺损伤的治疗比较困难，可将患腕固定于功能位3～4个月，避免持重物，并做长期观察。

（四）预后情况及后遗畸形的矫正

由于前臂远端骨骺均是压迫骺，它的生长潜力很大，是该骨长度增长的主要部分，所以该骨骺一旦受到严重损害，预后很差。对Ⅰ、Ⅱ型骨骺损伤，因损伤是在关节囊外，且骨折线在骨骺板的干骺端侧，复位后对桡骨的发育不会产生影响，故预后均佳。而Ⅲ型，尤其是Ⅳ、Ⅴ型，常因骨骺板的骨折或压缩，致使骨骺板内的营养血管发生广泛的损伤。此时，软骨板内的静止细胞受到损害。这种损害早期不易被发现，以后随着时间的推移，数月或数年之后，由于骨骺早闭，生长停止，而尺骨仍正常发育，结果出现桡骨远端的短缩畸形，下尺桡关节亦因此而遭到破坏，导致尺骨远端对腕骨的撞击或尺桡远端关系紊乱的综合征（图5-5）。

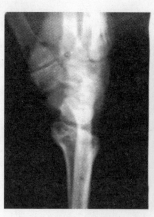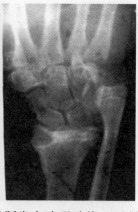

图5-5　损伤性桡骨远端骨骺发育障碍致桡、尺骨
远端关系紊乱而形成"尺骨撞击综合征"

　　另外，在极个别情况下，应力在纵力的基础上兼有尺偏者，则使桡骨远端骨骺尺侧受累重而桡侧受累轻，到晚期桡骨远端尺倾角较大，呈现创伤性Madelung畸形（见图5-6）。反之，若在纵向应力的基础上兼有桡偏者，则导致桡骨远端骨骺外侧受累重而内侧受累轻，并在发育过程中，使桡骨远端尺倾角变小或消失，甚至呈负角，对此编者则称之为创伤性反Madelung畸形且已观察到有两种类型，即骨骺型（图5-5至图5-7）与干骺端型（图5-8）。

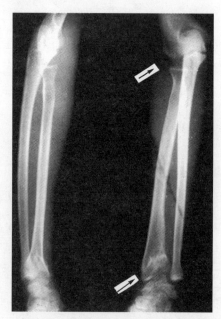

图5-6　创伤性Madelung畸形合并桡骨小头发
育短缩，致肘外翻畸形等并发症

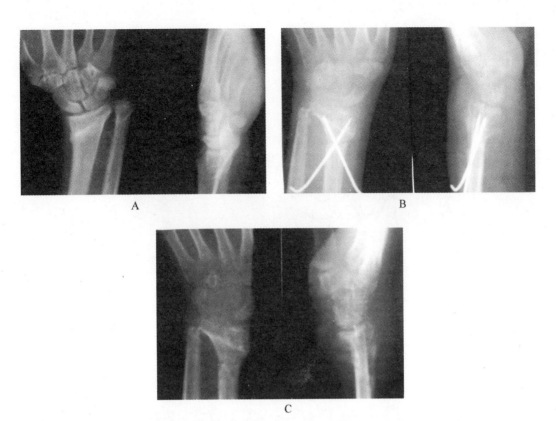

A. 术前　B. 行尺骨小头切除与桡骨远端外侧楔形植骨及克氏钢针固定术　C. 术后2个月愈合情况

图5-7　创伤性反Madelung畸形——骨骺型

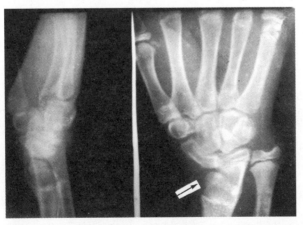

图5-8　创伤性反Madelung畸形——干骺端型

　　对上述3种畸形的治疗，如无神经受累者，需待全身骨骺发育停止后再进行手术矫正。必要时对单纯桡骨远端缩短畸形（见图5-5），可将尺骨远端部分切除，以平衡矫正之。对桡骨远端关节面出现缩短或严重尺倾角过大或桡偏畸形者，可酌情行尺骨干短缩手术的同时，对桡骨远端施行楔形截骨（图5-9）或楔形植骨以矫正之，如Derrach手术等（详见第六章）。

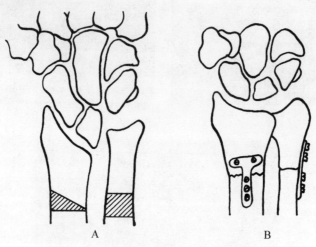

A. 桡骨远端楔形截骨及尺骨小头短缩术　B. 截骨与短缩后的桡骨及尺骨行钢板内固定

图5-9　Madelung畸形手术矫正法

编者曾遇1例创伤性Madelung畸形，合并肘外翻及迟发性尺神经炎的复杂病变。文献未见记载。现将其命名为"创伤性Madelung畸形综合征"现记述于下：

患者，男18岁。主诉：5岁时曾因跌倒致右腕部损伤，当时患腕肿痛，经治疗3周而愈。但以后随着时间的推移，右腕逐渐向尺侧倾斜，继而同侧肘关节亦渐呈外翻状，尤其近3年来，右手第4、5指也逐渐呈现屈曲状，且感觉麻木而来诊。检查：患者右肘呈现外翻状畸形，在外翻应力作用下有不稳感，且可使外翻程度加大，该侧肘关节伸屈与前臂的旋转功能尚可，右腕关节呈尺偏状、尺骨小头较健侧凸出，小鱼际肌及骨间肌略显萎缩，第4、5指屈曲挛缩而呈"猿人掌"状，局部皮肤感觉迟钝，夹纸试验呈阳性。X线片显示：右肘自然位外翻约35°肱桡关节间隙明显过大（间距1 cm），桡骨头及肱骨小头均发育正常，桡骨纵轴线尚可通过肱骨小头中央部，桡骨远端关节面向内（尺）上方呈40°倾斜，尺骨小头相对凸出，致下尺桡关节关系失常，因而下尺桡关节面之间的夹角变小，近排腕骨形成以月骨为顶呈锥形排列，并镶嵌于尺桡远端之间（见图5-6）。诊断：右上肢创伤性Madelung畸形综合征。治疗：①暂行尺神经前置术及尺骨干短缩术，以缓解尺神经所受的牵扯；②必要时再酌情行肱骨髁上及桡骨远端楔形截骨术。

马特隆（Madelung）于1998年首次描述：因桡骨远端骨骺内侧发育障碍，而其外侧部骨骺及尺骨发育正常，致使桡骨逐渐变短或弯曲，所形成的下尺桡关节脱位及腕部畸形而得名。而本例是儿童期由损伤而导致类似上述的腕部病变，故为创伤性Madelung畸形综合征。

本例由于伤后随着尺骨、桡骨二骨生长发育的严重失调，这不但造成了腕部的畸形，同时在长期的活动中，主要由于下尺桡关节脱位，加之重力关系，导致了桡骨干向远侧下移，继而使肱桡关节囊韧带松弛致该关节间隙加大，如此，肘关节外侧的骨性对应与支撑则明显减弱而不稳，再加之上臂肌力的收缩，这就加剧了肘外翻的形成，而尺神经亦因张力过大、牵扯、摩擦，结果形成了迟发性尺神经炎的严重后果。鉴于这一复杂的病变有着共同的因果关系，所以我们将其称为"创伤性Madelung畸形综合征"（图5-6）。

创伤性Madelung畸形综合征的临床意义：①对创伤性Madelung畸形症，在临床上一定要注意肱桡关节的间隙是否正常及肘关节的角是否扩大，必要时应及早行尺神经前置术或尺骨远端骨骺阻滞术，以避免肘外翻畸形的发生与发展以及尺神经受到累及；②对晚期的病例，除了常规地做尺神经前置术外，还需做尺骨干短缩术，这样有助于改善肱桡间隙的扩大与肘外翻畸形及尺骨小头的异常凸出；③必要时方可考虑做肱内髁上与桡骨下端楔形截骨术，以彻底纠正伤肢的畸形。

二、尺骨远端骨骺损伤

尺骨远端骨化中心出现较晚（在6～8岁时才出现）。虽然它的骨骺线与桡骨远端的骨骺线几乎在同一平面或略高一点，但它比桡骨茎突短1～1.5 cm，故受伤的机会较少，临床亦少见。

（一）损伤机制

尽管单纯的尺骨远端骨骺损伤的机会较少，但它有时可伴随桡骨远端骨骺同时受损，且两者骨骺移位的方向总是一致的，并多为Ⅰ型或Ⅱ型（见图5-10）。这类损伤无疑为剪切应力所致。在特殊情况下，如跌倒时前臂处于旋后位，腕关节强度掌屈，而尺骨远端亦可直接遭受纵向挤压伤，致使尺骨远端干骺端遭受损伤，亦可使该骨生长受限，而桡骨生长正常，腕尺副韧带随着尺骨缩短而张力逐渐增大，从而加大了腕之尺偏度（图5-11）。

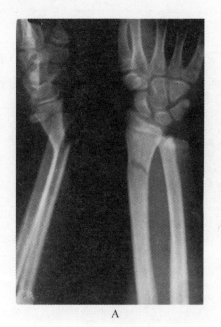
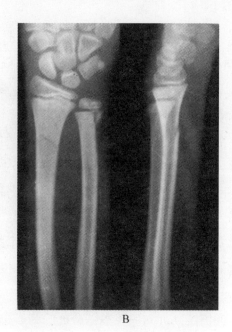

A   B

A. 术前　B. 术后

图5-10　尺骨远端骨骺滑脱合并桡骨下段骨折——Galeazzi骨折类型之一

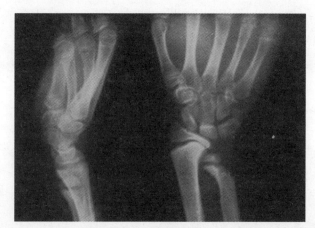

图5-11　创伤性尺骨远端发育障碍（干骺端型），继发
桡骨远端内侧骨骺因受挤压而致患腕尺偏畸形

（二）诊断

单纯尺骨远端骨骺损伤，除局部肿痛和前臂旋转活动受限外，腕部畸形早期多不明显。如合并桡骨下端损伤时，则畸形比较突出。因此对尺骨远端骨骺损伤的病例，应注意详查桡骨下端与上端骨骺是否异常，更需警惕Ⅴ型损伤的存在。对陈旧性病例，常由于尺骨短缩而致手腕向尺侧歪斜畸形。

（三）治疗

尺骨远端骨骺损伤治疗的基本原则与桡骨远端骨骺损伤相同。对晚期出现的尺骨短缩及手腕尺偏畸形，则应等骨发育成熟后，根据患者的具体情况进行桡骨短缩术或桡骨远端楔形截骨术（参考第六章）以及尺骨延长术。

Armistead尺骨延长术：本法适合于发育期的患者。在尺骨下1/3处做一纵形切口，由尺侧腕伸肌、尺侧腕屈肌之间暴露尺骨。在尺骨下1/3处横行凿断尺骨3/4的周径，先在断端上、下各钻两个骨孔，然后将尺骨完全凿断，取一块比原缺损长1～2 mm的桡骨或髂骨骨块，选好钢板螺丝钉的近侧骨端的第一个洞，逐步装入植骨块及4个螺丝钉，将它们拧紧（图5-12）。同时在术中通过X线摄片观察尺骨的长度，如此可以防止尺骨的旋转，逐层缝合，术后石膏外固定。钢板螺钉至少1年后才能拆除。亦可行尺骨干阶梯状截骨延长术，并进行钢板螺钉内固定，对骨缺损植以桡骨或髂骨块（图5-13）。

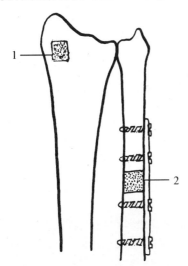

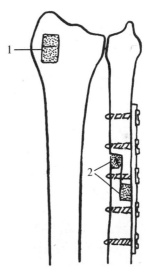

1. 取骨区　2. 植入骨

图5-12　尺骨横形截骨延长术

1. 取骨区　2. 植入骨

图5-13　尺骨梯形截骨延长术

第六章

腕部软组织挫伤及慢性损伤性疾患

腕部软组织急、慢性损伤病，临床比较常见。根据损伤的不同方式与发病特点，可分为3种类型：损伤型、压迫型和牵扯磨损型。

第一节 损 伤 型

一、腕关节软组织挫伤

在日常生活中，腕关节挫伤的机会比较多，且多为韧带与关节囊损伤，多呈创伤性滑膜炎征象，即关节内出血及水肿等，并可由急性迁延为慢性。此类损伤应认真对待，要把问题想得多一点、复杂一点。因为腕部挫伤的病例，常伴随着骨关节损伤的可能，所以对腕部挫伤的诊断应慎重。因此，除了详细的临床检查外，进行X线常规或特殊体位的摄片是完全必要的，这样可排除骨质结构的异常情况等，如腕骨是否有脱位，下尺桡关节是否有分离，舟骨是否有隐性骨折，关节是否有小的撕裂骨片，桡骨远端倾斜的角度是否正常，以及腕关节不稳症和一些不易使人注意的问题。只有如此，腕部单纯性软组织挫伤的诊断方可成立。

（一）诊断

腕部损伤后局部发生肿胀、疼痛，皮下出现瘀血斑与活动时疼痛加重。在略加被动活动时有可能超出正常活动范围，腕部有压痛感，晚期可有关节不稳。X线检查为腕部骨质结构未见明显异常，或延期拍片亦为阴性者，即可确诊。

（二）治疗

对单纯性腕部软组织挫伤的治疗，应及早给以适当的制动，尤其是伴有明显韧带损伤者，更应制动。因为制动可为已受损的组织提供修复愈合的条件，并能减轻创伤性滑膜炎的进展，以缩短创伤反应过程。待3～4周后，即可解除制动，进行功能锻炼。如因失治或晚期腕关节有不稳定征象者，则需手术处理（见第十一章）。

二、腕关节周围急性钙化症

本病多有外伤或劳损病史，可发生在腕关节任何部位，如伸肌腱深处等。1938年Milch曾描述过尺侧腕屈肌腱的急性钙化，在豌豆骨处有压痛。经固定一段时间后，疼痛症状消失，钙化吸收，否则应待钙化静止后行探查术。

三、手背侧肌腱周围纤维变性

本病可见于手腕背侧，多为反复撞击所致（如拳击运动员）。临床表现为腕背软组织增厚，压迫后无陷窝，但有顽固性疼痛。手术探查常发现伸肌腱周围有增厚的充血性皱襞（纤维性变）。治疗：去除病因，进行理疗，局部制动，必要时手术探查。

四、腕背高凸症

腕背高凸症又名腕背隆突综合征。Fiolle首次对本病进行了描述，本病是因第2、3腕掌关节背侧骨性高凸，而引起的疼痛或乏力的症候。

（一）病因

本病多数是继发于外伤，一般多见于第3掌骨，仅有少数可累及第2掌骨，其基底部与头状骨背侧韧带损伤后，反复活动所引起的反应——韧带下钙化。有时慢性劳损亦可导致本病的发生。

（二）诊断

在腕关节背侧，相当于第3或第2掌骨基底部，呈现骨性凸起，局部有疼痛与压痛，腕部乏力，劳累时加重，但腕部活动很少受限。X线片：腕关节正位片多无诊断价值；腕关节侧位片或腕背切线位片，可显示出局部有唇样骨质增生，关节间隙狭窄和局限性骨质硬化。

（三）治疗

如果症状轻微，骨隆不大，可采取保守治疗；如果疼痛症状明显，病程较长，且妨碍工作，经保守治疗无效者，应通过手术切平骨突，刮除病变的关节面，植入松质骨，手术预后良好。

五、尺侧腕伸肌腱滑脱

（一）病因

尺侧腕伸肌腱经腕背韧带下与尺骨茎突内面，抵止于第5掌骨基底。当下尺桡关节外伤脱位，或桡骨下端骨折而致尺骨脱位，以及腕背韧带断裂时，下尺桡关节松弛，尺骨小头向掌侧或背侧移位，于是尺侧腕伸肌腱就可在尺骨小头上内外滑动。

（二）临床表现

尺骨下端背侧疼痛，患腕无力，肌腱因滑动摩擦而现响声，局部有压痛。

（三）治疗

早期可行肌腱移植修补术，做切口时应注意勿损伤尺神经背侧支。摘取掌长肌腱或一条阔筋膜，环绕尺骨小头，经过桡骨的尺侧穿孔固定之，以代替桡尺下韧带。摘取尺侧腕屈肌腱的一半，其下端与豌豆骨相连处不要切断，以游离腱的上端，穿过尺骨茎突根部的钻孔，反折固定于豌豆骨，以防止尺骨小头背侧脱位。为防止尺侧腕伸肌腱滑脱，可使腱环绕过尺侧腕伸肌腱，而后缝合于腕背韧带。晚期已有创伤性关节炎者，可切除尺骨小头。

六、腱鞘囊肿

腱鞘囊肿，是指关节部位或其附近的某些组织的黏液变性所形成的肿块。多见于青年及中年人，女性多于男性，腕关节为其好发部位。囊肿一般为单房性，少数为多房性。囊壁为致密的纤维组织，内膜与关节滑膜相似，囊内含有无色、透明、黏稠、胶冻样液体。

（一）病因

本病病因还不十分明确，有认为是来自邻近关节或胚胎关节形成时所残留的关节外滑膜组织。但大多数囊肿与邻近关节相连，所以一般认为创伤是主要原因，特别是重复性损伤而致本病者最为常见，故多见于产业工人和家庭妇女。尤其是腕部关节囊很薄弱者，损伤能引起腱鞘或关节间的部分纤维破裂，导致滑膜疝出而诱发本病。

（二）临床表现与诊断

囊肿呈半球状，表面光滑与皮肤无粘连，但固定于深层组织，几乎无活动性。按之囊肿胀力较大且有弹性感。透光试验（＋）。腕背侧囊肿好发于第2、3掌骨基底部，位于指总伸肌腱与桡侧腕伸肌腱之间，腕掌屈时最明显。此囊肿可能原发于关节囊或指总伸肌腱鞘内。腕掌侧囊肿，在桡侧可见于舟骨结节附近，可来自关节囊或桡侧腕屈肌腱鞘。中部则易压迫正中神经，从而导致腕管综合征。在尺侧多见于小鱼际肌基底部，易压迫尺神经而造成腕尺管综合征。

本病在诊断上，还需与脂肪瘤、黄色素瘤或结核性腱鞘炎相鉴别。但它们均不如腱鞘囊肿紧张，这是本病最明显的特征。

（三）治疗

1. 保守治疗：可刺破或击破囊腔，将内容物推挤于皮下，待其自行吸收，亦可用粗针头抽出内容物，注入可的松类药物，但均易复发。

2. 手术疗法：在清晰的显露下，将整个囊肿连同周围部分正常的腱鞘、腱膜等组织彻底切除，效果极佳。

七、慢性腕痛症

慢性腕痛症是一种综合病症，比较常见，在手外科上常称为手的下背痛，多于中年人发病。本病病因比较复杂，但多与腕部损伤或慢性劳损及其他病因有关。诊断常是本病的首要问题。治疗则应依照具体病因进行处理，方能达到满意的效果。然而对本病要作出正确的诊断与处理，就必须熟悉局部解剖和鉴别诊断，常规的体格检查及X线平片均非常重要。

（一）初步检查

病史询问应包括疼痛的部位，持续时间，曾用过的治疗方法及效果，外伤机制，加剧或缓解疼痛的因素，有否代谢性疾患，手术史，骨折史和其他关节疾患等。体检要注意对肿胀的部位、红斑、温度、小结、皮肤损害、畸形和既往的手术疤痕等进行一次全面检查；继而再检查压痛点、神经血管和主动与被动活动范围。腕部在主动活动和轴向挤压下，经轻微旋转可产生疼痛和咔嗒声，提示隐性腕不稳。舟月关节间分离活动亦可发出分离性咔嗒声。Watson检查舟月关节不稳的方法，是将食指和拇指分别按在患者的舟骨掌面和背面，当腕尺偏时，或由掌面向背面施加压力，舟骨由掌屈位回到正常的位置时均可发出咔嗒声。X线检查包括中立后前位、侧位、桡偏与尺偏后前位片。检查全部血细胞计数、血沉、类风湿因子、ANA、血清钙、血清磷、碱性磷酸酶和尿激酶等。

（二）放射线检查

该检查需注意：①舟月分离。②掌屈背伸不稳症。③尺骨移位：尺骨移位不稳，常见于尺骨远端向背侧脱位和类风湿性疾患。④下尺桡关节紊乱：尺骨过长变异可增加尺腕关节的负荷，造成腕部尺侧的疼痛；下尺桡关节的脱位或半脱位，需腕部完全侧位片才能确定。⑤腕骨骨折：斜位片对诊断舟骨、钩骨钩及三角骨骨折有利。腕管片对鉴别大多角骨的嵴部或钩骨的钩部骨折有用。腕关节造影显示造影剂充填于骨折断端间隙者，即可诊断为骨不连接。⑥X线电影照像术：

动态观察腕骨间主动和被动活动度，腕不稳引起的局限性咔嗒声有助于定位，对重要部分可摄片或录像。腕不稳病人的近排与远排腕骨间的同步活动受到破坏，在腕活动后突然听到咔嗒声的同时，通过X线电影照像可观察到两腕骨间位置突然改变，也可把关节造影与电影照像配合起来，更有利于诊断。⑦三螺旋形X线断层照像术：对确定关节不平整、硬化、囊肿、小骨片、移位或成角性对位不正，是有帮助的。⑧关节穿刺：目的是为了做培养和晶体或细胞学检查。⑨关节镜：当其他方法仍不能作出判断时，关节镜可能会有所帮助，但目前有待于积累较多的临床经验。

第二节 压 迫 型

一、腕管综合征

腕管综合征亦称迟发性正中神经麻痹。1913年，Marie和Foix报告了1例双侧大鱼际肌萎缩病人的解剖情况，观察到正中神经肿胀及狭窄。1930年Richard首次进行了一次特殊的手术——横断腕横韧带。此手术可达到减压的目的。1947年Brain首次正式作了报道，后成为Brain腕管综合征。1854年，James首次描述正中神经在腕管内受到压迫的病例及其症状。

（一）解剖特点

腕横韧带构成了腕管的前壁，并横架于腕骨的两侧凸起。桡侧凸起为舟骨结节与大多角骨嵴；尺侧凸起为豌豆骨及钩骨的钩突。此两侧凸起构成了腕管的侧壁，腕管的后壁附着于腕关节囊前面的筋膜，并与旋前方肌筋膜相连。这样腕横韧带与腕骨沟共同形成了一个缺乏伸缩的骨纤维管——腕管。该管的横切面呈三角形，尖在桡侧，而底在尺侧。管的口径在各个平面亦有不同：在距入口1 cm处，管的口径逐渐变小；至2.5 cm处管径最小；距入口4 cm处则出了腕管（见图2-6、图2-8）。

（二）病因

由于腕管的结构特殊，管腔内的容积较为固定，因此，管腔内的容积或压力稍有增加，即可导致管腔内较为敏感的组织——正中神经受压所引起的神经激惹症状。

从创伤方面来说，如Colles骨折复位后腕关节被固定在极度掌屈尺倾位，或骨折后畸形愈合，以及腕骨脱位和腕部损伤后组织水肿等，均可诱发本病。其他因素如慢性非特异性屈肌腱鞘炎、类风湿性滑膜增生、黏液性水肿、糖尿病、腕管内占位性病变、肥大性腱鞘炎、过度疲劳等，均可引起本病。另外，对一些原因不明的腕管综合征，也可称之为"自发性正中神经病损"，如为急性发作，可能是因急性正中动脉栓塞所致。

（三）临床表现与诊断

本病常见于30～60岁的成年人，男女之比为1∶5。沿腕关节以下正中神经分布区有异常感觉，继而出现疼痛、刺痛、烧灼感及肿胀感，夜间常加重，拇指、食指、中指感觉迟钝与麻木，屈腕时症状加重。有时疼痛可放射至臂与肩部，随着感觉减退的进展，可出现拇指乏力或有不灵活感，拇短展肌肌力减退，致握捏力减弱及大鱼际肌萎缩。详细的物理检查可以确诊。

Phalen试验呈阳性（极度屈曲腕关节1分钟则出现症状加重）。Tinel征阳性（在患腕掌侧横韧带上缘处，相当于掌长肌腱上面，加压或叩击时，出现桡侧3个半指刺痛感）。Phalen试验改良法（即在极度屈腕后，再强力屈拇指、食指、中指约60秒后可加重症状），或利用血压计在上臂加压致远端肢体静脉扩张，可诱使症状出现。在诊断方面还需常规拍X线片，做肌电图和进行神经传导测定等。另外，用音叉直接置于拇指指腹部，可以早期诊断。

本病在诊断上还需与颈椎病、胸廓出口综合征、肺尖Pancoas瘤、旋前圆肌间的正中神经压迫症和腕部尺神经压迫症相鉴别。

（四）治疗

包括非手术与手术两种疗法。

1. 非手术疗法：适用于症状轻，病程短，无占位病变，无大鱼际肌萎缩者。具体疗法如下：①去除病因或改变工种。②夜间将患腕固定于背伸10°位。③腕管内注射类固醇，但要注意注射方向，不得将药物注入神经内；本法对腕管内不存在骨性或肿瘤样组织压迫的病例，尤其对非特异性滑膜炎有较好的效果；因本病大多数是由非特异性滑膜炎引起的，故本法亦为鉴别诊断的手段，但勿反复注射。④口服维生素B$_6$。

2. 手术疗法：1924年，人们首次采用手术治疗获得良好效果。

（1）手术适应证：症状及体征持久存在，并伴有进行性加重，尤其出现大鱼际肌萎缩者。

（2）手术方法：沿大鱼际肌基底部皮纹的尺侧缘做弧形切口，向近侧伸延至腕关节掌侧皮纹，切口弧线凸向尺侧，将掌长肌及正中神经掌侧感觉支牵向桡侧，切勿损伤。然后切开前臂远端筋膜及腕横韧带，以暴露与松解正中神经，由前臂远端至掌中段。手术时应注意保护好行经腕横韧带或恰在其远端的正中神经运动返支。有鱼际肌萎缩者，则必须暴露运动支，以排除筋膜对它的压迫。术后将腕关节固定于背伸15°～20°，3周即可。但Seradge对腕管减压后所导致的豆三角疼痛综合征进行了报道，并认为腕横韧带松解后，可能引起豌豆骨移位，改变了豆三角关节的排列关系，术时应注意。

（3）微创疗法（即在关节镜下行腕管松解术）：近10年来在关节镜下进行微创技术治疗腕管综合征已逐渐兴起，并受到广泛的关注。其优点是：组织损伤小，可明显减少疼痛、出血、瘢痕形成、屈指肌腱和正中神经系统畸形与腕关节僵直等术后并发症，但该技术目前尚不十分成熟或尚不完善。正如Coneannon曾指出，关节镜下手术复发率较开放手术要高，并认为在关节镜下不能看到腕管的全部，所以松解术存在着较大的盲目性，致使以下并发症：①有些松解不完全（0.2%～0.7%）；②并发神经损伤（0.4%～8%）；③并发血管损伤（0.12%～0.3%），主要是尺动脉、掌浅弓损伤；④屈指肌腱损伤；⑤其他并发症，如感染、反射交感性神经营养不良等，但较少见。

Shinoda（2002）指出：对轻度患者可采用保守疗法，中度患者适用于关节镜治疗，重度患者应适用开放手术治疗。其中采用关节镜治疗本病的术式较多。

现仅将通常所采用的一种术式介绍于下：

手术操作：在掌长肌和尺侧腕屈肌之间的腕横韧带切开1～2 cm，分离腕横韧带的近侧缘和尺侧滑囊，用钝性剥离器自腕横韧带近侧缘置入腕管尺侧，向远端剥离至腕横韧带远侧缘。正确的手术通道应在腕横韧带下，屈指肌腱上，无名指两侧纵轴线之间（第4掌骨上），尺侧不超过钩骨钩。偏向尺侧可能进入尺管易损伤尺神经、动脉；偏向桡侧可能损伤指总神经或鱼际肌运动神经支；太浅可能将器械插入腕横韧带中，致腕管松解不完全；太深可能将器械置入屈指肌腱下致肌腱损伤；远端不能进入手掌太远，超过腕横韧带远侧缘5～10 mm，可能会损伤掌浅弓。内镜置入，分辨腕横韧带远、近侧缘后，用切割刀自韧带远端向近侧切割。如腕管松解完全，镜下即可见脂肪球和手内在肌的运动。插入剥离器能感觉到腕管容积增加，将剥离器自韧带远端拉向近端，且可以经皮触及。如对腕管松解不完全，可见腕横韧带呈"V"形槽状缺损，应再次切割直至完全松解。

总之，微创外科是外科发展的方向，随着该项技术的发展和手术方式的改良与经验的积累，微创由不成熟到逐渐成熟。就目前来说，尽管Shinoda认为，对中度腕管综合征适用于关节镜下治疗，但实施时必须持慎重态度，必要时应在相关专家的指导下进行，以确保手术质量，避免弄巧成拙的不良后果。

二、腕尺管综合征

早在1866年，法国人Guyon在进行腕尺侧区解剖学的研究后就提出，此处有发生神经嵌压的可能。1908年Hunt首次报道单纯尺神经深支嵌压征。1962年Stack报道2例尺神经感觉、运动支同时受压的病例。1965年Dupont才正式命名为腕尺管综合征。所以本病名称较多，除腕尺管综合征外，也可称作Guyon管尺神经嵌压综合征等。

（一）解剖特点

尺管在腕管的浅面尺侧。它起自屈肌支持带近缘，止于豆钩韧带远缘。它的前壁为腕掌侧韧带（或称浅腕横韧带）和小鱼际腱弓；后壁为屈肌支持带（即深腕横韧带）；内侧壁由豌豆骨和豆钩韧带共同构成一长约1.5 cm紧张而狭窄的三角形骨纤维鞘管道。该管亦称Guyon管（图6-1、图6-2）。当尺神经和尺动脉于前臂远端行于尺侧腕屈肌与指浅屈肌、指深屈肌的间隙中，动脉居于神经的桡侧，至腕部两者皆进入尺管。尺神经在此分为浅支和深支，尺动脉也发出掌深支。尺神经浅支和尺动脉终支

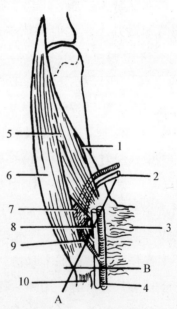

1. 小指对掌肌　2. 尺神经深支　3. 屈肌支持带　4. 尺动脉　5. 小指短屈肌　6. 小指展肌　7. 小鱼际肌抵止腱弓　8. 尺神经　9. 豆钩韧带　10. 尺侧腕屈肌腱

　　A线（即豆钩连线）相当于尺管的出口　B线（豌豆骨水平位）相当于尺管的入口处

图6-1　腕尺管构造半模式

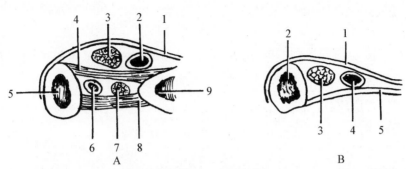

A．出口断面：1．腕掌侧筋膜延续部和掌短肌纤维　2．尺动脉　3．尺神经浅支　4．小鱼际肌抵止腱弓（小指短屈肌）　5．豌豆骨　6．尺动脉掌深支　7．尺神经深支　8．豆钩韧带　9．钩骨钩

B．入口断面：1．腕掌侧筋膜和尺侧腕屈肌延续部　2．豌豆骨　3．尺神经　4．尺动脉　5．屈肌支持带

图6-2　尺管的出口与入口断面

继续进行，位于掌面的浅层为指掌侧神经，支配掌短肌及手掌尺侧、小指掌侧面及无名指尺侧半皮肤的感觉。尺神经的深支和尺动脉掌深支向内潜入深部，行于豌豆骨和钩骨钩之间，居头钩韧带和小指对掌肌的浅面，小指展肌和小指短屈肌腱弓的深面，所形成的豆钩肌管（即尺管出口处），向外折行于掌骨和骨间肌的掌面。尺神经深支为运动神经支，它终于掌部诸肌，支配小鱼际诸肌、全部骨间肌、第3蚓状肌、第4蚓状肌、拇内收肌及拇短屈肌的深头（图6-3）。

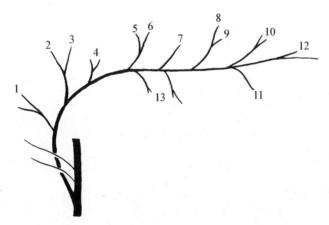

1．小鱼际肌　2．第4骨间掌侧支　3．第4骨间背侧支　4．第4蚓状肌　5．第3骨间掌侧支　6．第3骨间背侧支　7．第3蚓状肌支　8．第2骨间背侧支　9．第2骨间掌侧支　10．拇收肌横头支　11．拇收肌斜头支　12．第1骨间背侧支　13．腕关节支

图6-3　尺神经深支支配的肌肉

（二）病因

凡尺管部位受到压迫或容积减小时，均可诱发本病。最常见的病因是腱鞘囊肿，其次是钩骨骨折，豌豆骨骨折，第4、5掌骨基底骨折或脱位，尺、桡骨远端骨折，腕掌侧韧带肥厚，副腱、小指外展肌及掌长肌变异，骨关节炎，类风湿性关节炎，尺动脉栓塞或小鱼际肌重复某些连续繁重的劳动等。

（三）诊断

本病经常为慢性职业劳损，多见于木工、铁工、铲掘工、骑自行车长途旅行者。合并局部原因，最常见的是腱鞘囊肿和迷走腱等。临床表现：沿尺神经分布区疼痛，感觉异常、减退或麻木（但无名指、小指背侧感觉良好，因尺神经背侧支未受损），手内在肌肌力差，可呈"爪形手"畸形（骨间肌萎缩，第4与5掌指关节延伸，指间关节屈曲），小鱼际基底部有压痛或可触到肿块，手背尺侧感觉正常（因手背皮肤感觉支发自前臂中下1/3处），即可排除尺神经近段的压迫。Tinel征、Phalen及Froment试验均呈阳性。有人认为，由于尺管解剖的特点，所以受压的部位不同，而临床的表现亦有差异。因而，正确判断尺神经受压平面取决于神经的运动和感觉功能损害表现。如在豌豆骨处嵌压，则产生混合性神经损伤；当压迫出现在钩骨钩突时，则产生于手内在肌，尤其是骨间肌运动麻痹症状而感觉正常（豆-钩裂综合征）；压迫如在尺管的远侧，则只出现感觉异常。可将其分为5型：感觉与运动混合型，纯感觉型，纯运动型，除小鱼际肌外运动型，远端运动型。个别病例与腕管综合征同时并发。

（四）鉴别诊断

本病在诊断上需与胸出口综合征、神经根型颈椎病和肘管综合征以及迟发性尺神经炎、不典型的腕管综合征、动脉栓塞、钩骨骨折、Pancost肿瘤等病症相鉴别。必要时用电生理检测多可确诊。

1. 胸出口综合征：本病的主要病理机制是臂丛神经受压，故常有肩、臂及手的麻痛，感觉障碍和肌肉萎缩，约半数病例尚有桡动脉位置性搏动减弱或消失。Andson征及Allen试验可呈阳性。

2. 神经根型颈椎病：主要症状是受累神经根的根性痛，颈部僵硬，活动受限，肌肉萎缩，皮感异常与受累神经根节一致。Spurling试验、臂丛牵拉试验均可呈阳性。X线片示：椎间隙狭窄，椎间关节、椎钩关节和椎体边缘骨质增生、硬化和颈椎生理曲度消失等。

3．肘管综合征：主要症状以肌肉萎缩（骨间肌、小鱼际肌及尺侧腕屈肌和指深屈肌的尺侧部分）为主，常有尺神经分布区的感觉障碍，特别是尺侧的两个指背侧皮肤的感觉异常时（手背侧支支配区），其鉴别意义更大，且半数患者有肘部外伤史。而本病的主要症状是手运动不灵活、无力和进行性骨间肌萎缩，很少出现小鱼际肌萎缩和感觉功能障碍。

（五）治疗

对本病病因尚不十分清楚的病例，早期应试行类固醇局部注射，同时避免反复创伤。无效者可行腕掌侧韧带切开减压。这既有诊断价值又有治疗意义，或行尺神经探查术，致病原因一旦查明，就应及时作相应的处理，如切除囊肿与解除任何造成尺神经压迫的原因。

三、豆-钩裂综合征

（一）病因

本病为腕尺管综合征的一种类型，但尺神经受压的部位在钩骨的钩突。因为小指短屈肌有两个附着点，分别附着于豌豆骨与钩骨的钩突，在这个附着部之上，有一个坚强的凹形腱弓与相对的豆钩韧带在尺管底作为一个窄斜的出口界限，称为豆钩裂隙（图6-1），尺神经及尺动脉的深支，从尺管经此出口至掌深间隙。尺神经深支（运动支）先在豆钩韧带远侧弯向背侧，以后围绕钩骨钩转向桡侧，在小指短屈肌及小指对掌肌的钩骨附着之下。

（二）诊断

豆-钩裂综合征是属于纯运动型，所以仅出现手内在肌、骨间肌运动麻痹，而感觉正常。

（三）治疗

剥离小指短屈肌及小指对掌肌在钩骨钩上的附着处，扩大豆钩间隙，以解除尺神经深支受压。

第三节　牵扯磨损型

一、桡骨茎突狭窄性腱鞘炎

桡骨茎突狭窄性腱鞘炎，又名外展拇长肌腱鞘炎或桡骨茎突伸肌腱包裹综合征与De Quervain病及其综合征。

（一）解剖特点

拇长展肌及拇短伸肌自前臂骨间隙及桡骨背侧缘起始，分别达于第1掌骨及拇指第1节指骨基底部，于桡骨茎突处位于共同的腱鞘（滑液鞘）中。该段腱鞘长5～6 cm，鞘的外侧及背侧，有腕总韧带紧紧包围，内侧紧贴桡骨茎突，形成纵形骨纤维性管道（图6-4）。另外，拇长展肌常有分裂副腱，其发生率占80%以上。因此，该管道的管腔相对狭窄，且缺乏弹性，部位又表浅，拇指活动度大，当腕关节背伸桡偏、拇指外展时，该二肌腱在经过桡骨茎突到第1掌骨时呈105°的角度，故易于磨损。

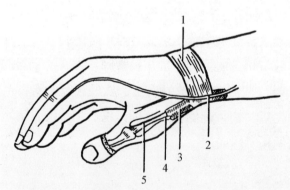

1. 腕背韧带　2. 桡神经浅支　3. 拇长展肌、拇短伸肌腱鞘
4. 拇长展肌　5. 拇短伸肌
图6-4　桡骨茎突腱鞘局部解剖

（二）病因

常因持续性过度活动及屡发轻度外伤，如手指握物、手指内收及腕向尺侧屈

曲。这些动作均可使二腱紧张，并磨损压迫腱鞘，腱鞘遭受刺激后发生水肿，致腱鞘发生增生、肥厚及纤维变性，甚而钙化，故形成特发性腱鞘炎。

（三）诊断

本病多见于从事手工业劳动的工人及家庭妇女。发病年龄多在30～50岁，男女之间发病率之比为1：10。其主要临床症状，即在桡骨茎突的近侧1.25 cm处，特别是在屈曲拇指和腕关节尺偏与前臂旋前时，疼痛常可加重，有时可向拇指及前臂放射，检查时见桡骨茎突处可略有肿胀及压痛，有时尚可出现捻发音，故亦为轧轹性腱鞘炎的一种。晚期局部增厚。Finkelstein（芬克尔斯特）征阳性：将患手拇指置于掌心，握拳，并使腕部向尺侧屈曲，患者可因过度牵拉二腱、挤压腱鞘而发生疼痛；但是如果使拇指置于掌外握拳，再使腕向尺侧屈曲，则无疼痛。本试验亦称握拳试验（图6-5）。

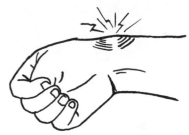

图6-5　Finkelstein征

在诊断上本病需与拇指基底部关节病、腕舟骨骨折、腕管综合征以及感染性腱鞘炎和痛风等相鉴别。

（四）治疗

本病治疗可分为非手术与手术疗法两种。

1. 非手术疗法：

（1）去除致病因素或改变工种。

（2）将拇腕暂制动于功能位并桡偏位。

（3）在排除感染性腱鞘炎或痛风的可能性后，早期宜用类固醇药物加局部麻醉剂作鞘内注射，一般在注射后24小时，当麻药吸收后，可能疼痛有加重情况，但这是暂时现象。待3～7天后皮质激素始发生作用，病情即见好转。

2. 手术疗法：

（1）手术适应证：凡长期持续性疼痛且影响功能者，或经非手术疗法无效者，尤其对腱鞘内已形成钙化者，则应手术治疗。

（2）手术方法：局部麻醉，在空气止血带控制下进行手术。经压痛部位与皮纹平行作一横切口，纵行切开浅筋膜，寻找并保护桡神经的浅支（位于静脉深面），显露要充分，先将拇短伸肌从腱鞘中游离开，继而切开其间隔，使其形成一桡骨背侧腱鞘瓣，以防日后屈腕时拇长伸肌腱滑脱，术后患腕固定于背伸位3周。部分病人术后效果差的原因如下：①桡神经浅支损伤；②腱鞘切除过多致肌腱向掌侧脱位；③没有查清和处理迷走腱和腱鞘；④纵形皮肤切口易形成疤痕增生。

二、桡侧腕屈肌腱腱鞘炎

（一）病因

腕横韧带的桡侧端分两层，并分别附着于舟骨结节与大多角骨结节，共同围成了腕桡侧管，其中有桡侧腕屈肌腱通过。多因腕部过度劳累以及腕关节出现退行性变时，或其他原因导致腱鞘炎性病变。

（二）诊断

本病的临床特点是在腕关节的桡侧近大鱼际肌基底部疼痛，且多见于中年妇女，当腕桡偏屈腕时疼痛可加重。

（三）治疗

保守治疗无效时，可行减压术（即腕桡侧管切开术）。

三、食指固有伸肌腱综合征

（一）病因

本病多见于运动员或打字员，由于该肌腱的慢性劳损，肌肉肿胀，导致肌腱周围的滑膜反应性炎症，伴伸肌支持带间的压迫疼痛。

（二）诊断

在腕背近端偏尺侧呈弥漫性疼痛，轻微肿胀，尤其在腕关节和手指屈曲活动时加重，故食指伸展功能常受限。

（三）治疗

如保守治疗无效，可考虑行伸肌支持带减张术（即切开该肌腱的鞘管即可）。

四、小指固有伸肌腱腱鞘炎

本病常发生于Colles骨折的后期，由于病变部位是在下尺桡关节的远侧肌腱，故易误认为是下尺桡关节的损伤。临床表现为局部疼痛与压痛，且伸展小指时疼痛加重，故活动受限为其特征。治疗：一般局部注射可的松加局部麻醉剂，症状多可缓解，但消除致病原因亦是很重要的。必要时切开该腱的鞘管减压，但要注意避免损伤尺神经手背支。

五、尺侧腕伸肌腱腱鞘炎

本病又名尺骨茎突狭窄性腱鞘炎，常有腕部扭拉牵伸史。在尺骨远端可感到疼痛，尺侧腕伸肌腱鞘可有增粗现象，局部有压痛，腕背伸尺偏乏力，且疼痛加重，腕桡偏试验阳性（即腕掌屈10°并桡偏，尺骨茎突处发生疼痛）。老鹰回头试验：患手五指并拢，屈腕同时旋后（五指尖像老鹰嘴样）。治疗：如果保守治疗（局部注射类固醇加局部麻醉剂）无效时，应在穿越尺骨背侧的隧管（腱鞘）处进行肌腱减压，即可彻底治愈。

六、拇长伸肌腱腱鞘炎

（一）病因

拇长伸肌腱位于桡骨背面，通过腕部的第3个纤维骨性管道，附于拇指远节指骨的背侧，拇长伸肌有使拇指伸直同时并有向食、拇指靠拢的作用。桡骨远端背侧中央有一较深而窄的沟，由拇长伸肌腱通过，此沟的桡侧有一明显的骨嵴，称Lister结节。当腕关节桡偏并同时背伸时，拇长伸肌的肌腱则向背侧呈直角弯曲。故肌腱在Lister结节上滑动过度时，极易发生磨损，最后发生断裂，故此病又称拇长伸肌腱自发性断裂。

（二）诊断

多发生于从事手工劳动者，主要表现为腕部疼痛乏力，于腕近侧背面可扪及肥厚区并有压痛感，拇指做强力背伸时，可使疼痛加剧。亦可发生于复位不良的桡骨骨折，使该肌腱长期在粗糙不平的骨面上磨损与退行性变，最终导致自发性断裂（一般可在骨折后2～11个月发生）。此时，拇指指间关节不能主动背伸，末节呈屈曲状，拇指掌指关节亦丧失了部分伸直功能。

（三）治疗

对腱鞘炎仍以休息、理疗及局部注射泼尼松等类固醇药物加局部麻醉剂来治疗。对自发性断裂，早期可将肌腱以Lister结节从尺侧沟内游离出来，在伸肌支持带浅面直接缝合。陈旧性断裂者，肌腱多以回缩，可用掌长肌腱作移植材料，或用伸食指肌腱移位重建伸拇功能，以求达到良好的功能。术后在腕关节及拇指背伸位用石膏固定3周。

七、桡侧腕伸肌腱周围炎

本病亦属于捻发音腱鞘炎或轧轹性腱鞘炎及外伤性腱鞘炎之类的病变。多见于从事手工业劳动的青壮年人。

（一）病因

桡侧腕伸长肌腱、腕短肌腱位于前臂伸侧下1/3处，正处在外展拇长肌及拇伸短肌的深部，二者交叉重叠。但此二肌腱周围并无腱鞘而仅有腱旁组织。当腕及拇指过度活动时，上述肌腱即互相摩擦，腱旁组织产生炎症反应。局部组织水肿，浆液性渗出，继之可有纤维变性而至粘连。因此，它不像一些具有完整腱鞘的肌腱，腱鞘的内层（胚层）为能分泌滑液的滑膜组织，壁层为较厚的纤维膜，使通过其内的肌腱可以减少摩擦。

（二）诊断

本病多见于男性，且多为右侧发病。病因与手及腕过度劳累有关。主要症状为疼痛，腕活动时加重，休息时减轻。在腕伸屈活动时局部触诊，于前臂伸侧下1/3

处可发现摩擦音（如捻发音）。有轻度肿胀，压痛明显。

（三）治疗

凡能使局部制动，促进炎症消退的方法，皆能获得满意的效果。一般不需手术，可行患肢固定，热敷理疗，外敷消炎止痛药物。可的松类药物局部注射效果良好，但药物必须注入该组肌腱的腱旁组织内。

第七章

腕部的缺血性坏死及骨性关节炎病

骨缺血性坏死的原因很多，但创伤仍为主要的致病因素之一。其中对某些具有明确的外伤史，而直接导致受损骨的缺血性坏死者，则称为"创伤性骨缺血性坏死"。在腕骨中可见于舟骨骨折、头状骨骨折或严重的月骨损伤等。而对那些外伤史不很明确（包括一些慢性或积累性损伤者）以及其他原因所致的骨缺血性坏死，则称之为"骨软骨病缺血性坏死"，此种情况在腕骨中主要见于月骨。但这些病变的发展也最终是导致骨性关节炎的原因之一。

第一节　创伤性月骨缺血性坏死

（一）病因

月骨的血供是比较丰富的，所以创伤性月骨缺血性坏死临床比较少见。在一般的情况下，月骨如果发生前或后脱位时，它的脱出侧的韧带连接一般尚完好，故只要有一侧血供存在，即可维持月骨的血液供应。除非月骨遭受严重损伤（如月骨粉碎性骨折性、月骨远距离脱位及由于手术操作不慎而造成月骨完全游离状者）导致月骨血供中断，始可发生月骨的缺血性坏死。

（二）诊断与治疗

本病在诊断上除具有明确的创伤史外，其临床症状与治疗方法均与月骨骨软骨缺血性坏死相类似。

第二节　月骨骨软骨缺血性坏死

月骨骨软骨缺血性坏死，首先由Kienbock于1910年报道，故称Kienbock病，亦称月骨特发性坏死、月骨骨软化症、损伤性骨炎、损伤性骨质疏松症、压缩性骨炎、无菌性坏死和慢性骨炎等。本病为上肢最常见的一种骨缺血性坏死症，多见于20～30岁的手工业工人。男性发病率为女性的3～4倍。右侧为左侧的5倍，偶见有双侧发病者。

（一）病因

月骨在腕骨中体积最小（豌豆骨不参与构成腕关节）。它位于桡骨、舟骨、头状骨及三角骨的中央，并与上述诸骨形成关节，活动性最大而稳定性差。它承受腕部活动时的压力最大。月骨大部分为关节软骨包裹，仅掌、背两侧小区域有骨膜覆盖，并有韧带附着，有营养血管2～3根伴随而入，其中掌侧腕前韧带伴随的血管是主要的。当腕关节背伸90°、月骨旋转30°时，腕前韧带抵于舟骨掌面最凸出处而易损伤。所以外伤可能为致病的直接因素，特别是外力由手掌侧冲击腕部时，以及多次反复的损伤或腕部受到高频震荡，均能导致局部血管收缩紊乱，产生水肿与肿胀，使骨内压力增高，甚或引起血管栓塞，血液循环障碍，最后产生月骨中央坏死。若损伤因素继续存在，月骨在血运障碍的情况下，又直接承受头状骨与桡骨间的压力，则可能发生继发性骨折，因而晚期可出现月骨压缩变形。Francis曾观察一个缺血性坏死的月骨，发现如下的病理变化：坏死的月骨软骨面碎裂，软骨细胞肿胀、软骨细胞消失，软骨下具有坏死组织，形成囊肿。整个月骨的髓腔，尤其是近侧端有明显的坏死现象，髓腔内充满了碎裂的骨小梁及疤痕组织。

在病因方面，有人提出了尺骨、桡骨远端长度的差异，即尺骨小头过短（小尺骨或尺骨缩短变异），约占本病78%。这样会造成尺、桡骨与月骨的关节面不规则，而使月骨坏死。如桡骨远端超出尺骨2 mm，则发病率明显增高。另外，Bourne（1991）报告了舟月分离致月骨缺血性坏死的病例。

（二）诊断

本病起病缓慢，常有75%的病人在记忆中有过腕关节损伤史，但少数则无明确的外伤史，早期腕背正中有疼痛与乏力或活动受限，局部略肿，并有逐渐加重趋势，后期握拳时第3掌骨头下陷，此种现象称为Finsterer征。

X线表现：早期X线常为阴性，继而月骨逐渐较周围腕骨密度增高，骨小梁模糊，进而靠近桡骨边缘出现一条软骨下裂隙。致腕掌与腕尺指数异常，以后常可见到数条细小的横形骨质疏松线，并呈囊状或碎裂现象，月骨的外形扁而宽，腕骨缩短（图7-1）。Stahl指数对早期诊断月骨变形，具有重要的临床意义，后期可发生退行性骨关节病变（与三角骨、舟骨、头状骨形成创伤性关节炎）。早期X线可能正常，体层摄影有助于确定诊断。可将本病分为4期：

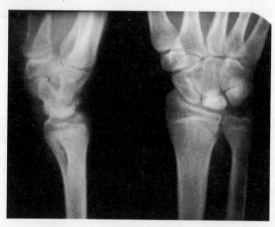

图7-1　月骨骨软骨缺血性坏死

Ⅰ期（急性期）：与腕部扭伤无任何区别，症状在几周后消失。

Ⅱ期：月骨密度改变，但其大小、形态与轮廓并无改变。临床特征是反应性滑膜炎引起的疼痛与肿胀。

Ⅲ期：月骨萎陷，头状骨向近侧移位，腕骨结构紊乱；侧位见月骨拉长。

Ⅳ期：除具有Ⅲ期表现外，尚有整个腕部退化性改变（关节间隙变窄，骨赘形成，软骨下硬化和退行性囊肿）。

区别Ⅱ期与Ⅲ期在临床上有重要意义。治疗方法的选择，取决于月骨的一般轮廓是否仍然保存，或是已发生明显的萎陷与脱位。

本病在诊断上需与月骨结核相鉴别，后者骨质疏松、破坏，常侵犯关节软骨及其他腕骨。

（三）治疗

一般骨骼缺血性坏死后机体修复的规律是：借其周围骨膜及其相邻骨髓腔的血液供应，获得潜行性替代而再生。这些血管一旦栓塞，血运的恢复就很困难。何况一经X线检查发现，则月骨缺血的病理改变已很严重。据Francis的病理学观察，月骨坏死后就不易再生。所以对本病的治疗较为困难，方法也因人而异。治疗方法的选择，取决于月骨的一般轮廓是否仍然保存，或是否已发生明显的萎陷与移位及肥大性改变。

对腕部急性扭伤的患者（Ⅰ期），应及时制动患腕，尚有预防本病发生的作用，尤其对Ⅱ期患者，尽管制动的效果并不十分明显，但在尚未进一步采取其他治疗措施时，制动后起码可使局部组织水肿消退，从而亦可暂时缓解疼痛。对月骨轮廓尚完整或认为髓内压增高者，可采用滑膜切除与多处钻孔减压术，但疗效亦不很显著。对"尺骨短缩变异"者，Hulten（1928）则采取在桡骨下端近侧7.6 cm处做截骨术，将桡骨短缩2 mm。或采取Pecsson（1970）首次提出的尺骨延长术（见图5-12、图5-13），以纠正前臂轴的异常，可取得一定的疗效。为了改善月骨的血供，早些时候有人将一支动脉植入缺血的月骨内，近些年，则应用前臂骨间

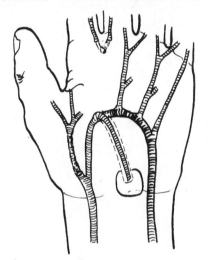

图7-2　第2掌骨背侧血管束移位代月骨术

动脉的旋前方肌瓣，使月骨内的血管新生，取得一定的疗效。Ceruso采用第2掌骨背动脉带掌骨片植入病变的月骨内（见图7-2），同时用克氏针固定舟骨、月骨、三角骨。然而此种血管新生术宜早期施行（即月骨的形态与轮廓均未发生改变时进行）。对Ⅲ期患者，月骨已出现萎陷迹象，可采用Saffars法，即应用带蒂豌豆骨移植术（图7-3）以及带血管蒂头状骨移位术（图7-4），近期还有人采用带蒂第2跖骨头移位术等。Ashwoth主张采用硅橡胶置换关节成形术（硅假体植入，以置换切除的月骨）以及掌长肌肌腱球植入术。此法效果不可靠，仅可减轻疼痛。

对Ⅳ期患者，月骨的轮廓已出现明显的改变而萎陷，则只好行腕骨间关节固定术，如头状骨与钩骨的融合术，可使头状骨得以稳定，从而减少月骨所承受的挤压力，使月骨不致继续碎裂与萎陷，并可促使血管再生；也有将头状骨近端与舟骨、三角骨作融合；亦有用舟骨、月骨、三角骨或桡骨、舟骨、月骨固定术。对月骨碎裂萎陷，头状骨

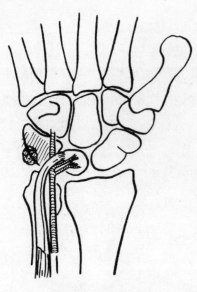

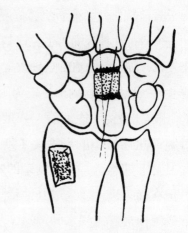

图7-3　带蒂豌豆骨移位代月骨术　　　图7-4　带血管蒂头状骨中间植骨代月骨术

近侧明显移位，而致腕骨间关系紊乱，或出现退行性变者，可酌情行近排腕骨切除术，或行全腕关节成形术，亦可依据患者的具体情况做桡骨和腕关节融合术。

目前对Ⅲ、Ⅳ期月骨缺血性坏死症尚无十分满意的疗法，如：①近排腕骨切除术，虽可缓解腕痛与改善腕部功能，但易使腕部握力下降与不稳；②桡腕关节融合术，丧失了腕关节掌屈、背伸功能；③月骨假体置换术，假体易碎裂、松动、退位，远期疗效差；④掌长肌肌腱球植入，由于植入腱球疤痕化，所以不能阻止腕骨进一步塌陷；⑤带蒂豌豆骨移位术以及带蒂第2跖骨头移位术，均因该骨体较小，其关节面与月骨周围关节面不适配；⑥带血管蒂头状骨移位术，该骨虽与月骨形态近似，然而却因中间植骨融合，却丧失了中腕关节的活动。现将3种代表性手术方法介绍于下：

1. 腕第2掌骨背侧血管束植入月骨术手术方法：沿第2掌背侧做弧形背侧皮肤切口，从腕背侧到食、中指掌指关节平面。切开皮肤及皮下组织后，向两侧掀起皮瓣。在切口近端，将拇长伸肌腱和拇短伸肌腱向桡侧拉开，伸指肌腱和食指伸肌腱向尺侧牵开，暴露出腕背动脉弓。仔细寻找由动脉发出的第2掌背血管束，向远端游离。在游离过程中，要结扎部分周围分支，保留较多血管束与周围组织，避免损伤血管束，游离血管束直到掌指关节平面。在远端结扎切断，另用细线缝合1针，不打结，备作植入月骨内时的牵引线，用湿纱布包裹备用，在腕背侧切开部分伸肌支持带，在拇长伸肌腱与拇短伸肌腱之间，横切开桡腕关节囊，准备辨认月骨。经月骨背侧钻孔，刮除骨质，使月骨形成一个骨隧道。将预留的细线2个头分别经月骨钻孔的背侧引入腕掌侧，一边牵引缝线，一边将血管束引入月骨隧道内，将丝线在腕掌侧用纱布卷固定，月骨背侧钻孔周围的软组织与血管束的周围软组织缝合，避免血管束脱出（图7-2）。关闭切口，术后腕掌侧石膏固定患腕于背伸15°。

2. 带蒂豌豆骨移位代月骨术手术方法：在全麻或臂丛神经阻滞麻醉下，上止血带常规消毒。于腕掌部及前臂下端做"S"形切口，先解剖出腕尺侧屈肌腱、尺神经、尺动脉和豌豆骨、三角骨关节，沿尺动脉主干向远侧手术探查，注意保护由尺动脉掌深支发出的豌豆骨营养血管，切断附着在豌豆骨上的小指外展肌、小指短屈肌及其周围韧带，保留尺侧腕屈肌的附着，从桡侧切开豌豆骨、三角骨关节囊，完全游离豌豆骨，保留豌豆骨的营养血管蒂和尺侧腕屈肌腱（图7-3）。且勿损伤位于尺侧腕屈肌下尺动脉及豌豆骨、三角骨桡侧的尺神经，并要多携带豌豆骨周围和滋养血管周围软组织，以保护豌豆骨的血供，同时也增加了豌豆骨的体积。

在腕掌中部，显露桡腕关节掌面，"U"形切开关节囊，向远端翻转关节囊瓣，完整切除月骨，将带有营养血管和尺侧屈腕肌腱的豌豆骨向桡侧翻转90°，移位于月骨切除后的间隙，注意不要使营养血管蒂扭转和过度紧张，以免影响豌豆骨的血供。将腕掌侧关节囊掀起的"U"形瓣复位，并与豌豆骨周围韧带缝合，用克氏针固定豌豆骨。

3. 带血管蒂头状骨中间植骨代月骨术手术方法：术前准备同上。腕背"S"形切口，牵开伸指肌腱后，首先在桡骨骨膜上找到由旋前方肌上缘从掌侧穿向背侧的骨间掌侧动脉的背侧支及两条伴行的小静脉，以该血管束为轴心，取宽约1.5 cm筋膜条至头状骨近端。

在第3掌骨近端找到头状骨，距离头状骨近端4 mm处用薄骨刀水平垂直线性截骨，注意保护好头状骨近端，防止碎裂，小心向近端撬起头状骨，确保血管筋膜蒂与头状骨附着，防止两者撕脱影响头状骨血运。摘除碎裂的月骨，将带血管筋蒂头状骨顺行移向近端，与桡骨远端构成新的"桡月"关节。另在桡骨远端背侧切取1 cm×1 cm×1.5 cm带皮质骨块，紧密嵌入头状骨移位后残留的空隙内，腕关节背伸25°用2根克氏针交叉固定头状骨及桡骨远端，修复腕关节背侧韧带及腕横韧带，前臂石膏固定至近侧掌横位8～12周（图7-4）。

4. 硅橡胶人工月骨置换术手术方法：腕背侧做横形切口，将浅静脉及皮神经牵开，由伸指肌腱鞘及伸拇肌腱鞘之间进入腕关节，在桡骨下端翻出一关节囊瓣，暴露桡月关节与它的周围韧带，然后牵引手指并掌屈腕关节以利月骨全部切除（因月骨掌宽背窄），但不要损伤掌侧韧带。然后在三角骨的桡侧钻一个洞，使人工月骨的柄可以插入大小适合的硅橡胶人工月骨。当安装好人工月骨后，进行腕关节被动伸屈活动，以观察人工月骨柄及体是否有松动（太小）或受压（太大）现象。如有这种现象，则应立即更换大小合适的人工月骨，且假体不移位为佳。然后可缝合关节囊，逐层关闭伤口。术后用前臂石膏托固定6周。

月骨已被摘除的晚期病人，其填补月骨的大小，首先要算出3个指数：L1（第3掌骨的长度）、L2（腕骨旋转中心，腕骨高度）、L3（腕尺距离），然后要知道月骨缺损的大小，制造出大小适当的月骨。

第三节 创伤性舟骨缺血性坏死

创伤性舟骨缺血性坏死，如因骨折而致者，其缺血性坏死率各家意见尚不一致。如Cesser报告其坏死率为65%，而Mazet等报告为11%，编者于1983年报告为21%。但较为一致的意见是：舟骨的缺血性坏死率与舟骨的损伤程度和骨折部位与类型有着密切的关系，除了舟骨全脱位后易于发生缺血性坏死外，舟骨骨折后，其近极骨片的缺血性坏死率明显高于舟骨腰部骨折，而结节部骨折则预后很好。不稳型舟骨骨折则不如稳定型的预后好；而月骨周围性腕骨脱位（简称月周脱位）所合并的舟骨骨折，则不如经舟骨、月骨周围性腕骨脱位预后好。

［附］腕舟骨骨软骨缺血性坏死

本病由Preiser于1911年首次报告，临床较为少见（图7-5）。其病因与病理改

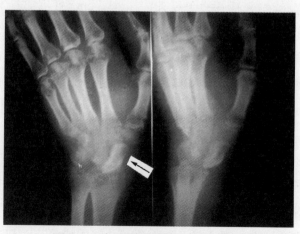

图7-5 舟骨骨软骨缺血性坏死

变及治疗原则和月骨骨软骨缺血性坏死基本相同。即一旦确诊后，除早期对患腕制动于功能位外，而手术疗法主要包括有：①重点血运术（如血管植入术、带血管蒂骨瓣植入）；②骨切除术（如舟骨坏死段切除、桡骨茎突切除及近排腕骨切除）；③假体植入或成形术（部分或全部）。现仅就3种术式介绍于下：

1. 桡动脉腕背侧支植入舟骨术：做桡腕背侧弧形切口，切开皮肤、皮下组织。在桡骨远端解剖出桡动脉，并寻找由桡动脉发出的腕背支。沿腕背支血管束向远端游离，结扎向周围发出的细支，保留周围少量的筋膜，游离血管束至足够长度。切开桡腕关节囊，暴露舟骨。如为全舟骨缺血性坏死，则经骨远端用3 mm头钻孔贯穿舟骨全长，由舟骨背侧凸出。将血管束远端结扎切断，由舟骨近端钻孔处引入血管束，由远端穿出后与周围组织缝合固定（图7-6），关闭切口。术后用石膏托将患腕固定于背伸15°，4周后即可开始活动。

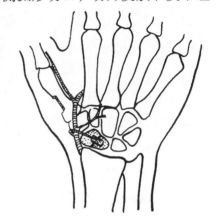

图7-6　桡动脉腕背侧支植入舟骨术

2. 桡动脉返支为蒂的桡骨茎突骨植入舟骨术：腕桡背侧弧形切口，起于第1腕掌关节，向近侧弧形弯向桡骨茎突背侧，骨瓣的切取与植入同在一切口完成。切开皮肤、皮下组织，游离出桡神经浅支和头静脉，加以保护。向桡侧拉开拇短伸肌腱及拇长展肌腱。向尺侧拉开桡侧腕伸肌腱及拇长伸肌腱，即可暴露出桡动脉及伴行静脉。仔细辨认与游离茎突返支血管，并加以保护。切开桡腕关节囊即显露出舟骨及骨折端，切除硬化部分。从远端向近端用1枚加压螺钉或2枚克氏针内固定。沿舟骨纵轴背侧开槽备用。暴露桡骨茎突，可以茎突返支为蒂设计下列骨瓣：①传统的桡骨茎突骨瓣：从舟骨骨折线向尺侧0.2 cm的腕关节面开始，向外上至茎突尖上方0.8～1.2 cm切取骨瓣，并将其修剪成所需要的骨瓣，然后植入舟骨的骨槽中（图7-7）。本骨瓣的特点是解除茎突对舟骨的撞击，防止出现腕关节创伤性关节炎，同时消除骨折线对茎突关节面外伤性刺激所引起的疼痛。茎突不可切

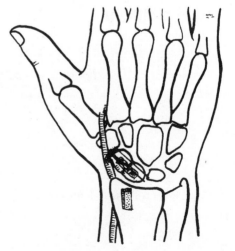

图7-7　桡动脉返支为蒂的桡骨茎突骨植入舟骨术

除过多，以免产生腕关节不稳。②茎突尖骨瓣：在茎突骨尖的近侧1.5 cm以下茎突的桡侧部骨皮质，截面几乎与茎突腕关节面成90°。切除该骨瓣不破坏茎突的腕关节面，对腕关节的稳定性无影响。③茎突背侧骨瓣：根据需要骨瓣的大小切取茎突背侧骨瓣，此法亦不破坏茎突的腕关节面，亦不影响腕关节的稳定性。

切取骨瓣时，要保留背侧筋膜蒂及血管束。切骨多少以超过舟骨骨折线为度，移位于骨槽处，嵌入固定。骨膜缝合数针。腕桡偏位活动，检查移植骨不与桡骨切骨面接触，且固定可靠后，关闭切口。

3. 带血管蒂掌骨瓣植入舟骨术。

（1）第1掌骨瓣：以拇指背侧血管为蒂，以第1掌骨近侧端滋养孔中心，凿取与舟骨骨槽大小一致的长方形骨瓣，约1 cm×0.5 cm×0.3 cm大小，向近侧移位植入舟骨，如果血管蒂不够长，可以远侧端滋养孔为中心凿取第1掌骨远侧骨瓣。

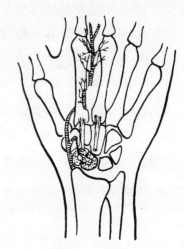

（2）第2、3掌骨骨瓣：以桡动脉腕背侧支及其至掌骨底的分支为血管蒂，凿取第2掌骨尺背侧或第3掌骨桡背侧近端骨瓣，约1 cm×0.5 cm×0.3 cm大小，向近侧移位于舟骨的骨槽中。如第2掌背动脉粗大或起于掌深弓的深支（穿支型），则以第2掌背动脉为血管蒂凿取第2或第3掌骨远端骨瓣，向近侧移位修复舟骨骨折（图7-8）。

图7-8　带血管蒂第2掌骨瓣植入舟骨术

第四节　创伤性头状骨缺血性坏死

本病少见，首次由Josson于1942年首次报告，称为头状骨缺血性坏死。Newman等（1980）则称自发性头状骨缺血性坏死。Boltn-Maggs等（1984）称原发性头状骨缺血性坏死。鉴于本病常与急性损伤或慢性损伤有关，且均经过一段的发展阶段，甚或有将受伤史回忆不起来者。因而，有学者干脆将其称为"创伤性头状骨缺血性坏死"。

（一）病因

一般有3种可能：①通向头状骨的掌、背侧滋养动脉由远侧逆行至头部受到损害；②是头、舟综合征的另一种表现；③由腕关节不稳（松弛）致通往头状骨的微血管受到牵伸或痉挛所致。

（二）临床表现与诊断

本病除疼痛与压痛在腕中部与患腕活动受限外，其X线表现与其他骨坏死相似，且MIR加权能确定骨坏死的范围及程度。

（三）分型

Millie等将本病分为3型：Ⅰ型，病变局限于头部；Ⅱ型，坏死发生至体部；Ⅲ型，坏死范围超过3/4者。

（四）治疗

对Ⅰ型早期可采用姑息疗法，如将患腕制动或骨间背侧神经切断，以阻断痛觉。而对较严重的Ⅰ型，可刮除病灶加肌腱或骨填充，或行硅酮假体置换术。对Ⅱ、Ⅲ型，应行腕骨间融合术。

第五节　月骨剥脱性骨软骨炎

剥脱性骨软骨炎，一般认为外伤是主要原因，多见于膝与肘关节，其次是踝、髋、肩关节，而发生于腕关节者则甚为少见。Fowler于1990年曾报道1例月骨剥脱性骨软骨炎。其临床特点是下尺桡关节的远侧有慢性不适感。X线摄片见月骨的尺侧缘有一小骨片，并与其相对应的月骨皮质部有相似的缺损区。后经手术摘除其剥脱骨片而痊愈。

第六节　月骨小平面软骨炎

本病由Viegas于1990年报道，即在月骨的内下方与钩骨近极接触处有一小平面，在该处出现软骨下损害。常为损伤所致。它是腕内侧尚未被认识的腕疼痛的原因之一。本病的临床诊断较为困难，常需借助于关节镜和MRI检查时才发现。治疗可行腕骨间融合术，即月骨、三角骨及钩骨间融合术。

第七节　腕关节创伤性骨关节炎

创伤性骨关节炎是由急性或慢性（积累性）创伤后，致关节软骨损伤退变为主要特征的慢性关节炎疾患。然而，由于腕关节是由多关节组成的复合关节（即桡腕关节、腕骨间关节、腕掌关节及下尺桡关节），所以病变多发生在局限于某一关节区域。

1. 病因分类：一般可分为两大类。

（1）原发性骨关节炎：常无明显的急性损伤史，多见于50岁以上的老年人，尤其身体肥胖者，以及有代谢障碍与缺乏运动的慢性病人，致骨质疏松使骨骼承受各种应力较差，而导致关节软骨面磨损破坏的机会就多。

（2）继发性骨关节炎：多见于青壮年患者，是有明确的外伤史，导致骨折畸形愈合，引起关节软骨面应力分布不均，或波及关节面骨折的对位不良所致的退变者。

总之，以上两类型的病因，都有直接或间接、急性或慢性损害了关节软骨，继而在晚期所形成的创伤性骨性关节炎。

2. 临床表现与诊断：一旦创伤性骨性关节炎形成，则临床呈现腕部酸困胀痛、局部压痛与活动受限，其中肿胀多不严重，多为滑膜炎的特征，疼痛为持续性钝痛，活动或劳累后症状加重，休息后症状减轻或消失，活动关节时有摩擦音或摩擦感。X线片显示：受累的骨关节面粗糙或凹凸不平，软骨下骨质硬化，关节间隙变窄，关节边缘有骨赘形成（图7-9）或有游离体出现。血液化验一般正常。ESR很少超过每小时30 mm；关节液略呈黄色澄清，偶见红细胞、软骨碎片或胶原纤维碎

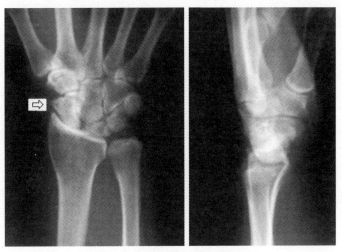

图7-9　腕关节创伤性骨关节炎

片。

根据以上患者的病史、年龄，临床症状和关节畸形等体征及典型的X线照片，即可确诊，在诊断上需与类风湿性关节、牛皮癣性关节炎、痛风性关节炎、大骨节性关节炎相鉴别。

3．治疗：症状轻者可采用保守疗法；重者可根据病变的部位，酌情选用以下疗法。

（1）关节清理术：利用关节镜技术将关节滑膜及关节内的软骨与坏死组织碎屑、炎症介质清除，恢复关节面的平整，改善关节内环境。

（2）对第1腕掌关节的骨关节炎、疼痛明显和关节功能严重障碍的病人，可做大多角骨切除人工关节置换术。

（3）对尺桡远侧关节骨关节炎症状明显，关节功能严重受限者，可做尺骨小头切除术。

（4）如为豆三角关节骨关节炎，且疼痛严重而影响腕关节功能者，可行豌豆骨切除，并将小鱼际肌部分肌肉移位于豌豆骨缺损部位缝合固定。

（5）关节融合术：对病史长、症状重、多关节受累而不宜做其他手术者，可考虑做腕关节融合术（如桡腕关节融合术及大、小多角骨与舟骨关节间关节融合术等）。但也有人处于对患者的具体职业考虑行桡腕人工关节置换术（见"桡骨远端粉碎性骨折"）。

第八章

腕部开放伤与截肢及断肢再植术

在日常生活中，不同程度的腕部损伤是多见的，如为开放性损伤则需行清创缝合术。如腕以下组织损伤严重而无法保留者，则需行截肢术；腕部断离伤，如果条件许可者，应争取施行断肢再植术。

第一节　腕部开放性损伤

开放性损伤从致伤原因来说，可分为两类：①外在暴力直接形成的损伤，如切割伤、压榨伤、绞轧伤、碾挫伤、撕脱伤和枪弹伤等；此类损伤中常以切割伤为多见，约占手部创伤的36%。②骨折端由内向外穿破伤。在两类损伤中，一般以后者的病理变化较前者为轻。

一、腕部开放伤的特点

腕关节解剖结构比较复杂而特殊，它除具有形态各异的诸腕骨所形成的复合关节外，还有众多的肌腱血管和神经集中于腕部。因此在临床上，有时尽管皮肤伤口不大（如切割伤），但仍有肌腱、血管与神经损伤的可能。因而对该类损伤，一是要常规地进行病理学检查，观察手的休息位改变，还应进行逐个手指、逐条肌腱、逐条神经的功能检查，同时尚需根据手的颜色、温度、毛细血管血流试验和针刺指腹有无出血等来判断有无动脉损伤，以求术前对深部组织损伤情况有所了解，并能指导手术。对检查所见均应详细记录，以供手术探查核对，必要时扩大伤口检查，达到杜绝漏诊的目的，做到什么组织损伤就修复什么。

二、腕部开放伤的清创要点

为了正确修复损伤组织，并能争取一期愈合，能否正确地施行清创术，无疑是治疗成败的关键。因此，对腕部开放性损伤，必须注意清创的要点。

对于表浅而边缘整齐的伤口，可经一般消毒清洗后直接缝合即可。对腕部较深的开放性损伤，在伤后6小时或污染轻及伤势尚不严重者，在伤后8小时以内亦可行清创术，在深部受损组织相应修复后，应做一期缝合。有时为了防止肌腱或其他特殊组织暴露，虽在伤后24小时以上仍可行清创处理，但术后应考虑延期缝合或是定位缝合加引流。

在清创术进行前，除给以适当麻醉外，必要时于上臂上一气囊止血带，以利手术进行和手术视野的显示。伤口应彻底清洗，清除所有异物，常规消毒，对小而深的创伤，应纵行或沿腕部皮纹扩大伤口，切除所有失去活力的组织，但要珍惜附着于腕骨上的所有健康组织，不要将其轻易剥离和切除。小血管应结扎之，较大的血管应及时吻合。对骨的损伤应给以整复与固定，对有肌腱或神经损伤者，在鉴别清楚的基础上，可以直接缝合（避免错位或交错缝合）或简单定位缝合，利用邻近肌瓣覆盖。如有骨骼暴露者，亦应利用软组织覆盖，一般腕横韧带无需缝合，对血液循环尚好的皮瓣应缝合原处。若皮肤已被损坏或缺损者，可暂用游离或断层植皮覆盖。在关闭伤口前，局部可洒些抗生素，渗出液多者可放置引流，同时全身使用抗生素，术后患肢必须固定制动，以利损伤组织的恢复。在一般情况下，固定体位应在功能位为好，术后要严密观察，防止组织过度水肿，同时注意患肢疼痛的程度，警惕缺血的发生，如有引流，应于术后24～36小时后取出。如果没有什么异常，可在术后3～4天检查1次，缝线的拆除一般在10～14天。伤口能在两周内愈合最为理想，这称为一期愈合，而后进行早期活动和功能锻炼，这对腕功能的恢复很重要。另外，腕部如遇到完全性截断伤时，除情况特殊外，应尽量采用断肢再植术。

总之，提高腕部开放性损伤疗效的关键是：彻底清创，精确修复受损害的组织和早期的功能锻炼。

三、腕部各种组织损伤的修复术

（一）骨与关节损伤的处理

在清创时对骨折端应认真清洗，并刮除可能被污染的断面。对游离或已丧失血供的碎骨片，一定要清除之。必要时将断端短缩0.5 cm再行对位。为了使肌腱、血管或神经在缝合时没有张力，骨断端亦可考虑再适当缩短点，必要时切除近排腕骨。如有脱位亦应在直视下做到完全复位，对不稳定者，应用克氏针固定之。

（二）肌腱损伤的处理

腕关节开放后的肌腱损伤，是应早期缝合还是晚期修复，至今国内外专家认识尚不一致。主张二期手术者认为：肌腱手术是一项细致工作，若在急性期手术，常常受到患者身体条件、时间条件、设备条件或技术条件等的限制。同时二期手术可免除急性期受伤感染的机会。但多数专家认为如有适合初期缝合的指征，则应尽可能地做初期缝合为佳。总之，采用什么处理方法，取决于损伤的性质与污染的程度。

1. 肌腱损伤的早期处理。

（1）肌腱损伤早期处理的原则：

1）患者全身情况能耐受做肌腱缝合所需的时间。

2）如是锐器切割伤，在伤后4~6小时，伤口污染轻者，可以做初期缝合；符合上述条件，且伤口已获得正确的急救处理，可不受上述时间的限制。

3）患者全身情况不佳或伤口严重污染，以及挤压性损伤，伤口超过8小时者，均不宜做初期缝合。

（2）肌腱损伤早期处理的要点：

1）腕掌侧肌腱损伤的早期处理：此处屈指肌腱比较深，在它们的表面有掌长肌、正中神经、尺神经与尺动脉，假若屈指肌腱断裂，常伴有神经、血管及屈腕肌腱的损伤，这种损伤又多为锐器的切割所致，故常为数根以上的肌腱一起断裂。此处肌腱有腱鞘包绕，周围有疏松的脂肪组织存在，在治疗上应注意以下几个问题：①如果浅肌腱、深肌腱皆断裂，这样手术修复的时间必然太长，且感染的危险性大。此时可以切除或不予修复指浅屈肌腱和掌长肌，重点缝合指深屈肌腱。断端不整齐的创面，应剪去0.1~0.2 cm，再做断端吻合，最好用"8"字形缝合法；也有人主张拇长屈肌腱和食指深屈肌腱可单独吻合，而中指、无名指、小指的深屈肌腱尽可能逐条缝合，如损伤严重及其他条件不许可者，亦可合并作为一个单位吻合。这样可以缩短手术时间，减少感染机会。②多根肌腱一起断裂时，手术比较困难，因在同一平面缝合，容易交叉愈合或粘连，为此可用特制的羊膜分别包裹接合部；或采用部分肌腱修剪近侧，另一部分则剪除远侧，以期肌腱缝合能相互参差而不在一个平面上。这样可以防止或减少粘连（图8-1）；如果是斜形伤口所致的不同平面的肌腱切断，则可以有更

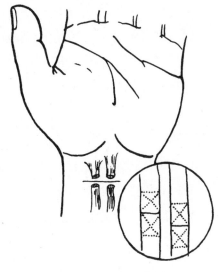

图8-1　数根肌腱水平面断裂缝合法

多的肌腱做单独缝合。③尽量保留健康的腱网膜，并且间断缝合分隔修复后的肌腱，亦可减少肌腱的互相粘连。④为了便于手术操作，必要时将伤口上、下两端扩大。⑤对多数肌腱损伤的病例，应剪开腕横韧带的近4/5，保留远侧的1/5，以免肌腱滑脱；如需全部切除腕横韧带，术后腕关节不应放在屈曲位（但手指可以微屈）。这样可使肌腱单位松弛，如腕关节屈曲超过功能位置，则会使修复的肌腱半脱位，即在皮下呈弓弦状。

　　另外，拇长屈肌腱在腕部损伤，一般皆易合并其他肌腱或正中神经损伤。处理方法与指深屈肌腱损伤相同，拇长伸肌腱因位于桡骨下端结节处的尺侧皮下，易为锐器所伤；拇短伸肌与拇长外展肌腱，由于这二肌腱在桡骨茎突处，通过一共同腱鞘，因此在该处的切割伤，常伴有二腱共同损伤。此点在检查时，应特别留心，以免误诊。上述4根肌腱断裂，均应做初期缝合。

　　2）腕背侧肌腱损伤的早期处理：由于腕背侧伸肌腱位置表浅，所以一旦发生损伤，不但腕背横韧带或鞘管发生破坏，而伸肌腱往往数条同时断裂，此时应切开腕背侧韧带，并将相邻肌腱的近侧端或远侧端做0.5 cm左右的切除，主要使它们的缝合口不在同一平面，以免粘连，而后进行缝合（一般多采用褥式缝合法）。切开的腱鞘不用缝合，切开的腕背韧带亦可不缝合。这样修复的手腕易呈弓弦状，但可避免缝合区的粘连；或保留腕背韧带的上下部分，以免肌腱滑脱。术后将腕固定于中度背伸位，这样可限制弓弦出现的效果。

　　2. 肌腱损伤的晚期处理：在腕背侧肌腱损伤的晚期，损伤的伸肌腱与皮肤或

腕骨发生粘连。处理应首先将疤痕切除，用旋转皮瓣或带蒂皮瓣创造肌腱移植的衬垫。而后看肌腱是单指还是多指缺损，如果是单指，可用有两根伸肌腱的手指，用其中一根肌腱移植至伤指即可；如果是多指，则应采取掌长肌或第2、3、4指长伸肌腱进行移植。

对晚期腕掌侧肌腱损伤的处理：因在此区大多数为数根肌腱损伤，处理时应牺牲指浅屈肌腱，修复指深屈肌腱，将腕横韧带的大部分切开。

3. 肌腱损伤的缝合法：肌腱缝合的要点，是将缝线埋藏在肌腱内部，不影响肌腱表面的光滑度，减少粘连与摩擦为原则。但其缝合方法较多，而各有优、缺点，临床应根据具体情况正确选用。过去多采用Bunnell缝合法（图8-2），近期多采用改

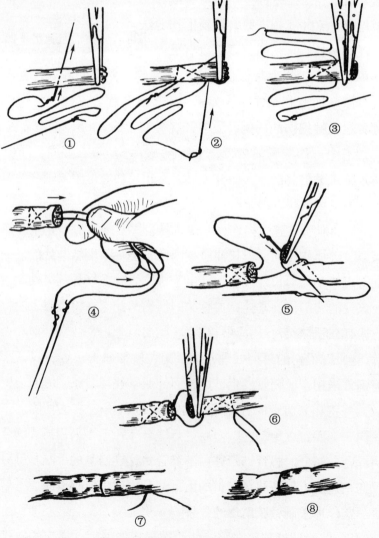

图8-2 Bunnell肌腱缝合法（步骤①～⑧）

良的Kessler的双直角缝合法（图8-3）等。该法的优点是缝合后肌腱不短缩。这些方法均较简单实用，并可早期活动和减少粘连。现以Bunnell缝合为例介绍于下：

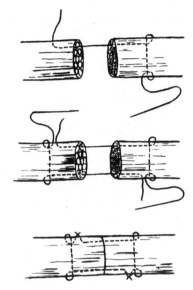

（1）Bunnell肌腱端端缝合法（图8-2）：用一根30 cm长的缝线，两端穿直针，将肌腱的一端用直血管钳夹紧，用一针斜着穿过肌腱中央。在进针处远侧6 mm处的肌腱对侧边缘出针，将缝的一半拉出肌腱，大约离前出针口1 mm处，把针再斜向经过肌腱，一般要这样经过4次；用另一针距第1枚针进针点2 mm处进针，重复上述缝法缝完最后一针；两枚针各从肌腱两边近肌腱的钳夹端出来，用尖头刀切除肌腱端。用蚊式钳夹住

图8-3　改良Kessler双直角缝合法

肌腱的另一端，在肌腱相对的两边进针，斜着穿过肌腱，一针3次，另一针4次，这样两枚针最后在肌腱的同一边引出。切除钳夹过的损伤端，把缝线拉紧，在肌腱外打结。

Bunnell十字交叉缝合法，虽缝合牢固，但无抗断端产生裂隙作用，且对肌腱内循环有破坏作用。因此，本缝合法已很少被采用。

（2）Kessler双直角缝合法：选3-0尼龙单线，两端各有一圆针或直针，距肌腱断面5～10 mm处横行贯穿一针，再分别距缝针穿出点2 mm处将缝针穿入肌腱后又与肌腱纵轴平行自断面穿出，对侧以同样方法缝合，使两断面靠拢，拉紧打结（图8-3）。

本法的优点在于抗拉性强，创伤性小（即对肌腱内部微循环破坏小），两侧缝线拉力匀称，断面能充分靠拢，且打结留在断面内，所以断端接面光滑，因此，本缝合法目前多被采用。

（三）血管损伤的处理

1. 血管损伤的修复要点：通常认为肢体缺血的时限是神经不能超过6小时，骨骼肌不能超过8小时，否则将导致不可逆的组织坏死。由此可见血管损伤后及时处理的重要性。在临床上腕部的切割伤，往往在血管损伤的同时伴有肌腱等其他软组织损伤。所以在缝合血管前，应先缝合好血管深部组织（主要是肌腱），以便使缝

合动脉、静脉时有良好的基床，减少对血管的牵拉，除有特殊困难外，应尽可能修复所有的动脉与静脉。有人观察结扎桡动脉后，手的坏死率为5.1%，结扎尺动脉后，手的坏死率为1.6%，因此至少有一根主要动脉应修复。如果血管缺损超过2.5 cm者，可采用静脉移植术进行连接。有人曾发现腕部开放伤，尺骨、桡动脉皆完全断裂的病例，手的存活率可达38%，由此可见，手部的侧支循环是四肢中最丰富的部位。

2. 血管损伤的修复方法：通常多采用对端对边两针缝合法（图8-4）或三针缝合法（图8-5）。一般多主张先缝接静脉，后缝接动脉，均应避免在有张力的情况下缝接。缝接静脉时，先细心剥离静脉断口附近2～3 mm处的外膜，再根据对合所需长度，用锐利剪刀剪除过长的部分，使静脉的两个断口光滑平整。如果发现管腔内有血栓，应先纵行切开清除血栓，再根据该段血管壁损伤的程度，决定切除或保留。缝合时常需用肝素盐水做持续冲洗，使瘪缩的静脉断口张开，便于从内膜进针，尤其在缝合第1针时特别注意，或者用血管对拉器伸入管腔，拉紧管壁，以便术者顺利地缝好第1针，继而进行间断缝合。

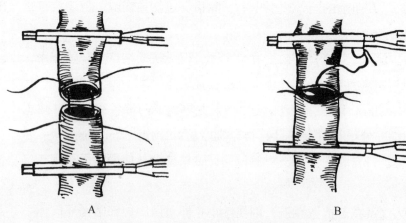

图8-4　二定点固定连续缝合法

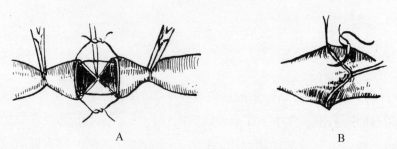

图8-5　三定点（三角形）对端缝合法

缝接动脉的方法与静脉相似，在剥离外膜与修剪动脉断口时，其近侧断口必须有良好的喷血，在近侧端上1 cm处放置血管夹进行间断缝合。缝接后放开血管夹，即可看到手部由苍白变红润，静脉充盈，远侧断面有血渗出，则表示患手血液循环恢复。

（四）神经损伤的处理

1. 神经损伤的早期处理：在伤后4～6小时，污染轻微，清创后估计不致发生感染，而且局部软组织损伤轻，血液循环良好，尤其锐性损伤，不需广泛游离神经或行移植术，皮肤覆盖亦无困难，均考虑做一期神经修复术，否则应当留作二期（即伤口愈合后3～6周）处理。因为只有早期进行神经缝合，才能使神经纤维进入再生过程，以防止麻痹区域的肌肉萎缩和严重的植物神经障碍。

对需行二期处理的患者，应在清创的同时将神经的两断端靠拢，用细黑色丝线将两断端与周围组织缝合一针，防止断端回缩移位，待二期修复时，因其鞘膜增厚或形成神经瘤。手术进行亦感方便。

在清创中如果发现神经并未中断，但轴突可能有损伤，虽有麻痹存在，则暂时不作处理，应观察3～5个月，待以后视其是否恢复再酌情处理。

一期神经缝合，应用局麻即可，但有时需要全身麻醉。在清创术中应设法使日后创口疤痕不在神经缝合处出现。神经在充分显露以后，对受撕裂挤压的部分，可利用锐利刀片加以切除修整，一般切除0.1～0.2 cm。如果是整齐的横断切割伤，亦可直接缝合。其中桡神经损伤后缝合的效果最佳，因为它本身是单一运动神经，所产生的动作，并非手部精细活动，正中神经效果次之，尺神经效果最差。

缝合时神经的正确对轴，可以借助其表面的纵形血管或其断面上的神经束，有时亦可在未移位的神经近远段中点各安置一个定位线，从而达到神经断端的准确对位，特别是正中神经在腕掌部呈扁条状，易于正确对合，而尺神经在腕部呈圆条状，较难正确对位。对较大神经缺损的修复工作亦非常艰巨。在具体缝合时应注意以下两点：

（1）缝合两断端时应在无张力下进行，否则不但缝合后不牢固，而且神经纤维在中央部易再次形成分离，有碍神经趋化因子作用的发挥，代之以疤痕形成而增粗，导致手术失败。为此，常需特殊体位来解决。如正中神经可利用屈指、屈腕和屈肘的体位，尺神经只需将指关节和腕关节屈曲及肘关节伸直，桡神经则可将肘关节屈曲而腕关节背屈。

（2）尽量做到无损伤性缝合，即采用极细的丝线（5-0～6-0或7-0～8-0）、尼龙缝针，在直视下缝合神经外膜（鞘膜）或借助于显微外科技术进行束组加外膜吻合（图8-6、图8-7）以提高神经恢复的优良率。在缝合时不允许神经纤维在缝合

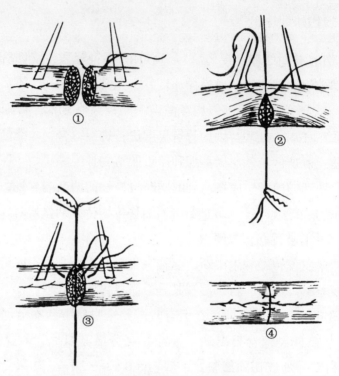

图8-6　神经外膜缝合法（步骤①～④）

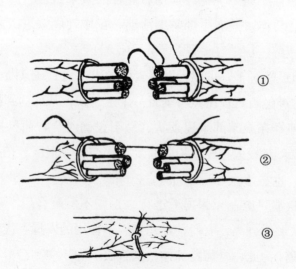

图8-7　神经束膜外膜缝合法（步骤①～③）

处旁侧凸出，或凸出于鞘膜之外，当神经缝合后，患肢必须固定在上述要求的体位4～6周，始能愈合并耐受张力。

2. 神经损伤的晚期处理。

（1）晚期神经修复的指征：

1）完全性麻痹具有完全性的变性反应，4～6周后仍无自主运动的恢复，尤其是直流电刺激反应下降，肌肉萎缩亦加重者。

2）非完全性的麻痹，经过一段再生时期以后，主要的肌肉仍然麻痹，或在观察期中，部分麻痹逐渐加重者。

3）感觉神经损伤，在再生时期中，营养障碍或感觉未见恢复者。

4）严重的植物神经和感觉神经的刺激症状（灼性神经痛），尤其有营养性溃疡者。

（2）晚期神经修复的手术方法：伤口曾经感染的病例，必须在创面愈合3个月以后，方能做神经吻合术，关节运动障碍恢复，容许在神经吻合以后保持减张体位者，才能施行手术。在方法上应尽量争取做神经缝合术。只有存在无法克服的神经缺损时，方考虑做神经移植术。

1）神经缝合术：此法的要点是应缝合健康神经，断端的神经瘤和胶质瘤以及疤痕组织必须完全切除，至露出健康的、无疤痕组织的神经断面为止，切断时须用新的锐利剃须刀片，忌用剪刀，忌在扭转或有张力情况下缝合。然后将新鲜断面的神经鞘膜仔细缝合。

2）游离神经移植术：在较大神经缺损时，应用神经游离移植。但目前仍以自体神经移植为佳，且粗细要基本相同，长度必须是在肢体活动时，移植的神经不受纵向拉力为宜。对巨大的神经缺损或受区血供差者，要行带血管神经移植。

3）神经交叉缝合术：成功的希望大，适用于两根神经同时有缺损，且采用游离神经移植术有困难者。

4）神经松解术：神经并未中断而被疤痕组织所包围时，须行神经外松解术。当神经被游离后，也必须将其表面的疤痕及增厚的神经外膜解除。

（五）腕部皮肤缺损的处理

腕部开放性损伤，认真处理好皮肤的缺损，是直接关系到能否把开放变为闭合，以实现消灭创面的重要环节。对皮肤的撕裂或切割伤，可在清创的基础上，对合与缝合好创缘。对有皮肤缺损无法缝合者，则须进行植皮术。如果创面已有感染迹象，亦应做好充分准备（包括控制感染的措施），争取早日植皮，对陈旧性病例所致的功能障碍须行二期手术者，疤痕应予彻底切除而代之以植皮修补。这样才能达到良好的效果。皮肤移植手术分为游离皮片移植及带蒂皮瓣移植两大类：

1. 游离皮片移植术：适应于腕部皮肤缺损比较表浅，尤其没有肌腱、神经或骨与关节暴露者，可应用皮片移植。一般可采用中厚层或全厚皮片。虽然后者的成活率较前者差，但全厚皮片愈合后收缩率小，色泽接近正常，皮下深部组织的粘连程度不大且耐摩擦，对活动功能影响小。

2. 带蒂皮瓣移植术：适用于皮肤缺损后有肌腱、骨或关节暴露者，一般可分为3种：

（1）局部皮瓣移植术：它有旋转、推进或"Z"形对偶三角皮瓣转移等法，是一种简单而有效率较高的整形手术，可以解除直线疤痕挛缩，亦可利用该手术原理来预防或纠正纵形疤痕的形成。

（2）扁平皮瓣移植术：由于局部组织的限制，无法进行局部皮瓣转移时，可利用前臂、上臂、胸或腹壁皮瓣移植。

（3）管状皮瓣移植术：本法优点是供血较好，成活率高，但很少用于腕部。

四、强调一期修复的重要性

腕部开放性损伤，尤其是切割伤者，在可能的情况下应争取一期修复深层组织，一期关闭伤口，否则肌腱会发生回缩与粘连，神经亦会出现回缩、变性及断端神经瘤的形成，这样则会增加二期修复的困难，且会大大影响疗效。而伤口的暴露，又将引起感染，并可波及整个腕关节，导致腕部组织炎性反应与破坏或吸收与机化，使灵活的关节与肌腱为纤维组织所包裹，而影响活动且拖延病程。在二期愈合过程中，肉芽组织的形成和收缩，以及疤痕形成后的晚期收缩均可造成腕关节的挛缩和畸形。因此，当腕关节发生开放性损伤后，及时消灭创面，将开放性损伤转变为闭合性损伤，为争取一期愈合创造条件，是极其重要的，也是一个重要的外科处理原则。

第二节　腕　部　截　肢

（一）适应证

1. 腕部血管遭受严重损伤，且又无法修补，或伴有广泛的软组织碾挫伤者。

2. 血管栓塞后手部已有明显坏死者。

3. 不能治疗的手部残废，尤其伴有神经或血液循环障碍者。

4. 难以控制且危及生命的急性手部感染的患者。

5. 破坏广泛的慢性骨髓炎，由于病程长且反复急性发作，不仅严重影响该肢体的机能，且影响全身情况，而又无法根治者。

（二）临床意义

只要有可能，应争取经腕骨截肢。因为腕部截肢能保留较长的杠杆臂，使用义肢方便、有力；同时亦保留了远端尺桡关节，有正常的旋转功能。

（三）腕部截肢术

1. 经腕骨截肢术：做掌侧长、背侧短的皮瓣，比例为2：1。皮瓣分离到截骨平面的近侧，显露下方的组织。向远端拉出，切断屈指肌腱、伸指肌腱，任其回缩到前臂内。将腕屈肌腱、伸指肌腱从它们的附着点剥离并向近侧翻转。游离正中神经、尺神经和桡神经远侧支，高位切断，使它们回缩到残端的较高平面，并结扎、切断桡动脉和尺动脉于计划截骨平面的近侧，继而切断其他软组织直达于骨。用钢锯横行截断腕骨，用骨锉将骨断面磨成光滑的圆形残端。此时，可在残留的腕骨上选择若干与正常肌腱附着点力线一致的点，将腕屈肌腱、伸指肌腱埋入这些点内，以保全腕关节的主要活动。缝合皮下组织与皮肤，放置橡皮引流条或硅管负压吸引。

2. 腕关节离断术：皮肤切口一般可做成掌侧长、背侧短的皮瓣。切口从桡骨茎突远端1.3 cm处开始，向远端延伸，越过手掌，再转向近侧，止于尺骨茎突的远端1.3 cm处。然后做背侧切口，越过手背把掌侧切口两端相连接成一个短的背侧皮瓣。有时为保留肢体长度，避免在更高位截肢，也可考虑做不规则皮瓣。把皮肤、皮下组织和筋膜一起向桡腕关节的近侧翻转。正好在关节的近侧游离、结扎、切断桡动脉和尺动脉。然后高位切断正中神经、尺神经和桡神经浅支。切断所有肌腱，任其回缩到前臂内。环行切断腕关节囊，完成关节离断。切除桡骨茎突和尺骨茎突，骨端磨光，不要损伤远端尺桡关节和三角纤维软骨，这样可保全前臂的旋转活动，避免关节疼痛。将皮瓣覆盖骨端，逐层缝合，放置引流。

　　只有在尺、桡骨远端组织遭受严重挫伤，而无法进行腕部截肢或离断的情况下，方可考虑行前臂下1/3（该处皮薄，皮下组织少，血液循环差）或中1/3截肢。但前后皮瓣要等长。

第三节　腕关节断离伤及再植

（一）再植的适应证及原则

创伤性截肢及毁灭性开放伤，肢体能否保留，与血管、神经能否修复和可否再植等有直接关系，也与创伤部位和功能有关。一般肢体保留的原则是要比假肢功能好，尤其是上肢经治疗后如有部分运动和感觉，其功能即比假肢好。故对腕部断离伤再植后亦应达到这样的要求。

　　前面已讨论了腕部开放性损伤的处理原则与技术。这些内容亦完全适用于腕部断离后的再植。它包括彻底的清创术、骨折或关节分离的复位与固定术，以及各种软组织损伤的修复术。腕关节部位一旦发生断离，则断裂的组织既广泛又集中，且远侧血供已完全中断，这又不同于一般开放伤，而修复再植工作在时间要求上又是那么紧迫。因此，再植工作必须按照一定的程序，做到有条不紊，确保再植成功。

（二）断腕再植的程序与方法

　　第一步：对腕部断离的再植，首先是行彻底的清创术。尽管腕部软组织伸展余地小，但清创却不能过于姑息，仍要力争切除一切失去活力的组织，此点非常重要。另外，为了缩短清创时间，可由两个手术组分别对远、近两断面进行清创工作，并分离出各种组织的各个断端，以利修复与再植工作的实施。而修复工作的程序是由深层到浅层组织依次进行修复。

　　第二步：修复骨断端并施以内固定。在接合骨组织时，一定要充分估计到各种软组织经彻底清创后的短缩情况，并能确保在修复软组织时没有张力才行。如断离发生在中腕关节，在清创时对血运不佳的腕骨可以切除，但一般应尽可能保留远排腕骨，对桡腕关节断离者，更要常规地切除近排腕骨，并保留其关节囊，用两枚克氏针将远排腕骨与桡骨下端固定，缝合关节囊；如切除近排腕骨后软组织修复仍感困难，可短缩桡骨而保留关节面，同时切除尺骨远端，如桡骨远端关节面已遭损害，可切除桡骨远端面，行桡腕融合术。只有骨组织接合牢固，方能为修复其他软组织提供支撑与稳定作用。

第三步：当骨组织修复以后，接着就是修复肌腱，尤其是处于血管深层的肌腱。这既可作为修复后的血管床，同时也避免了后修复肌腱对血管发生干扰之弊。腕部肌腱众多且又集中，如逐个进行修复既费时又易粘连。为此可只缝指深屈肌腱或深浅交叉缝合。接着再对拇长屈肌、拇长伸肌、短伸肌、拇长展肌、指总伸肌、桡侧腕长伸肌和尺侧腕伸肌等诸腱进行修复。

第四步：重建良好的血液循环是断肢再植后能否成活的关键。因此，凡有条件缝合的血管，包括血管移植，都应争取吻合，并力求血流通畅。在可能的情况下，静脉多于动脉，以保证断肢有足够的血液循环。所以对腕部的尺桡动脉应尽可能都吻合，至少要确保有一条畅通，腕背静脉至少吻合两条。

第五步：神经的修复直接关系到再植后手的功能。再植后的手首先应具有良好的感觉功能，否则再植成活的手，仍然是残废的。因此，必须修复好正中神经与尺神经。

最后覆盖皮肤，避免感染，并进行外固定。关于固定体位，则应根据具体情况，不能一概强调关节功能位，应以使修复后的组织无任何张力为原则。并要严密观察术后患肢血运情况，若出现血管危象，要查明原因，采取相应的治疗措施，加以纠正。

第九章

腕 部 骨 折

第一节 尺骨、桡骨远端骨折

在尺骨、桡骨远端骨折中，尤其作为主要直接构成腕关节的桡骨远端，若出现骨折后，无论从分类与命名以及早期的诊断方面，尚存在着一些值得商讨和注意的问题，现分述于下。

一、桡骨远端骨折的分类与命名

（一）分类

目前对桡骨远端骨折的分类是多种多样，少则分为3大类，多则分为8类。现仅就分类较多者列举两种如下：

1. Nissen–Lie将其分为5类。

（1）裂纹骨折，无移位。

（2）关节外骨折，骨折向背侧、桡侧移位。

（3）粉碎性骨折，一个或数个骨折线通过关节面。

（4）骨折有错位，桡骨茎突骨折。

（5）骨折向掌侧移位。

2．Frykman将其分为8类。

（1）关节外骨折，无尺骨远端骨折。

（2）关节外骨折，合并尺骨远端骨折。

（3）关节内骨折，波及桡腕关节，但无尺骨远端骨折。

（4）关节内骨折，波及桡腕关节，合并尺骨远端骨折。

（5）关节内骨折，波及下尺桡关节，但无尺骨远端骨折。

（6）关节内骨折，波及下尺桡关节，合并尺骨远端骨折。

（7）关节内骨折，波及桡腕关节及下尺桡关节，但无尺骨远端骨折。

（8）关节内骨折，波及桡腕关节及下尺桡关节，合并尺骨远端骨折。

在临床工作中，对某一具体病变的分型尚存在一些混乱现象，如对波及桡骨远端关节面骨折，亦有视为Colles骨折者，这就易与Barton骨折等病相混淆。而Thomas在对Smith骨折所分的第Ⅲ型也竟与Barton掌侧型骨折相混同。而后来学者们从Barton骨折中又提出了"反Barton骨折"的名称，但其定义则众说不一。其次是桡骨远端粉碎性骨折，无论是从它的受伤机制、病理改变及临床特点和治疗方法与预后，均有其特殊性，但仍被归入Colles骨折的范畴，实为不妥。本书对桡骨远端骨折采用Campbell的分类法，该学者将桡骨远端骨折分为不影响关节面和影响关节面两种：

未进入关节的桡骨下端骨折，向掌侧成角及向背侧移位的称为Colles骨折；若向背侧成角及向掌侧移位者称为Smith骨折。

桡骨远端关节面背侧边缘骨折，伴有腕关节向背侧脱位或半脱位，称为背侧型Barton骨折；若桡骨远端关节面掌侧边缘骨折，伴有腕关节向掌侧脱位或半脱位，称为掌侧型Barton骨折。

（二）命名

编者鉴于桡骨远端骨折的复杂性且学者们均给予了不同的命名，其中有些混乱现象。为此我们在查阅文献的基础上，试将每种病名的定义整理如下：

1．涉及桡骨远端关节面的骨折。

（1）背侧型Barton骨折。

（2）掌侧型Barton骨折。

（3）桡骨远端粉碎性骨折：关节面骨折超过3块者。本型由于损伤严重而致骨块上移易导致下尺桡关节结构紊乱。

（4）桡骨茎突骨折：本病除有桡骨茎尖撕脱性骨折外，尚有Hutchinson骨折，即骨折端起自桡骨远端舟骨窝的交界处的嵴上，几乎呈水平位向桡侧皮质伸延，其骨折块多向桡侧移位。由于本病多为旧时的汽车摇柄所打伤，所以有称"汽车司机骨折"。

（5）桡骨远端尺侧缘骨折：本病亦称"月骨窝压缩骨折"。

（6）桡骨远端背侧隆突（Lister结节）骨折：本病有时亦可到达其背侧微小的关节面，但并不影响桡腕关节的稳定性。

（7）Cotton骨折：桡骨远端中央关节面骨折与凹陷移位。此病是腕关节受到轴向载荷，伴背伸尺偏所致。它类似胫骨远端的Pilon骨折。

（8）Moore骨折：桡下端骨折（侵及关节面），并伴有尺骨小头脱位。

2. 不涉及关节面的桡骨远端骨折。

（1）Colles骨折：距离桡骨远端缘2～3 cm骨折（即关节为外骨折），且骨折部位有向掌侧成角畸形或向背侧移位。

（2）Smith骨折（亦称"反Colles骨折"）：其骨折部位与Colles骨折相同，但骨折是向背侧成角或向掌侧移位。

以上为桡骨远端骨折提出了简练而明确的分类法，则可避免在分类上的矛盾，更有利于教学与临床工作。其治疗要点是：尽可能去恢复桡骨远端关节面的平整及其应有的长度。

二、桡骨远端骨折并发症

桡骨远端骨折后，亦可能有潜在的并发症，作为临床医师应意识到这种情况，从而可以减少或防止并发症的发生。

1. 腕部合并伤：对少数出现在腕部的合并伤易于漏诊，如腕舟骨骨折、Bennett骨折及腕骨间韧带损伤等。因此，在临床上应全面检查，严防漏诊，并应对合并伤及时作出相应的处理。

2. 皮肤并发症：由于前臂远端的软组织多贴近骨骼，并存在有骨突。因此，当桡骨远端骨折后，如使用外固定不妥，最易使皮肤及其皮下软组织遭受压伤（褥疮），甚至因此而感染，使治疗处于被动局面，而直接影响疗效。

3. 肌腱并发症。

（1）最常见的是肌腱间及肌腱周围的粘连，肌腱间粘连多见于腕部屈肌腱之间，表现为某个手指的运动单独受限，或前臂远端定位不清的疼痛。肌腱周围的粘连可涉及屈肌腱或伸肌腱，致使手指或腕部动作明显丧失。对此，应注意合适的外固定，及早消除水肿与早期的手指活动，有助于预防此类并发症的发生。

（2）并发第1背侧间室狭窄性腱鞘炎：这是由于骨折血肿、移位骨片、疤痕组织和残余水肿所致。如保守治疗无效者，应通过手术切开该间室上的支持带。

（3）肌腱的卡压：偶尔腕部肌腱可被卡压于骨折部位，而导致复位失败；或骨折畸形愈合，肌腱功能受限，常需要矫正畸形及肌腱的松解术。如Galeazzi骨折所致的尺侧腕伸肌腱被卡压于下尺桡关节内，这就需要及早手术以解脱之。

（4）肌腱断裂：肌腱除直接因外伤而断裂外，还可因畸形愈合的骨突及骨增生致慢性磨损而断裂。尤其拇长伸肌腱的断裂常发生在Lister结节部位。因而对桡骨下端骨折的复位应尽可能达到或接近解剖复位，以减少磨损。若一旦发生断裂，只有通过肌腱移植或肌腱移位来解决。

4. 神经并发症：由于正中神经、尺神经及桡神经的分支均通过腕部，因而桡骨远端骨折后有并发神经损伤的可能。尤其正中神经除可直接遭受挫伤、卡压及割裂伤而需经特殊处理外，另常可因血肿、水肿或骨折移位，致腕管容积变小，正中神经受压而致腕管综合征。而尺神经受累的机会极少。在腕部神经感觉支中的桡神经最易受伤，可引起剧烈疼痛。在治疗上应去除致病因素，并进行及时有效的治疗。

5. 筋膜并发症：桡骨远端骨折后，在个别情况下可发生或加重Dupuytren病变（掌筋膜挛缩症）。另外，当桡骨远端或腕部骨折后，由于骨折移位、压迫性敷料、过紧的外固定、腕肘过度屈曲等潜在因素，可导致掌侧前臂骨筋膜间室内压力增高，室内肌肉、神经的血液循环受阻而致缺血。如不及时减压，最后可形成Volkmann缺血性挛缩症。手部间室综合征，一般可见于手背静脉输液所致，其次如腕部损伤、不合理的外固定，加之局部血肿及水肿致肌肉及神经的血液循环受到影响，静脉回流不畅，抑制手指活动，导致手部10个骨筋膜间室（4个背侧骨间肌、3个掌侧骨间肌、拇收肌、大鱼际肌、小鱼际肌）内压力持续升高，而致手内在肌屈曲挛缩。如保守治疗无效，可行手术减压。

6. 神经血管紊乱症：桡骨远端骨折后很少引起急性血管损伤，但可因长期制动与缺乏主动活动等因素，而出现反射性交感神经营养不良，或称创伤性骨萎缩

（Sudeck骨萎缩），亦可导致肩-手综合征。

临床特点是疼痛，腕与指或肩关节僵硬，皮肤发红、光亮，骨质疏松等。治疗应以加强功能锻炼为主。

7. 桡骨远端骨折并尺骨小头脱位称之为Moore骨折，这与Colles骨折、Galeazzi骨折略有不同。

三、尺骨、桡骨远端骨折各论

（一）Colles骨折

Colles骨折亦称桡骨下端伸直型骨折。它是在距离桡骨远端2～3 cm以内的松质骨骨折，且远端向背侧移位或向掌侧凸起成角，但桡腕关节关系正常是其特征。本病由Colles于1814年首次描述，是在腕关节附近较为常见的一种骨折。它也是人体发生骨折最多的部位，占全身骨折的6.7%～11%，占腕部骨折的第1位。可发生于任何年龄，尤其是高龄人，女性多于男性。骨质疏松患者亦可诱发本病。若发生在幼年期，则常为桡骨下端骨骺分离症。

1. 受伤机制：桡骨下端2～3 cm处，正是松质骨与坚质骨交界处，也是力学上较为脆弱的部位，故易于骨折，其损伤机制如下：

直接暴力：较少见，如汽车摇柄反弹时，打击于桡骨远端掌侧所致。

间接暴力：较常见，如跌倒时前臂旋前，腕关节背伸，手掌着地所致，此种应力向近侧传递，使桡骨远端掌侧面的骨皮质在张力作用下发生骨折，而背侧由压缩应力的作用，发生松质骨的嵌插或远端骨折块后移。Kudelka认为：桡骨下端骨折后，其远端常被关节软骨盘牵拉于尺骨茎突上，并以此为旋转中心。因此，远侧骨块除遭受向背、向上的撞击力外，还有向后的扭转力，因而所致的畸形有3个方面：①桡骨远端背侧压缩，并与近端互嵌或向掌侧成角；②远侧骨块向后外方移位并旋后；③桡骨短缩，尺骨小头凸出。

如致伤暴力过于强大，尚可使远侧下尺桡韧带断裂或尺骨茎突骨折、三角纤维软骨盘破裂，致下尺桡关节脱位，尚可伴有舟骨骨折，致腕部畸形更加突出，甚或形成开放性骨折。

2. 诊断：患腕肿胀、疼痛与压痛，前臂旋转活动受限，腕之外形呈"餐叉状"畸形（图9-1、图9-2），部分病例可伴有正中神经或尺神经受压症状。

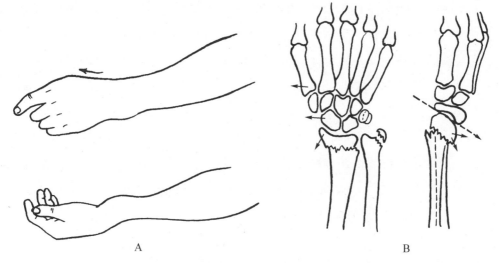

A. Colles骨折腕的外形　B. Colles骨折的移位情况

图9-1　Colles骨折

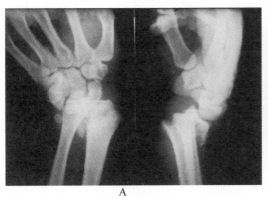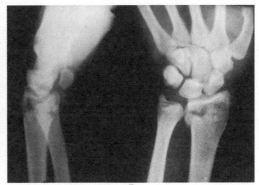

A. 术前　B. 闭合复位后

图9-2　Colles骨折X线片

X线片示：在距离桡骨远端2~3 cm以内骨折（即关节外骨折），骨折线多由前下斜向后上或为横断骨折。远侧骨块可向背侧及向外侧移位且旋后，并与近端嵌插和向掌侧成角。有时骨折线并不明显，仅见桡骨远端背侧压缩，有时呈现桡骨远端背侧骨皮质隆起或碎裂，致掌倾角变小或呈现负角，但

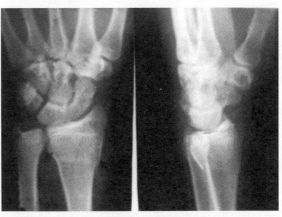

图9-3　Colles骨折致桡骨端掌倾角呈负角

桡骨远端关节面完好（图9-3）。有时尚可并发尺骨茎突或尺骨小头骨折及下尺桡关节脱位与隐性舟骨骨折等。在发育期的Colles骨折，常为桡骨远端骨骺滑脱。

3．治疗：对3周以内的新鲜性病例，如移位不明显且掌倾角接近正常者，可将患腕固定于中立位3～4周即可。对有明显移位者，可利用Kudelka复位法，即与应力相反的复位原理。可在强力牵引的基础上，将患腕旋前并掌屈，一般多可复位（图9-3）。对有严重移位并嵌插者，则应酌情略扩大畸形，并向远侧推顶骨块，消除嵌插与绞锁，再按上述方法使其复位，对合并有尺骨茎突骨折者，亦常可相继复位。复位手法要适当，避免出现矫正过度而变为Smith骨折状态。尤其对发育期的病变，复位手法切忌粗暴，以免进一步损伤骨骺。

复位后应用小夹板或石膏托固定患腕于旋前并略掌屈位（图9-4）。待2～3周后改为腕关节功能位固定，直至骨折愈合。对桡骨下端骨折的老年患者，因手部关节常有骨关节病，患腕更不宜长时间地固定在非功能位。因此，David常采用闭合复位，并通过桡骨茎突或桡骨下端穿针内固定，将患手置于中立

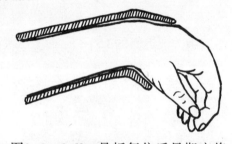

图9-4　Colles骨折复位后早期应将患腕固定于掌屈位

位并用掌臂石膏固定，以便稳定骨折，又可从固定日起锻炼未被固定的指、肘及肩关节。

如合并尺骨茎突骨折或下尺桡关节脱位者，应将患腕固定于略尺偏位，并注意腕关节的侧方压力，以利尺骨茎突及下尺桡关节的复位。如有舟骨骨折，应延长固定时间，以利舟骨骨折的愈合。

总之，对新鲜性Colles骨折，在进行闭合复位时应力争达到解剖或近似解剖复位，以避免腱沟扭曲，并使桡骨远端的前倾角及尺倾角得以复原，以利于桡腕关节及下尺桡关节两个活动枢纽发挥作用。除在儿童期中的少数病例，由于桡骨远端骨骺受到损害而引起发育障碍外，一般预后均佳。

晚期的Colles骨折，畸形愈合要比其他部位多见。其结果是引起明显的病变。治疗方法应根据患者的具体情况而定。在一般情况下，尺骨远端切除术比较常用，尤其对45岁以上的患者更有必要。手术后不存在骨的愈合问题，也不需要固定。成角畸形达30°以上，桡骨有显著缩短的病人，若无腕关节病变者，进行尺骨远端切除术后，常可获得满意的功能。若腕关节已有病变，如桡骨关节面粗糙，成角畸形严重，无明显骨质疏松的病人，则应行腕关节固定术；如合并尺骨、桡骨远端之间

长度差异，或关节已有创伤性关节炎存在者，则应同时做尺骨远端切除术。如果桡骨成角与短缩严重，且足以使远侧尺桡关节的功能丧失，但腕关节无病变，年龄在45岁以下者，可考虑行桡骨截骨术和植骨术。但在进行上述手术之前，若患肢已出现了典型的Sudeck骨萎缩病，必须先予治疗，待症状和体征都相对静止或明显改善后方可进行。

［附］Colles骨折畸形愈合手术矫正法

1. 桡骨截骨加植骨术。

（1）Fernandez手术方法：从Lister结节远侧处开始，做与桡骨纵轴相平行并向近侧延伸约8 cm的前臂切口，分离出拇长伸肌腱并保护之。在桡侧腕短伸肌和指总伸肌腱之间显露桡骨。桡骨做骨膜下剥离，使之能适合于安放"T"形钢板，用骨凿在腕关节近侧的2.5 cm的截骨处做一标记。在截骨处的近侧4 cm处插入1枚克氏针与桡骨纵轴垂直，第2枚克氏针亦垂直插到桡骨远侧部位。这样，在矢状面与第1枚克氏针所成的角度正好等于畸形的角度，确定与关节在平行的矢状面的截骨部位。截骨在背侧张开，直至两枚克氏针相互平行，以恢复桡骨相应的长度和正常的掌倾角与尺倾角。用1枚斜穿的克氏针稳定骨端的位置。从髂骨处切取植骨块，修整之，以适合桡骨背侧的骨缺损范围。把修整后的骨块放入骨缺损处，并使之嵌紧。在放入植骨块前，通过桡骨纵轴的旋转，把桡骨远侧骨块旋前或旋后加以纠正。用一块与桡骨远端背侧面轮廓相符的"T"形钢板，近侧和远侧骨块各用2枚螺钉固定。如固定仍欠坚固，可另加1枚螺钉，从桡骨茎突进入，穿过截骨面，到桡骨近侧骨块的对侧皮质骨。切口分层缝合，石膏外固定。

（2）Cambell手术方法：切口从腕背Lister结节处开始，向近侧呈"S"形延伸5～7.5 cm。切开皮肤和深筋膜后，在桡侧伸腕肌的外侧与拇长伸肌、指总伸肌之间向下分离直到骨面，做骨膜下剥离，暴露骨皮质。要避免损伤上述肌腱。在畸形愈合的平面钻一排孔，用骨凿按所钻的孔，把骨凿断。撬起远侧骨片，矫正关节面的位置。所形成的骨缺损，其基底部向背侧和桡侧。用1枚克氏针从桡骨茎突进入，穿过截骨面，直到近侧桡骨的内侧皮质，以固定关节面的位置。克氏针要正好在皮下割断，这样以后容易取出。截骨后的楔形骨缺损处，填满松质骨，最好是自体髂骨，必要时可再将尺骨远端切除。术后将腕关节置于轻度掌屈位，前臂置于中立位，肘屈曲90°，石膏由掌指关节至肘上固定，待6周后如已有一定程度的愈合，则更换前臂夹板固定，并开始做主动与被动活动。

2. 尺骨远端切除术。

（1）Darrach手术方法：①于尺骨下1/3处做纵形切口，并观察三角纤维软骨的变化，再纵向切开骨膜，向两侧翻转，然后在尺骨茎突上2.5 cm处的截骨平面，横钻一排孔（防止截劈裂），而后截除远侧段尺骨；②不要破坏旋前方肌（即在该肌的远侧缘截骨）及其筋膜与骨膜的完整性；③如三角纤维软骨未断保留尺侧副韧带附着的那部分尺骨茎突（即于尺骨茎突基底处分离尺骨茎突），勿损伤尺月韧带及尺三角韧带；④切骨的残端不能留有锐利的

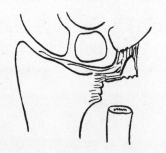

图9-5 尺骨小头切除术（Darrach法）

边缘，并用骨膜或软组织将其包埋；⑤术后48小时后即可主动活动（图9-5）。

（2）Milch手术法：对正在生长发育的儿童，或骨骺未停止生长的病例，不宜做尺骨远端切除术，这时可考虑做Milch手术。即在尺骨干下1/3处切除一段，横形对合或梯形对合，并做内固定。其切除长度要足以矫正尺、桡两骨的长度差异。这样就足以使下尺桡关节恢复正常关系。为了防止尺骨远端的进一步生长，必要时可辅以尺骨远端骨骺阻滞术（图9-6）。

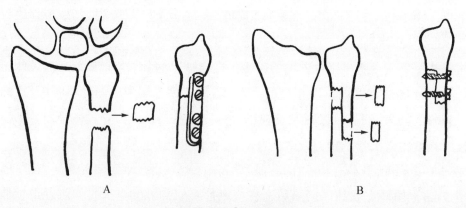

A. 横形对合　B. 梯形对合
图9-6 尺骨短缩术（Milch法）

（3）Bunnell手术法：适用于尺骨截除平面已在旋前方肌的近侧，致尺骨的远端（残端）在前臂旋前时，会向背侧半脱位，并引起疼痛与乏力，甚或尺骨残端与桡骨发生碰撞而疼痛。对此，必要时行肌腱移植——环绕尺骨和尺侧腕屈肌腱，使尺侧腕屈肌腱在前方约束尺骨，从而解除疼痛和乏力。

（二）Smith骨折

Smith骨折即桡骨远端屈曲型骨折。本病由Smith于1847年首先提出，它是发生

在腕关节附近的骨折，即桡骨远端2～3 cm骨折，且远折端前移位或向背侧成角，但桡腕关节关系正常。此后即称此种骨折为Smith骨折（图9-7）。由于本病骨折部位与Colles骨折相同，而骨折远端的移位方向则与Colles骨折相反，故亦有称"反Colles骨折"者。本病较为少见，约占全身骨折的0.11%。

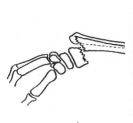
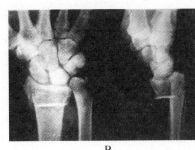
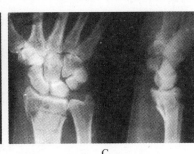

A. Smith骨折 B. Smith骨折术前X线像 C. Smith骨折闭合复位的X线像

图9-7 Smith骨折

1．损伤机制：本病的损伤机制多为间接暴力所致，即跌倒时前臂旋后，腕掌屈手背着地，而致桡骨下端松质骨骨折，且远端向掌侧移位或向背侧成角。直接暴力伤比较少见，即桡骨下端背侧受到打击所致。本病也可引起下尺桡关节脱位及尺骨茎突骨折等合并伤。

2．诊断：本病的临床症状、X线表现与Colles骨折基本相同。只是骨折移位方向以及畸形情况与Colles骨折相反。

3．治疗：新鲜性病例可行闭合复位术，即在牵引下由掌侧向背侧推按远侧骨块，多可复位（图9-7C）。并用夹板或石膏托固定患腕与中立位或接近腕功能位，5～6周即可痊愈。

对畸形愈合的病例，治疗方法与Colles骨折基本相同。其要点是做掌侧切口，在桡侧腕屈肌与桡动脉之间进入，从桡骨上剥离旋前方肌。在桡骨的掌侧做开放楔形截骨，插入植骨片，在掌侧面用钢板固定。当桡骨缩短超过1.2 cm，远侧尺桡关节已存在退行性改变，或尺骨远端已有半脱位存在时，可将尺骨远端切除，将切下来的骨块作植骨之用。石膏外固定，直至骨折愈合后方可持重。

（三）Barton骨折

Barton骨折，早期有称为桡腕关节骨折脱位，亦有称全腕骨脱位。1938年Barton首次描述了一种腕关节半脱位，伴随桡骨远端关节面骨折的病例。他报告了两种类型：一种腕向掌侧脱位，骨折块向掌侧移位（图9-8A）；另一种腕向背侧脱位，骨折块向背侧移位（图9-8B）。此后对Barton骨折一词的使用比较混乱，有人将前一种称为Barton骨折，而对后一种则称为反Barton骨折。编者早期亦曾采用过此一命名。而另一部分人则持相反的观点。因而，该病的两种类型、两种命名的含义出现了人为的矛盾，至今未能统一。为此Cautill认为：应按Barton本人的原意，并明确提出，对背侧型骨折并背侧脱位者，称背侧Barton骨折；对

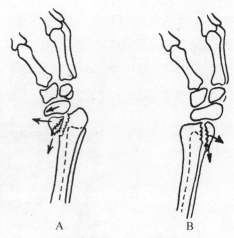

A. 掌侧型　B. 背侧型

图9-8　巴尔通骨折

掌侧骨折并掌侧脱位者，称掌侧Barton骨折。而不主张再使用"反Barton骨折"这一词，Campbell亦持同样的观点。

1. 损伤机制：背侧Barton骨折与Colles骨折的受伤机制基本相同，只是前者伤肢与地面的交角略大于后者；而掌侧Barton骨折与Smith骨折亦是同样的情况。这种应力由腕之掌侧或背侧通过腕骨将桡骨远端的背侧缘或掌侧缘撞击而骨折。骨折块常伴随腕骨向同一方向移位。背侧移位者腕之掌侧韧带常可被撕脱或断裂，而掌侧移位者，腕之背侧韧带亦有撕脱或断裂者。

2. 诊断：背侧Barton骨折，腕之外形很像Colles骨折的餐叉样畸形；而掌侧Barton骨折，腕之外形又像Smith骨折的畸形情况。只是本病的畸形部位较低，即正在腕部。本病亦有对正中神经造成压迫或牵扯而产生症状者。

X线检查：背侧Barton骨折，见腕骨伴随骨片一同向背侧呈半脱位状。该骨片呈楔形，可波及桡骨远端关节面1/3左右，骨折线与桡骨纵轴线的交角接近直角，有时可累及桡骨茎突，少数可伴有掌侧小的撕脱伤，桡腕关节呈半脱位状。掌侧型骨折，则见腕骨伴随桡骨远端掌侧缘劈裂骨折，骨折块呈楔形，占该关节面的1/2～1/4；其骨折线与桡骨的纵轴线的交角呈锐角或接近平行，桡腕关节呈半脱位状。两种类型均可能合并尺骨茎突、桡骨茎突的骨折以及下尺桡关节的损伤。

3. 治疗：本病因是关节内骨折合并脱位，故应及早做到准确的解剖复位，进行有效的固定与早期功能锻炼。否则常有碍于患腕功能的恢复以及并发创伤性关节炎。

（1）非手术疗法：对新鲜性病例，可在牵引下，由骨折移位侧向对侧推挤脱位的腕骨与骨折块，一般多可复位（图9-9）。尤其是背侧型骨折，复位后多较稳

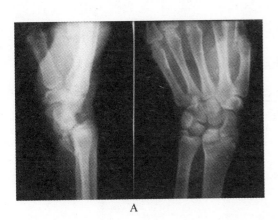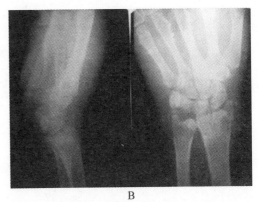

A. 术前 B. 经闭合复位术后

图9-9 掌侧Barton骨折的X线像

定。对掌侧型骨折，常常是复位容易、固定难。其原因有以下3个方面：①桡骨远端有掌倾角的存在，易使腕骨向前滑动；②掌侧骨折线几乎与桡骨干平行，当通过腕部的肌肉发生收缩时，腕骨伴骨折块易向近侧移位；③腕前有腕管的存在，所以外固定力很难作用于不稳定的骨片上，否则腕管内组织将有被压伤的可能。因此，对掌侧型骨折的治疗，目前意见尚不一致。尤其在固定体位方面，若行掌屈固定，向掌侧倾斜的腕关节可对掌侧骨块产生挤压作用；如行腕背伸固定，则腕骨之纵轴线的近侧部指向腕之前上。这均可造成不稳现象。也有人主张将患腕固定于中立位。Campbell、Thomas均主张对掌侧型Barton骨折采用轻度掌屈，手极度旋后位固定；对背侧型Barton骨折主张采用腕关节背伸，手极度旋前位，使腕骨的纵轴远离骨折端，以求获得掌侧骨块的稳定，据称效果尚好。为了稳定掌侧骨块，在外固定上有采用小夹板加垫法（图9-10），亦有用短臂石膏或气囊加压法等。

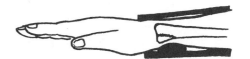

图9-10 掌侧型Barton骨折复位后使用小夹板加垫外固定法

（2）手术疗法：Thompson提出的手术指征为：①骨折块占关节面的1/2；②粉碎性骨折；③闭合复位不满意者。开放复位内固定，过去曾采用普通钢板或克氏钢针，但疗效均不满意。为此，Ellis创造应用了"T"形附壁钢板（图9-11），以固定掌侧骨折块。该手术自腕前入路，显露骨折端，将骨块复位后，用"T"形钢板的横臂压在骨折块上，将其竖臂置于骨折近端的骨干上，待上紧螺钉后，骨折片则被横臂挤压而稳定。De Oliveira采用特制小钢板螺丝钉固定在骨折近侧骨干上，钢板的远侧即可压在骨片上，并称此钢板为"支持钢板"。有人对不稳定的背侧型骨折曾采用经克氏针内固定。

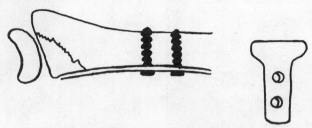

图9-11 Barton骨折采用"扶壁钢板"内固定法

（四）桡骨远端粉碎性骨折

桡骨远端粉碎性骨折，多见于高龄患者。本病无论是受损机制、病理改变以及临床特点，均有其特殊性。因此，应视为独立的疾病来看待，由于它常常波及桡骨远端关节面，故预后较差。

1. 损伤机制：①直接暴力。多见于成年人，常为砸伤、轧伤所致；②间接暴力：多见于老年人，当跌倒时，前臂与地面多呈垂直状态，暴力通过腕关节并撞击于桡骨下端，造成该段松质骨的粉碎性骨折，常可伴发尺骨下端或下尺桡关节的损伤。

2. 诊断：伤后前臂下端肿胀较甚，有广泛的压痛，并有明显的异常活动或骨擦音，前臂功能受限。如尺骨远端正常，而桡骨远端因粉碎而移位或塌陷，则尺骨小头更显得高凸畸形，有时亦可出现神经刺激症状。X线检查可以确诊（图9-12A）。

3. 治疗：对新鲜性桡骨远端粉碎性骨折者，应首先试用闭合复位（尤其是高龄患者），并采用夹板外固定（图9-12B）。但多数病例由于局部的稳定性已丧

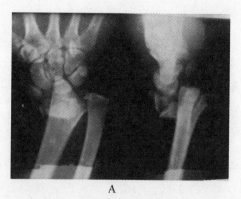
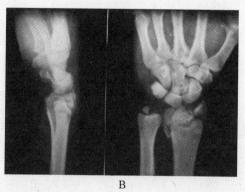

A   B

A．桡骨远端粉碎性骨折，已严重破坏了关节面的完整性 B．经闭合复位，但关节面仍不平整，便要待日后行桡腕融合术

图9-12 桡骨远端粉碎性骨折

失，而前臂肌肉则对桡骨远端始终起着挤压作用（即轴向载荷），所以在骨折愈合过程中，任何不能提供持续对抗前臂肌肉力量的方法和装置，都很难维持解剖复位。因此，Coeeon认为：桡骨远端粉碎性骨折，应放弃单纯使用石膏外固定，所以当采用闭合复位及外固定难以奏效，以及使用切开复位内固定有困难时，下列疗法可酌情选用。

（1）穿针石膏固定：在前臂近端和掌骨分别横穿克氏针或史氏针，牵拉复位，然后将针固定于石膏模之内。此法可以达到骨折的满意复位，并能维持直至骨折愈合。

（2）外固定架：常用Roger Anderson或Ace-Clles矫形外固定架，其原理同上法，仅以外固定架式代替石膏外固定（图9-13）。本法对合并腕部软组织损伤或感染者，更为适用。

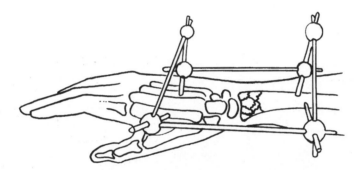

图9-13　桡骨远端粉碎性骨折所应用的外固定架

（3）腕、肘管型石膏：在骨折闭合复位后，上打一包括腕关节、肘关节在内的前臂功能位管型石膏，肘关节在屈曲90°位（图9-14）。本法更适合于老年患者。

对陈旧性患者，如有畸形应酌情手术矫正，并植入松质骨，有良好的骨诱导作用，以利骨愈合。如对前臂旋转受限的下尺桡关节病变，可行尺骨关节切除术；如出现桡腕关节创伤性关节炎，可施行桡腕关节融合术，或行桡腕关节人工关节置换术。

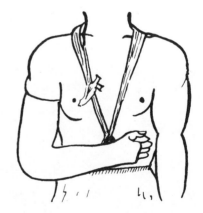

图9-14　桡骨远端碎折使用管型石膏固定

［附］桡腕关节人工关节置换术

1. 手术方法：采用臂丛神经阻滞麻醉，在充气止血带下施行手术。①腕背侧做"S"形切口，注意保护牵开桡神经和尺神经皮支，显露背侧伸肌支持带。②于腕背侧伸肌支持带尺侧做"S"形切口，切断该支持带，然后将支持带向桡侧分离掀开，显露腕背侧伸肌腱。于拇长伸肌腱与伸指肌腱间分离，将肌腱向两侧牵开，显露腕关节背侧关节囊，将关节囊做"U"形切开，并向远端逆行掀起，显露腕关节。③根据人工关节的型号大小，用微型电锯或小骨凿截除桡骨远端关节面、尺骨远端、舟骨、月骨和部分小多角骨、头状骨、钩骨和三角骨。④根据所选择的人工腕关节近、远端的柄大小和长度，用髓腔扩大器分别扩大桡骨远端髓腔和头状骨截面扩大第3掌骨近端的髓腔，将容纳关节柄的隧道口打磨，使其圆钝，以免切割与磨损硅胶关节的柄部而日久发生断裂。如有腕关节滑膜炎，应同时将病变的滑膜切除。⑤于桡骨远端截骨面的背侧缘钻3个小孔，分别穿入3根2-0涤纶缝线，另于截骨面掌侧钻2个小孔，用2-0涤纶缝线通过这2个小孔将松弛的腕掌侧的关节囊缩紧缝合，缝合时注意缝线勿穿越关节囊的掌侧，以免损伤屈肌腱，或误将屈肌腱缝合固定。⑥被动屈曲腕关节，先将人工关节近端的关节柄插入桡骨骨髓腔内，然后将远端的关节柄经头状骨入口插入第3掌骨近端骨髓腔内。⑦为了避免人工关节柄插入髓腔处，被入口边缘锐利的骨质损伤，可在近、远端入口处放置特制的金属套圈。可以延长人工关节的使用时间。⑧用桡骨远端背侧缘的3根缝线缝合关节囊，与背侧伸肌支持带切成近、远侧两部分，将其远侧部分覆盖腕背侧关节囊，绕经尺侧腕伸肌腱后缝合。近端部分则覆盖伸指肌腱，并做缝合固定，用以重建腕背侧伸肌支持带，以免当腕关节背伸时，伸指肌腱向背侧呈弓弦状隆起，拇长伸肌腱留置于皮下。⑨冲洗伤口，彻底止血后缝合皮肤，切口内放置橡皮引流条敷料包扎。

2. 术后处理：术后用石膏托将腕关节固定于功能位，术后数天内必须抬高患肢，以防手部肿胀严重，术后3天拔除引流条，2周拆线，4~6周后去除石膏托，逐渐进行功能锻炼。

（五）桡骨远端隆突骨折

桡骨远端隆突亦称利斯特尔（Lister）结节，拇长伸肌在此通过该结节。单独骨折比较少见，常与桡骨背侧缘皮质劈裂骨折同时存在，由于它涉及桡骨远端关节面很少，所以本病的病变特点与Colles骨折或背侧型Barton骨折是有明显区别的，应作为一独立的病种对待。

1. 损伤机制：本病由直接暴力引起的较少见，常为间接暴力所致。当腕关节遭受强力背伸时，向后上方移位的腕骨可将该隆突或整个桡骨背侧缘撞击而骨折，有时可导致拇长伸肌腱断裂。

2. 诊断：伤后腕背肿痛并有压痛，腕或拇指背伸时疼痛加重，或伸拇乏力。如无其他合并伤则无明显畸形。X线检查：在腕关节侧位片可见桡骨背侧缘（即隆突部）劈裂骨折或间有小碎片（图9-15），但要详察腕关节结构是否正常。

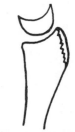

3. 治疗：尽管本病仅为桡骨远端背侧皮质骨（隆突部）骨折，且很少波及关节面，但该骨折片若有移位或畸形愈合，可使拇长伸肌腱失去滑车作用；或腱沟扭曲而影响到手的功能，甚至后期还会引起拇长伸

图9-15　桡骨远端隆突骨折

肌腱因磨损而断裂。因此在治疗上不可忽视。对早期病例可在牵引下推按骨折块即可复位，局部放置一小棉垫加压固定，患腕应置于轻度掌屈位，经4~5周即可痊愈。

（六）桡骨远端尺侧缘骨折

桡骨远端尺侧缘骨折亦称月骨压迫性骨折及月骨窝压缩骨折。它是导致下尺桡关节分离的一种特殊类型，本病多合并于其他腕骨脱位中，但也可单独存在。

1. 损伤机制：当患者由高处掉下时，腕略背伸并尺偏，腕之桡侧呈现张力，常可使掌侧桡三角韧带与桡头韧带受牵拉而引起桡骨茎突撕脱性骨折。如果在尺偏时，桡骨茎突未能被撕脱，且上述韧带亦未断裂，则这种应力将通过头状骨而挤压在月骨上，并易使月骨发生碎折。如果此时月骨幸免损伤，则这种应力又通过月骨向近侧传递，而造成桡骨远端尺侧包绕月骨部位骨折。这种月骨压迫性骨折，既可构成桡骨远端独立的损伤疾患，或为Colles骨折常见的组成部分，又可见于中间骨及其相关的脱位或骨折脱位之类的病变中。本病常可使下尺桡关节的结构遭到破坏。

2. 诊断与分型：当发生本病后，腕的尺侧肿胀、疼痛与压痛，且有骨擦音，前臂自动旋转活动受限，被动活动则疼痛加剧。X线检查多呈两种类型：Ⅰ型骨折块向近侧移位（或伴有尺骨茎突基底部骨折），这种类型三角纤维软骨破裂，骨折块呈游离状，下尺桡关节损害严重（图9-16）。Ⅱ型骨折块与尺骨远端关系正常（即下尺桡关节关系正常），唯骨折块与桡骨分离，致尺桡远端距离加大（图9-17）。本病还需详察腕骨是否有紊乱征象。

3. 治疗：对新鲜性病例，如为Ⅰ型骨折，由于骨折块向近侧陷入，手法

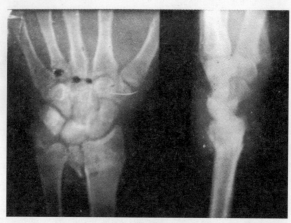

图9-16 桡骨远端尺侧缘劈裂并尺骨茎突基底部
骨折，致该劈裂骨块呈游离状

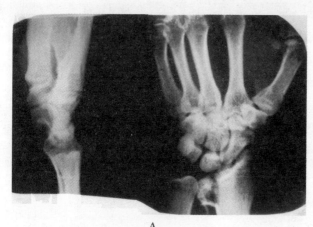
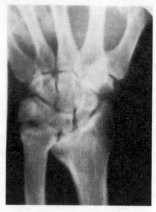

A   B

A. 桡骨远端尺侧缘劈裂骨折，骨折块与三角纤维软骨盘尚保持正常连结，而骨折面
分离　B. 行闭合复位术后愈合良好

图9-17 桡骨远端尺侧缘骨折（Ⅱ型）

复位比较困难，常需借助钢针经皮撬拨使其复位，复位后如不稳者，可用一克
氏针横贯下尺桡关节，使尺骨小头、骨折块与桡骨远端三者关系正常，术后
骨折块多可顺利愈合，但因三角纤维软骨的损害，致使下尺桡关节的不稳定因
素仍然存在，故预后较差。如为Ⅱ型骨折，由于骨折块仍然通过完整的三角
纤维软骨及尺下韧带而紧紧悬挂在尺骨远端上，因而真正的下尺桡关节结构尚
属正常。所以在治疗上只需牵拉患手，并对下尺桡关节进行侧方挤压使骨折
块复位，并保持侧方压力，将患腕固定于功能位，待骨折愈合即可痊愈（图
9-17）。如不稳者，亦可穿针固定。该型骨折预后较佳。如并发其他的损伤，
治疗可参照有关病变的治疗法则。

对陈旧性病例，如因骨块移位，损害了桡腕关节面，或已出现了退行性病变，则宜行桡腕关节融合术。如下尺桡关节旋转功能障碍及功能紊乱者，则可考虑行尺骨小头切除术（见图9-5）。

（七）桡骨茎突骨折

桡骨茎突较尺骨茎突长，因而受伤的机会较多。在20世纪初，多为汽车摇把打伤所致。曾被称为Hutchinson骨折。本病既可单独发生，又可并发于腕关节各类损伤之中。现根据其骨折部位，分为两种类型。

1. 桡骨茎突尖部骨折。

（1）损伤机制：当腕关节过度尺偏时，腕桡侧副韧带可因张力过大，而致桡骨茎突撕脱性骨折；如腕关节过度桡偏，则桡骨茎突尖部可被腕骨撞击而发生劈裂骨折，在这种情况下，与舟骨的相对部位（一般多在舟骨腰部），亦可发生相应的骨折，甚或碎折。由于腕过度桡偏，腕尺侧副韧带亦可因张力而致尺骨茎突同时遭遇撕脱性骨折。

（2）诊断：腕关节桡侧肿胀，茎突部有压痛及骨擦音，有异常的侧方活动并可使疼痛加剧，如有舟骨或尺骨茎突骨折，则均有其相应部位的压痛点。

X线检查：如为撕脱伤，桡骨茎突尖部呈现横折且常有分离（图9-18）；如为撞击伤，桡骨茎突尖部呈现斜形劈裂骨折或碎折（图9-19），对此应详察是否伴有舟骨骨折或腕骨脱位等。David曾作了孤立性桡骨茎突骨折的1例报告，但1个月后始发现有舟骨旋转性半脱位。

（3）治疗：对桡骨茎突撕脱性骨折，应将患腕固定于略桡偏位，以消除桡侧副

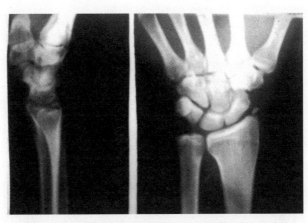

图9-18　腕尺偏所致的桡骨茎突撕脱性骨折

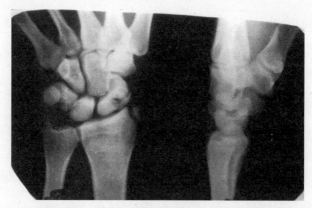

图9-19 腕桡偏所致的桡骨茎突劈骨折

韧带的张力，有利于骨折的复位与愈合，对撞击性骨折，应将患腕略尺偏，使骨折块复位，并固定在尺偏位。如有舟骨骨折或腕脱位，亦应作出相应的处理，必要时切除桡骨茎突部。

2. 桡骨茎突基底部骨折。

（1）损伤机制：本病可因直接暴力作用于茎突局部而致骨折，而最常见的原因是旧式汽车在发动时，由于摇柄反弹打击所引起，故称"汽车司机骨折"。间接暴力则为当腕桡偏或略兼背伸时，由于腕骨向外后移位撞击桡骨茎突而致骨折。本病常导致腕骨脱位（月骨周围性腕骨脱位），单纯性桡骨茎突基底部骨折非常少见。

（2）诊断：本病的临床症状与桡骨茎突尖部骨折类似，只是桡腕关节的稳定性差，如伴有腕骨脱位则腕部畸形较明显。

X线检查：骨折块多呈三角形或碎折，折线多起于舟月关节相对处，并向外或外上倾斜，致桡骨远端变得平齐。尺倾角变钝（图9-20）。骨折块移位的方向常因

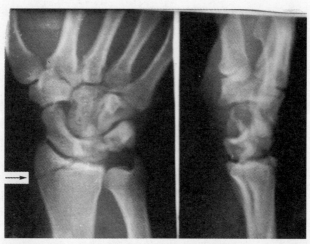

图9-20 腕背伸兼桡偏所致的桡骨茎突基底部骨折，并发腕骨脱位

外力作用的方向不同而各异。

（3）治疗：对新鲜性病例，可在牵引下按推骨折块使其复位。如伴有腕骨脱位，常在脱位获得复位时骨块亦同时相继复位。但复位必须准确。如无移位者，可经皮克氏针内固定，再用短臂石膏固定患腕于功能位。David认为：有些患者的桡骨茎突严重粉碎，对这些病例最快的治疗，似乎是切除骨折片。然而由于切除了舟骨重要的骨性和韧带支持物，就会造成潜在性不稳定。因此，使骨折块复位是上策。对陈旧性骨折畸形愈合的病例，或已出现创伤性关节炎者，宜行桡腕关节固定术。

（八）尺骨小头骨折

尺骨小头骨折比较少见，儿童期多为尺骨远端（或尺骨小头）骨骺滑脱。有时可伴随桡骨远端同时损伤。

1．损伤机制：当跌倒时前臂旋后，尺骨小头直接着地所致，亦可因暴力直接打击于局部而造成骨折。

2．诊断：伤后局部肿痛与压痛，前臂旋转活动受限，并有骨擦音。如伴有桡骨远端骨折，则局部畸形更为明显。通过X线检查即可确诊（图9-21）。

3．治疗：尺骨小头骨折（或骨骺分离），完全是下尺桡关节囊内的损伤，因而切勿忽

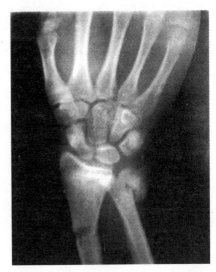

图9-21　尺骨小头骨折合并桡骨下段骨折

视，否则将有碍前臂旋转功能的恢复。儿童期的尺骨小头骨骺损伤，有可能导致尺骨的发育障碍。新鲜性病例应及时复位与固定，不稳者辅以克氏针固定，对延误治疗或畸形愈合且有碍功能者，成人应行尺骨小头切除术（图9-5）。

（九）尺骨茎突骨折

1．损伤机制：当腕关节过度桡偏及腕骨脱位和Colles骨折时，均可发生尺骨茎突撕脱性骨折，有时致伤暴力接近纵向或兼有桡偏时，导致月骨的重心尺偏，并挤压于三角纤维软骨上，造成尺侧副韧带与三角纤维软骨过度紧张而使尺骨茎突基底部骨折。所以有人认为，尺骨茎突骨折是尺侧副韧带与三角纤维软骨联合牵拉的结果。继而出现了下尺桡关节的不稳。

2．诊断：伤后局部肿胀疼痛，腕桡偏活动时疼痛加剧，或有下尺桡关节功能紊乱者。X线检查：见尺骨茎突尖部或基底部骨折（图9-16），且多有分离现象，下尺桡关节间隙可能略有增宽。另外尚需注意腕关节与桡骨下端结构是否正常。

3．治疗：对单纯性尺骨茎突撕脱性骨折，可将患腕固定于尺偏位以利愈合，个别纤维性愈合者，对腕的功能影响亦不大。对桡骨茎突基底部骨折，应使其复位以利愈合，不稳者有人用特制的细钢针经皮穿针固定，这样则使三角纤维软骨的功能得到发挥。对合并腕骨脱位或桡骨下段骨折者，当脱位或骨折获得复位后，尺骨茎突骨折多能相继复位。

（十）尺骨、桡骨远端骨折

所谓尺骨、桡骨远端骨折，指的是距离这两骨远端关节面2.5 cm以内的骨折，由于远折端多向背侧移位，所以它是在Colles骨折的同时伴尺骨小头部骨折。且两骨远侧骨块多伴随移位，所以下尺桡关节结构多完整。本病多见于儿童或青少年，常可见到尺骨、桡骨远端骨骺滑脱（图9-22）。而成人则很少发生尺骨、桡骨远端双折（图9-23）。

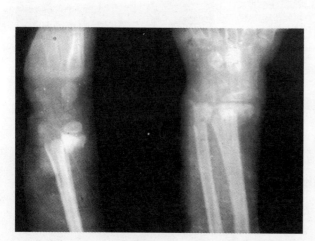

图9-22　儿童期尺骨、桡骨远端骨折

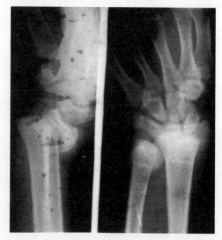

9-23　尺骨、桡骨远端骨折

本病的损伤机制与临床表现与Colles骨折相仿或更为严重。但在诊断上本病应与前臂下1/4～1/3骨折、Colles骨折、Smith骨折及Galeazzi骨折相区别。

在治疗上对新鲜性病例应行闭合复位术，多数人认为：应首先对桡骨采用折顶（成角对位）法，一般较易成功。当桡骨获得复位后，尺骨的畸形亦大有改善，然后再采用同样的方法对尺骨骨折进行复位。复位后可用小夹板固定。对陈旧性病例，成人应行开放复位术，2枚克氏针交叉固定。如为儿童，由于该骨折紧靠腕关节部，且又涉及骨骺问题，故多不主张行开放复位术。但由于骨折向背侧移位时，背侧的骨膜常被掀起，继而骨膜成骨，使两远端获得新的塑形改造，因而对晚期病例的治疗，对畸形严重者将掌侧骨突切除，常常会获得满意的效果。

第二节　腕骨骨折

一、腕骨骨折概论

腕骨体积小，属于短骨，且形态各异，并共同形成沟状（腕骨沟），一旦发生骨折后常不易触及，X线拍片多因相互重叠而不易显示，故易发生漏诊或误诊。

从生物力学来看，腕关节无论是背伸或掌屈，其受力的力矩均发生在近侧腕骨上。加之，在腕骨组合的近侧髁面，桡腕关节活动度最大，而且截面最小，受力中压力最大，因此近排腕骨损伤的机会较多。

由于腕关节具有腕骨沟的弓形结构的特点，在近排腕骨中月骨位于弓的顶部，它向两侧伸出对称的双臂，其外臂为舟骨，内臂为三角骨与豌豆骨。当腕关节强力背伸时，实际上是受到一个弯矩的作用，使其掌侧面结构受到张力作用，背侧结构受到压力作用，故骨折的机会最大。此时内侧的豆三角关节因有一关节囊，当腕背伸时可吸收小部分能量，但有时可使豌豆骨脱位，并在一些应力集中点上易发生小块骨折，如三角骨的背侧缘可因钩骨的挤压而成小块劈裂骨折。在掌侧由于张力作用，而致深层的钩三角韧带紧张而出现三角骨掌侧撕脱性骨折；或浅层以豌豆骨为中心向远侧发出的豆钩韧带、豆掌韧带亦因紧张而出现钩骨钩突骨折，第5掌骨底骨折或豌豆骨骨折。有时可间接引起尺骨茎突骨折。而腕之外侧臂中的舟骨，则因体形狭长并横跨于腕中关节，当腕关节强力背伸时，腕之前侧为张力，后侧为挤压力，而致舟骨体骨折。如为碎折，则骨折碎块常发生在后外侧。若舟骨幸免骨折，则应力可传至其远侧，可导致大、小多角骨脱位或发生晚期的创伤性关节炎。若腕强力掌屈，则腕骨受力情况与上相反，而舟骨骨折的类型则相反。

另外，在腕之韧带结构中，有一个具有重要意义的三角韧带，所形成的"腕之大弧"，就是月骨周围性腕骨易于骨折的解剖因素（图9-24）。

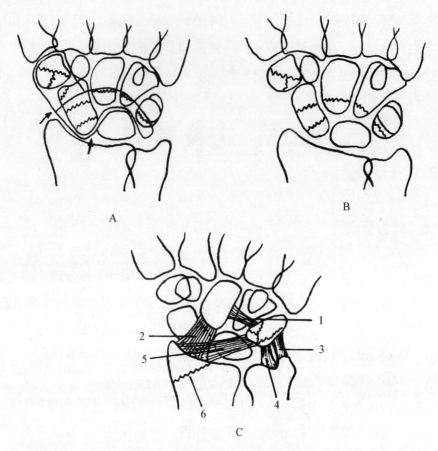

A. 腕部两个弧：大弧（经舟骨、头状骨、钩骨、三角骨骨折脱位）；小弧（月骨脱位或月骨周围性腕骨脱位）　B. 腕关节不稳：第1期为腕桡侧骨折脱位（包括舟骨压缩骨折、舟骨腰部或近极骨折以及因舟月韧带断裂后的舟、月骨分离）；第2期为头状骨骨折或头状骨、月骨脱位，钩骨尾部骨折，三角骨骨折及月骨周围性腕骨脱位；第3期为月骨脱位　C. 腕部韧带的抵止与骨折的关系：1. 头三角韧带　2. 桡头韧带　3. 尺侧副韧带　4. 尺三角韧带　5. 桡三角韧带　6. 桡骨茎突骨折

图9-24　诸腕骨中的两个弧及韧带结构与脱位或骨折脱位致腕关节不稳的关系

　　因此，在腕骨骨折中，舟骨骨折居第1位，三角骨骨折居第2位，其次是豌豆骨的损伤，而其余腕骨的损伤则极为少见，所以Watson-Jones将其称之为"腕骨的罕见损伤"。对疑为腕有撕脱伤者（尤其舟骨、月骨），应拍"腕桥位"片：患腕屈曲90°，手背贴放在暗盒上，放射线向肘侧倾斜约45°，中心线对准暗盒平面上方5 cm处。

二、腕骨骨折各论

（一）舟骨骨折

舟骨骨折较多见，据统计其发病率约占桡骨远端骨折的10%，占腕骨骨折的71.2%，故居腕骨骨折的第1位，且多见于年轻的男性。它可单独发生，但亦有17%的患者可合并同侧腕部或腕之近侧损伤（大多角骨骨折、桡骨茎突骨折、Bennett骨折、Colles骨折和月骨掌侧脱位及月骨周围性腕骨背侧脱位之类的腕骨脱位等）。本病亦属于腕关节一级不稳症，且易于漏诊。

1. 损伤机制：舟骨虽属于近排腕骨，但它的体形狭长而呈舟状，位于两排腕骨之间，因而当中腕关节活动时，它所承受的剪切应力较大。加之腕骨沟的存在，在活动中舟骨经常面临着张力或挤压力，尤其当腕关节强力背伸兼桡偏时，舟骨的腰部易因桡骨背侧缘及其茎突的撞击而骨折。如背伸时舟骨先发生背伸轻度半脱位而后受撞，则可造成近极骨折；如背伸力直接压在舟骨远端，则造成舟骨结节骨折。

编者曾遇一位初学举重的运动员，当杠铃被举起时，双手腕在极度背伸并桡偏的情况下，由于臂力难以支撑而杠铃滑落，并自感两腕内有响声，继而双腕疼痛，活动受限，经X线检查确诊为"双侧腕部舟骨腰部骨折"，此例足以说明舟骨骨折的发生机制（图9-25）。

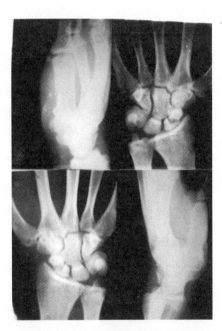

图9-25　双侧舟骨腰部骨折

2. 舟骨骨折的部位与预后的关系：舟骨除掌侧与背侧外，其余皆为软骨覆盖，它的血供尽管类型较多，但主要有两个来源：一条血管自结节部进入，供给舟骨远侧20%～30%的范围；另一条自背侧缘腰部进入，供给舟骨近侧70%～80%的范围。所以多数人舟骨近段血供是来自远侧。只有少数人由于供应舟骨的血管平均地分布在两个主要关节面间的韧带嵴上，远近两段均有血液直接供应。因此，在一般情况下，舟骨骨折的部位对其预后具有很重要的意义（图9-26）。

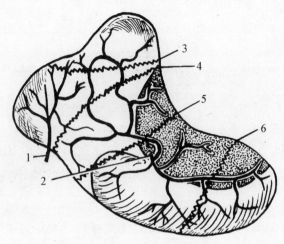

1. 进入结节的血管　2. 进入腰部的血管　3. 结节部骨
折　4. 远极骨折　5. 腰部骨折　6. 近极骨折
图9-26　舟骨的血供、骨折部位与预后的关系

舟骨骨折的分类目前尚未统一，但多以骨折部位与稳定程度来分类。

结节部骨折：少见，它是桡腕关节以外的骨折。结节部为关节囊及韧带的附着处，且多为撕脱性骨折，两段均有良好的血供，不固定亦能愈合。

腰部骨折：多见，占舟骨骨折的90%以上，它是在桡腕关节以内的损伤。两段血运均可，只要固定牢靠，很少有不愈合或缺血性坏死现象。

近极骨折：少见，近极血供很差（图9-27），加之，舟骨近极骨折常伴有半脱位，所以局部韧带多有不同程度的损伤而不稳，因而不易愈合，并易发生缺血性坏死。因此，固定必须牢靠，而时间亦要长些。

3. 诊断：Watson-Jones在对舟骨骨折的诊断中，曾提出过这样的警告，没有一种骨折比它更容易被忽视，亦没有一种诊断上的失败，比这种失败更会遭受人家的批评。另有学者认为，许多过去的所谓"腕关节挫伤"，已被认识到是舟骨骨折。由此可见，对舟骨骨折的诊断应持慎重的态度。

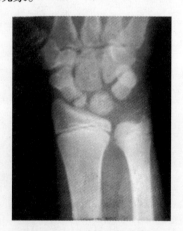

图9-27　舟骨近极骨折

当舟骨发生骨折后，腕的后外侧即肿胀、疼痛及活动受限，鼻烟窝处有压痛。在腕关节桡偏时或叩击第2、3掌骨头时，则疼痛加剧，钳夹征（Clampsign）阳性。该征由Kondogannis于1982年提出，即当你遇到腕部损伤的病人，医生可问病人痛在哪里或哪里最痛。病人常以健侧拇指、食指呈钳夹状，钳住舟骨部位，即提示

钳夹征阳性（图9-28）。

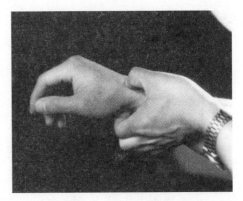

X线检查：拍片应包括腕关节前后位、侧位与斜位，尤其前臂旋前45°的斜位可以充分显示舟骨的轮廓。有人主张患手尺侧偏斜的后前斜位，即患手掌向下并向尺侧偏移，腕关节的桡侧面向上旋转（即抬高）15°~30°，球管向肘关节侧呈20°，中心线对准舟骨射入，容易发现骨折线。另外亦可拍腕关节桥位片（即患腕屈90°手背贴放在暗盒

图9-28　舟骨骨折的钳夹征

上，射线射向肘侧倾斜约45°，中心线对准暗盒平面上方5 cm处，对诊断舟骨、月骨撕脱性骨折有利）。其次，在腕关节正位片上，正常在舟骨的外面，可见一相平行的透亮带，此是桡侧副韧带与拇长外展肌腱和拇短伸肌腱之间的脂肪层。当舟骨骨折时，早期该透亮带消失，即为舟骨脂肪线征阳性。对X线片一定要认真察看，有时需借助于放大镜查找骨折线。如果临床症状与体征比较明显，而X线未见骨折者，则仍以临床体征为主，给以暂时的制动，待10~14天后再行拍片，此时若原为隐性或裂纹骨折，此间由于骨折端的充血与脱钙的原因，即会显现出清晰的骨折线，无骨折线者方可诊为腕挫伤。在通常情况下，单纯舟骨骨折多无移位，若有移位，则应警惕是否伴有腕骨脱位，对劈裂型桡骨茎突骨折，或骨折块外移，亦应警惕有舟骨骨折的可能（图9-29）。也有人提出在腕关节前后位或斜位片上，舟骨骨折间隙＞1 mm，月头角＞15°，或侧位片上舟月夹角＞45°。这些均为舟骨骨折移位的表现，且容易导致骨不连接。在诊断方面，必要时可双侧拍摄X线片以作对比，可提高诊断

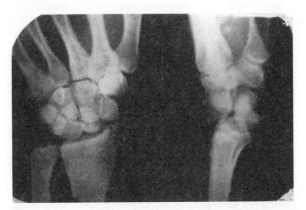

图9-29　舟骨骨折、桡骨茎突劈裂骨折伴腕骨脱位

率。亦可采用断层拍片或CT扫描，后者尚能看出有无腕关节不稳症的存在。

陈旧性舟骨骨折的X线表现有以下4种情况：

骨折愈合：骨折线模糊，骨小梁通过，近段骨密度正常。

迟延愈合：骨折端出现囊状疏松改变。

不愈合：骨折端硬化，分离明显。

无菌坏死：近折段逐渐致密、变形、糜烂、塌陷。

另外，对陈旧性病例在诊断上还需与先天性双舟骨（或两分舟骨）相鉴别。如骨折线不规则，折端有囊状改变或密度增高，或骨结构不正常，骨上有硬化斑，呈现骨缺血性坏死现象，且临床上常有疼痛、乏力与活动受限等，这肯定是陈旧性骨折。如为先天性双舟骨则无外伤史，腕关节无疼痛，功能不受限，且多为双侧性，骨骼边缘完整、清晰、骨质密度正常，无缺血征象。

4. 治疗：由于舟骨骨折一般多无移位，如有移位者，多伴有腕骨脱位，当脱位获得复位后舟骨骨折常可相继复位。再者，舟骨骨折的愈合，起主要作用的是骨内膜，因此，舟骨骨折的早期治疗，关键在于良好的复位与合理的固定。外固定多采用掌臂管型石膏（图9-30）。根据Stewart的临床报告认为：舟骨骨折保守疗法优于手术疗法。

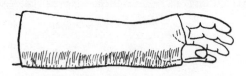

图9-30　舟骨骨折应用掌臂管型石膏外固定

关于固定体位问题，尚存在着不同的认识。部分学者认为：腕掌侧桡舟头韧带的张力，易使舟骨远折端移位，应将患腕置于轻度掌屈桡偏位固定，使该韧带松弛，以利舟骨骨折稳定。还有人主张采用中立位桡偏固定。但多数人主张将患腕固定于背伸15°～20°、拇指对掌位，如此可以减少桡侧伸腕肌的张力和骨折处的剪力，更可避免舟骨向背侧成角，即所谓"驼背舟骨"，这样接近腕的功能位的固定，亦适合于舟骨骨折固定时间较长的特点，有利于腕关节功能的恢复。对那些暂时需要固定于掌屈位的病例，3周后仍应更换腕功能位固定，直至骨折愈合。

至于将患腕是固定在桡偏好还是尺偏好，则应根据骨折线走行的方向而定，如骨折线是从桡侧近端斜向尺侧远端，应将腕制动于尺偏位；如骨折线是从桡侧远端斜向尺侧近端，应将腕制动于桡偏位。总之，制动后尽量使骨折线垂直于前臂的纵轴，以使骨折端得以嵌合，避免剪力，有利于骨折的愈合。

舟骨骨折后的固定时间，多因骨折部位不同而异，一般结节骨折约6周即可愈合；体部骨折的制动则需数月，对于有轻度缺血征象者应延长固定时间，以期血运恢复。

对复位困难或不稳定者，则应及时行手术治疗。但手术入路问题也存在着不同意见。有人认为从背侧入路好，因背侧软组织薄，如为经舟骨月骨周围性腕骨背侧脱位（简称经舟骨月周背侧脱位），腕背常有一裂隙，更易于暴露；还有人认为：为了避免损伤舟骨背侧主要营养血管，应采用掌侧入路。一般在手术复位后多采用克氏针（图9-31）、加压U形针以及Herbert加压螺钉内固定等（图9-32）。

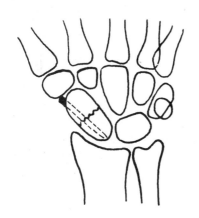 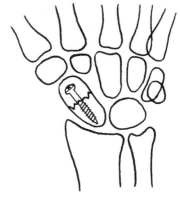

图9-31 舟骨骨折行克氏针内固定　　图9-32 舟骨骨折行螺钉内固定

关于陈旧性舟骨骨折的治疗，Condon的研究表明：经适当处理1个月以内的骨折，95%都能愈合。Stewart认为：舟骨骨折经保守治疗6个月无效（疼痛）的患者，如骨折端尚未硬化，仅为疏松或囊性变，则并非手术的适应证。对此，Mszet、Hohl和Stewart均认为：再经过8～12个月的石膏固定，仍可获得骨性愈合。此点亦为编者的临床实践所证实。如是高龄患者，骨虽不连，但症状轻微，且日常生活无大妨碍者，可不予治疗。另外，舟骨的纵形折与碎折，最易导致不愈合。

对已形成不愈合，且无退变征象的病例，如为年轻患者，则应施行能促进骨折愈合的手术方法。若经常疼痛，或已出现退行性病变及缺血性坏死者，则应考虑行关节成形术或关节融合术。

促进骨折愈合。

（1）植骨及内固定术：Mattl-Russe认为，早期掌侧髓内植骨比背侧植骨好。应用掌侧切口暴露舟骨进行植骨，其愈合率可达97%。

手术方法：用Matti-Russe法。在臂丛神经阻滞麻醉下，上臂置空气止血带，在腕掌侧做一3～4 cm纵形切口，将桡侧屈腕肌向尺侧牵开，切开关节囊，暴露舟骨及不连接处，将腕关节极度背伸，暴露即较清楚，切除硬化骨，在局部浸润麻醉下在对侧取一髂骨做成牙签状填入舟骨髓腔内，在牙签状的植骨条旁填塞松质骨，将整个髓腔填满，放松止血带，彻底止血，逐层缝合，并使用短臂石膏外固定。

（2）骨栓（火柴梗）植骨术：此法由Adam于1928年介绍，它既有内固定作用，又有植骨效果。即在舟骨结节上做一短切口，用手钻穿过骨折处，可用自体胫骨骨钉，自舟骨结节处插入，穿过骨折线进入近侧断端，空腔处再植以松质骨。

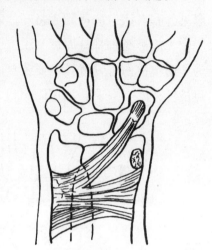

（3）旋前方肌肌蒂骨瓣移植术：采用腕掌桡侧切口，同时显露舟骨、桡骨茎突及旋前方肌，在舟骨的非关节面区做一骨槽，于旋前方肌桡骨附着点处切取骨块，保持旋前方肌的附着，向尺侧分离2 cm宽的旋前方肌蒂，将骨块修整至与骨槽相应大小，嵌入槽内。如肌蒂较紧，可在尺侧

图9-33　旋前方肌肌蒂骨瓣移植术

另做切口，松解旋前方肌在尺骨的附着处，术后石膏固定8周（图9-33）。

（4）骨间前动脉背侧支为蒂的桡骨瓣植入舟骨术：前臂背侧下限至腕部做弧形切口，切开皮肤、皮下组织、深筋膜，切开腕背伸肌支持带。向尺侧牵开伸指肌腱，暴露骨间后血管束，可见骨间前动脉穿支与骨间后动脉、桡动脉和尺动脉背侧支形成的动脉网，并可见血管分支进入桡骨下段。在切口下部切开桡腕关节囊，暴露舟骨，其舟骨的处理方法与桡动脉背侧支为蒂的桡骨茎突瓣相同。测量骨间前动脉背侧支穿出点与舟骨最远端的距离为切取桡骨瓣的最近点，根据舟骨开槽的大小切取桡骨瓣，逆行向远端沿血管干解剖，携带1.3 mm周围软组织保护血管束。以骨间前动脉穿出骨间膜处为旋转点，将骨瓣旋转移位至舟骨，嵌入固定，骨膜与周围组织缝合。若固定可靠，可不用内固定，修复伸肌支持带，最后关闭切口（可参照图7-7）。

（5）亦可采用带血管掌骨瓣移植术（可参照图7-8）。

腕关节成形术（切除关节成形法）。

（1）桡骨茎突切除术：此法由Bentzon（1939）介绍，较为简单，它可消除顶撞骨折线，适用于局限在骨折线的边缘与茎突之间有退行性关节炎的病例，术后可以改善腕关节侧方活动度，减轻疼痛，但不能促进骨折愈合，且切除不可过多，否则会导致腕关节不稳症。

手术方法：自鼻烟窝内近侧之桡骨茎突尖开始做斜向近侧的长约5 cm的切口。沿此切口切开深筋膜与腕背侧韧带，将伸指肌腱与拇长伸肌腱向内侧牵拉，将拇展肌腱、拇短伸肌腱及桡侧腕长伸肌腱、桡侧腕短伸肌腱向外牵开，显露桡骨茎突；再切开腕关节囊，使腕关节被动屈曲并尺偏，显露桡腕关节面；然后在桡骨远端关节面上，对应舟骨与月骨关节面之压迹的分界线，用电动摆锯或骨刀斜行（由外下向内上）切除桡骨茎突，将腕关节复位，观察桡骨远端关节面是否仍与舟骨接触。最后缝合关节囊，修复背侧韧带并关闭切口，将患腕制动于功能位约3周后，即练习腕关节活动。

注意事项：①桡骨茎突切除要充分，使桡骨关节面不再与舟骨有任何接触，否则，影响手术效果。②桡骨茎突切除后，不但腕之桡侧稳定性减弱，而且桡腕关节功能只能由桡骨与月骨承担，月骨承重增加，日久有可能出现月骨缺血性坏死，因此，在行此种手术时，应持慎重考虑为要。

（2）舟骨近侧切除术：舟骨近极移位或呈粉碎以及经植骨后失败，且骨折端硬化，或已发生缺血性坏死的病例，可考虑行舟骨近极切除术，以免磨损邻近关节，防止创伤性关节炎的发生。有人主张对切除后的舟骨缺损部分用假体植入，但疗效很不满意，现已很少应用。如果在桡骨茎突部已有创伤性关节炎，可在切除舟骨近侧骨块的同时，做桡骨茎突的切除。

手术方法：在腕关节的桡背侧相当于桡骨茎突部，做一长约5 cm的横切口，将拇长展肌拉向掌侧，拇长伸肌拉向尺侧，切开关节囊，暴露舟骨，将舟骨近端用布巾钳夹住，用尖刀将其切除，同时将周围瘢痕一并切除，并逐层缝合。术后将患腕固定于功能位，2周后主动进行功能锻炼。

（3）近排腕骨切除术：适用于某些近排腕骨疾患。如近排腕骨严重脱位，月骨缺血性坏死所致的腕痛症、舟骨骨折不连接、舟骨脱位或旋转性半脱位致腕部功能损害以及其他病变（腕骨结核、类风湿性关节炎等），不宜行关节固定术者（如手腕必须有一定活动度的特殊职业，或非体力劳动者）均可行此种手术。

手术方法：

1）常用手术法：在臂丛神经阻滞麻醉下，于腕关节远侧6 mm处的腕背做一横切口，即由尺骨茎突到桡骨茎突，注意保存桡神经浅支与尺神经的背侧皮支，结扎浅静脉。纵行切开腕背侧韧带，避免损伤拇长伸肌腱。从桡侧或尺侧牵开指总伸肌腱，纵行切开关节囊，首先将月骨、三角骨切除，然后牵拉手指，扩大桡腕间隙，再切除舟骨的近侧和远侧骨块，分离时要紧贴腕骨，当心损伤桡动脉深支，豌豆骨因和桡腕关节关系不大，如无病变则应保留。桡骨茎突因日后可影响腕关节的桡侧活动，故宜切除。术中应避免损伤桡骨远端与远排腕骨的关节面，并修复好桡腕背侧韧带，然后关闭切口，置腕关节于功能位，用石膏夹外固定3周，术后立即开始手指的主动活动，伤口拆线后即可逐渐加强腕关节的主动锻炼（图9-34）。

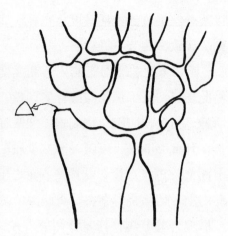

图9-34　近排腕骨（舟骨、月骨、三角骨）切除术

2）Naviaser手术法：在腕关节背侧做斜形或纵形切口，将腕背韧带向侧方翻转，"T"形切开关节囊，暴露舟骨、月骨及三角骨，并将它们切除。必要时保留它们的掌面皮质骨，手术时避免损伤头状骨近侧关节面，让头状骨进入桡骨的月骨凹内。如果大多角骨毗连桡骨茎突阻止桡偏者，则切除桡骨茎突。在横行切除桡骨茎突时，要离开月骨凹的桡侧缘，修复背侧关节囊，关闭切口，固定腕关节于轻度背伸位。

近排腕骨切除术的优点：采用近排腕骨切除术要比腕关节融合术简单，该手术创伤小，术后恢复期短，合并症少；由于切除了近排腕骨的病灶，有助于彻底治愈其原发病，去除致病因素，从而改善由此而引起的无力及功能障碍等；近排腕骨切除后仍可保留腕关节部分功能。而腕关节融合后，常可引起下尺桡关节的旋转及手指屈伸功能不良，甚而亦可成为腕关节新的致病因素；因为手术没有损伤桡侧韧带、尺侧韧带，故术后腕关节仍相当稳定；退一步而言，即使手术效果不佳，尚可再进行腕关节融合术。因此，Naviaser认为：近排腕骨切除术比腕关节固定术好。

腕关节固定术。

（1）全腕关节固定术：

适应证：舟骨骨折不连接或畸形愈合后，腕关节有创伤性关节炎关节面的粉碎性骨折，尤其从事体力劳动者，以及腕关节结核病等。

手术要点：①腕关节应固定于背伸10°～20°位，桡骨的轴心线直对第3掌骨；②为了防止术后疼痛，有人主张在做腕关节固定的同时，应将第2、3掌腕关节一起融合；③如为桡侧或双侧方进路时，允许植入的骨块不影响伸肌床；④如病人在17岁以下骨骺仍未封闭，在固定时不要破坏桡骨远端的骨骺；⑤如病变已损伤部分骨骺，则在做腕关节固定术时，应将它的骨骺破坏掉，以免术后正常部分的骨骺继续生长，造成腕部畸形；⑥如年龄太小，应将腕关节固定推迟到12岁以后。

手术方法：腕关节固定的手术方法比较多，现介绍以下3种以供参考。

1）Smith-Petersen手术：在腕背侧从尺骨远端做内侧纵形6.3 cm切口，直至第5掌骨基底部平面，切除尺骨远端2.5 cm作为植骨片，然后暴露腕关节及腕骨，切除软骨面，将植骨块置于桡骨远端与腕骨之间。此法更适合于合并有下尺桡关节病变者。

2）Hadded-Riortian手术：在桡骨茎突近端2.5～3.8 cm处，开始向远侧做"J"形切口，直至第2掌骨基底部，牵开桡神经浅支，确认腕背第1、2间室之间隙，通过此间隙切开腕背横韧带，将拇长展肌及拇短伸肌向桡侧牵开，将拇长伸肌向尺侧牵开，然后在第2掌骨基底部桡侧腕长伸肌腱抵止点切断并向近侧翻转，暴露桡腕关节囊及第2腕掌关节，结扎腕关节动脉网的背侧支，而后将近排腕骨与桡骨之间的软骨面切除，再在桡骨远端与第2、3掌骨之间（包括中腕关节）开一条长的骨槽，于患者髂部取一条与骨槽相适应的髂骨块，并使其带有皮质骨和松质骨，于腕关节功能位将所取的髂骨块嵌入骨槽内，为了保持腕关节稳定，以利骨性愈合，并用钢线张力固定或用两枚克氏针交叉固定，将针埋于皮下（图9-35），缝合腕背侧韧带及桡侧腕长伸肌并关闭切口。

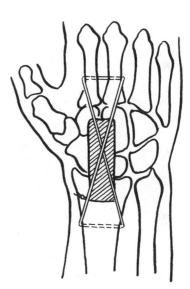

图9-35 全腕关节固定术

该手术是从腕的外侧或背侧入路，其优点是不进入远侧尺桡关节，伸指肌腱不受干扰，由于腕的背侧无增厚，故腕的形态基本正常。

3）Cill-Stein手术：在腕关节背侧做一纵形切口，以Lister结节为中心，从桡骨下端5～7.5 cm处开始至掌骨底，切除桡腕关节两侧软骨，切除纤维组织或肉芽组织，然后在桡骨背侧取一三角形骨片，并将它倒转180°，其尖端插入头状骨横行劈开的髓腔中，在桡骨取骨处近端留下粗糙面，将腕关节轻度背伸，植骨块紧紧地嵌入头状骨与桡骨之间，缝合韧带，逐层关闭伤口。

该手术从力学角度来说，固定后的腕关节坚强有力，但却干扰了伸指肌腱，且腕的背侧有增厚现象，是其不足之处。

（2）局限性腕关节固定术：见第十二章。

（二）月骨骨折

月骨由于解剖特点，可出现脱位而很少会发生骨折。仅在月骨掌侧脱位的部分病例中，月骨的掌侧缘有可能被头状骨撞击骨折（图9-36），但其预后较佳。亦有报告月骨背侧缘发生骨折者。另外，在罕见情况下，腕关节尺偏或遭受纵向暴力挤压时，可发生月骨的桡侧部分骨折或月骨体的碎折或因横向剪切而致月骨水平骨折（图9-37）。尤其后者易出现月骨缺血性坏死，故预后不良，对此，治疗以近侧腕骨切除术或桡腕关节固定术较为可靠。亦可行人工月骨置换术等。

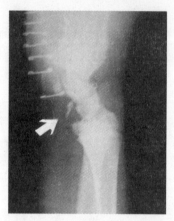

图9-36　月骨掌侧缘骨折

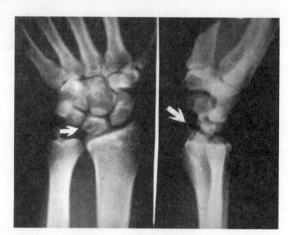

图9-37　月骨体部水平骨折

（三）三角骨骨折

三角骨骨折较为多见，约占腕骨骨折的20.4%，仅次于舟骨骨折，居腕骨骨折的第2位。有时并发于腕骨脱位、舟骨骨折或桡骨茎突骨折之中。

1. 损伤机制：三角骨是腕关节支撑点之一，其掌侧与背侧均有坚强的韧带附着，在掌侧有钩三角韧带、桡月三角韧带、尺三角韧带、头三角韧带、豆钩韧带、豆掌韧带及尺侧副韧带；背侧有桡腕韧带。所以，当腕关节强度背伸时，可使附着其上的掌侧韧带发生撕脱性骨折，尤其当腕关节在强度过伸的情况下，尚可被钩骨的"~"形锐利的背侧缘所敲击；亦可在过伸尺偏时，而尺骨茎突像凿子般地撞击三角骨的背部，常可造成三角骨背侧小片状骨折。当然在腕关节极度掌屈时，由于桡腕背侧韧带的过度紧张，而发生三角骨背侧撕脱性骨折。因此，三角骨的背侧小骨片伤亦是比较常见的。而三角骨的体部骨折，多为直接撞击所致。尤其在月骨周围性腕骨背侧脱位（简称月周背侧脱位）的最后阶段，由于它的掌侧韧带紧张，尺骨茎突的顶撞，或中腕关节移位时，剪力通向三角骨体部而致横形骨折。三角骨的纵形骨折，为特殊的类型，多因腕部受到挤压伤所致。

2. 诊断：单纯性三角骨骨折，仅在腕的尺侧略有肿痛，压痛点在腕背部与尺骨小头的远侧或指总伸肌腱的尺侧，当压迫豌豆骨时其深部有痛感，尤其当腕关节向掌侧屈曲时则疼痛加剧。亦因不同韧带的撕脱伤，其压痛点可出现在掌侧或背侧。X线检查：标准腕关节正位片对横断与纵裂型骨折显示较好（图9-38）；掌侧肌止点的撕脱伤，骨片多在三角骨的桡侧（图9-39）；侧位片或略旋前位可以看到背侧骨片；掌侧骨片有时必须在腕关节旋后35°～45°斜位片方可显示。而三角骨体部骨折，多为横断或碎折，一般移位不大。另外，对月骨周围性腕骨脱位或舟骨骨折的病例，应详察是否有三角骨骨折。

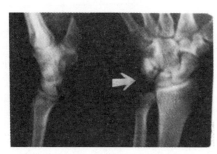 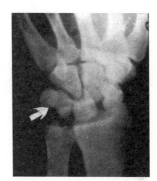

图9-38　三角骨体部骨折　　图9-39　三角骨撕脱性骨折

3. 治疗：由于有多根韧带附着于三角骨，血供丰富，所以一旦发生骨折，只需局部制动即能较快愈合，预后很好。极少有需要切除骨片或修补韧带者。即使是分离的体部骨折，且为纤维性连接，对功能亦无妨碍。对合并有腕骨脱位者，在腕骨获得复位后，三角骨骨折亦常相继复位。

（四）大多角骨骨折

1. 损伤机制：大多角骨骨折比较少见。由于大多角骨嵴（即腕管之外侧壁）高凸于腕之桡侧掌面，故易于损伤。加之腕横韧带附在其上，当该韧带因遭受外力而过度紧张时，可使该嵴发生撕脱性骨折，或跌倒时手过伸桡偏掌侧着地时，大多角骨可以直接受撞击而骨折，或被挤在第1掌骨与桡骨茎突之间，均可造成大多角骨关节面骨折。

2. 诊断：腕的桡侧掌面肿胀与压痛，或有骨擦音感，推第1掌骨时则疼痛加剧。X线检查：拍片时患手的尺侧缘放于暗盒上，前臂旋前20°斜位拍片方可显示。一般有两种类型：第Ⅰ型，大多角骨基底部骨折；第Ⅱ型，嵴尖部撕脱性骨折（图9-40）。有时可伴有第1掌骨基底部骨折或其尺侧部骨折脱位。尚可为粉碎型或其他类型骨折。

3. 治疗：对撕脱型骨折或垂直型骨折，可行闭合复位石膏固定，不稳者可用细克氏针经皮内固定，防止移位；对波及关节面的移位骨块且不易复位者，须行切开复位、克氏针固定。陈旧性患者如长期疼痛，须将碎骨块切除，如影响到腕掌关节的稳定，应融合或行第1腕掌人工关节置换术。

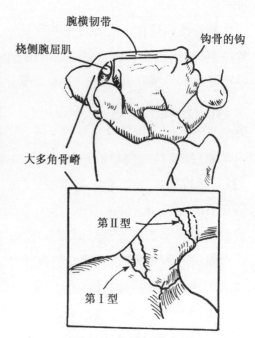

图9-40　腕管轴位像与钩骨骨折类型

（五）小多角骨骨折

1. 损伤机制：本病少见。小多角骨为构成近侧掌弓的主要骨骼，有着坚强的韧带将其与大多角骨、头状骨和舟骨紧紧地固定在一起，故为腕骨中最少发生骨折者。但如在第2掌骨远端向近侧撞击时，可致小多角骨脱位或骨折。

2. 诊断：本病的临床表现与大多角骨骨折相似，唯纵向推动第2掌骨时疼痛可以加剧。X线检查：腕关节侧位或略旋前位片可明确诊断（图9-41）。

3. 治疗：小多角骨骨折多能顺利愈合，除非伴有严重的韧带撕脱伤或脱位，一般不会发生缺血性坏死。骨折行石膏固定3~6周。晚期如呈现有骨关节病者，可行关节融合术。

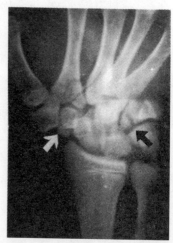

图9-41　钩骨骨折、小多角骨骨折合并大小多角骨脱位

（六）豌豆骨骨折

1．损伤机制：豌豆骨损伤占腕骨损伤的第3位，但大部分为脱位。其骨折常由于腕背伸位跌倒、手掌着地，暴力直接作用于豌豆骨上，造成线状或粉碎状骨折。另外，豌豆骨除尺侧屈腕肌附着外，另有豆掌韧带、豆钩韧带和豆三角韧带附着，故亦有撕脱性骨折者。

2．诊断：本病早期的临床表现与体征与三角骨骨折相似，但有时可因血肿或骨折块的压迫，或后期纤维瘢痕组织粘连，致使尺神经深支受累，导致小鱼际皮肤感觉减退以及典型的尺神经症状。X线检查：腕关节旋后20°或腕管切线位拍片即可显示。

3．治疗：由于豌豆骨是手作精细动作的稳定者，可因骨折或韧带附着处的撕脱伤而引起慢性脱位，故应及早使其复位并将患腕固定于中立位数周，一般不会发生缺血性坏死。晚期如出现关节病或不稳或有神经受压者，可行手术切除。

（七）钩骨骨折

1．局部解剖：钩骨的钩突为腕横韧带尺侧缘的附着处，将腕管和Guyon管分隔开。在内侧有豆钩韧带附着于钩骨钩，构成Guyon管的底部。小鱼际内部的小指短屈肌和小指对掌肌，均附着于钩骨钩，掌面覆盖着掌短肌、腕横韧带、纤维脂肪组织、皮下组织和手掌皮肤。所以此种骨折最初损伤尺神经。

2．损伤机制：Guyon认为，当手向尺侧偏斜时握拳，使小指指深屈肌横过钩骨钩突的桡侧面而伸展开来，于是小指指深屈肌腱将外力突然传至钩骨钩而发生断裂。这亦是钩骨钩骨折后容易出现不连接的原因。另外，应力来自握持的物品，经手第5掌骨基底部传导到钩骨，故多见于球类运动员，如用力打网球、高尔夫球或打空时，或跌倒时手掌着地、暴力直接损伤时，骨折可发生在体部或钩骨钩突。

3．诊断：伤后腕的尺侧掌面呈现轻度肿胀及疼痛，钩骨钩处（即小鱼际基底部）压痛明显，用力握拳时疼痛加重，小指抗阻力外展时，疼痛亦可加重，并放射到第4、5掌骨部，或有尺神经分布区感觉异常，若为尺神经运动支受累，则手指内收外展力减弱。本病易于漏诊。有人认为：凡手掌尺侧有持续性疼痛与不适，特别是用力握持硬物时疼痛，则应考虑为此病。X线检查：必须指出，即使是质量良好的照片，亦常不易显示，必须采用腕关节特殊位拍片。①腕管轴位片（Hart-Gaynor法）：病人坐位，前臂旋前位放于片盒上，腕与片盒间垫一2 cm纱布卷，健手握住患肢手指，尽量使腕背伸，球管中心线对准第4掌骨基底部近侧2.5 cm处，并与掌面呈25°。②斜位法：前臂尺侧在下，桡侧在上，旋后10°～30°，中心线对准钩骨钩突投照；或腕关节背伸、前臂旋后45°投照。必要时断层拍片或做CT扫描及关节镜检查等，均可作出明确诊断。本病钩骨钩突部骨折较体部骨折多见（图9-40），另外，本病后期易并发屈肌腱迟发性损伤，尤其小指屈肌腱通过钩骨附近，易被骨折粗糙面磨损而断裂。

在诊断上，本病需与先天性钩骨不连接相鉴别。先天性钩骨不连症，可出现与外伤性相同的症状。但先天性是钩骨第2个骨化中心未能连接，其特点是边缘和骨皮质光滑，分离的骨化中心通常是双侧性。CT诊断具有特殊意义。

4．治疗：新鲜的钩骨体部骨折，仅需固定即可愈合，而钩骨钩突部骨折愈合的机会很少，故多主张做钩骨钩突切除。尺神经症状是常见的并发症，尤其钩骨钩突部骨折，如果久治不愈可行手术探查。

手术进路：在止血带控制下，沿小鱼际根部的腕横韧带处做一"Z"形切口，在尺侧腕屈肌的深面，沿着尺神经和尺动脉进入远端的Guyon管，游离的骨折片即可在该管的顶扪及。暴露尺管时应避开管内容物、尺神经及其运动支，切除钩骨片，松解该神经，固定2周即可，效果满意。

（八）头状骨骨折

1．孤立性（或单纯性）头状骨骨折：头状骨是腕骨中最大的一个，为腕部活动的轴心，关节面也是最多，单纯头状骨骨折比较少见，多与其他腕部损伤并存。

（1）损伤机制：头状骨可因直接暴力而损伤。Adler和Shafean（1962）通过文献收集48例，发现多为局部外力损伤所致者，且多为横折。或腕极度背伸，被桡骨远端的背侧缘撞击而骨折，骨折多发生在腰部，近侧骨块呈现90°～180°的旋转。另外来自远侧的纵向挤压力，可造成头状骨压缩骨折。

（2）诊断：受伤后在腕之中部，尤其是背侧肿痛与压痛，当推挤第3掌骨时则疼痛加剧。X线检查：在多数情况下头状骨的近极骨折块常呈严重旋转（图9-42），如在牵引手指的情况下拍片，其近极骨块多呈方形；在少数情况下，其近极尚无旋转，且仍与月骨相嵌合，易于漏诊，尚须注意中腕关节是否正常。

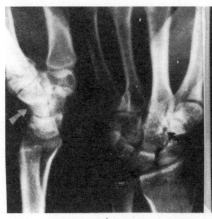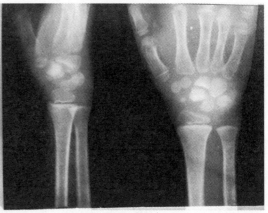

A B

A. 头状骨无移位骨折　B. 头状骨移位性骨折合并缺血性坏死

图9-42　头状骨骨折

（3）治疗：头状骨远端骨折多能顺利愈合，而腰部骨折的近侧骨块及纵向压缩骨折，均易发生缺血性坏死，故预后不佳。因而对本病所合并的其他损伤（如腕骨脱位等）的处理，是减少患腕病变的重要环节。对本病的治疗，目前意见尚不一致，有人主张切除近侧骨块，也有人主张切开复位、克氏针固定或植骨。Bryan等认为，如果头状骨骨折片小或无移位，石膏固定即可，但常发生不连接；对较大的骨块，可做切开复位钢针固定。但亦易发生不连接与吸收，继而出现塌陷，必要时可做植骨恢复其长度。但Richards等（1990）及Guiral等（1993）均采用切开复位克氏针内固定，取得良好的效果。而Herbert等认为，用螺丝钉骨固定，能维持复位及加压骨折端，并能早期活动，预后良好。若因继发关节病而疼痛者，可做中腕关节融合术。

2. 舟骨头状骨综合征（见"变异性月骨掌侧脱位"）。

3. 合并其他腕骨折的头状骨骨折（见"变异性月骨掌侧脱位"）。

第十章

腕关节脱位与骨折脱位

腕关节是由大小不等和形态各异的8块腕骨组成的复合关节。由于致伤暴力的千差万别，因而，病变的类型也是多种多样，所以有人将腕关节损伤的类型比作"万花筒"，Watson-Jones曾指出，腕关节脱位或骨折脱位的类型多得不可胜数。因此，长期以来对腕关节脱位或骨折脱位，一直是人们最感兴趣的主题之一。但其复杂的损伤机制，仍没有被完全认识，且在分类与机制上尚存在一些混乱，而有关文献也充满了矛盾和争论，因为他们所得出的很多结论，多产生于单个病例的报告。因此，编者在大量的临床资料研究的基础上，根据其损伤机制及病变特点，提出以下新的分类法：①横列性腕关节脱位；②中间骨及其相关的脱位与骨折脱位；③孤立性腕骨脱位；④创伤性腕骨轴向脱位；⑤下尺桡关节脱位。

在上述各类中，尚包含着更为具体的类型或病种。尤以中间骨及其相关的损伤类别情况更为复杂，故亦为本章讨论的重点。

第一节　横列性腕关节脱位

横列性腕部关节脱位即致伤暴力通过腕部的某一横向组合性关节面上所发生的脱位。它包括：①桡腕关节脱位；②中腕关节脱位；③近侧列腕骨脱位；④腕掌关节脱位。

一、桡腕关节脱位

（一）解剖特点

桡腕关节为凹凸面浅扁形关节，且桡骨远端具有掌倾与尺倾的特点，所以它的活动范围较大，该关节的稳定系统主要靠四周关节囊韧带来维持，在深层主要有掌侧韧带复合体（桡头韧带、桡月韧带、桡舟韧带及桡侧副韧带）和尺侧韧带复合体（尺月三角韧带、三角纤维软骨及尺侧副韧带）。

（二）损伤机制

桡腕关节脱位临床较为少见，仅占全身关节脱位的0.2%。本病多为直接暴力作用于腕部所致，如汽车摇柄打伤、跌打或挤压伤等。在此情况下，首先造成上述韧带的部分断裂或撕脱，继而发生桡腕关节的脱位。由于致伤暴力作用的方向不同，所以导致不同方向的脱位。

（三）诊断

伤后腕部肿胀、疼痛、活动受限，腕部畸形较为突出，多伴有正中神经或尺神经刺激症状，甚者可形成开放性损伤。如为背侧脱位，腕之外形有似Colles骨折；掌侧脱位者则有似Smith骨折。患腕亦可呈桡偏或尺偏状。X线检查：可见桡腕关系明显失常，通常多为背侧脱位（图10-1）或兼有桡偏（图10-2），且常伴有桡骨茎突骨折（多为基底部），或桡骨的掌侧缘、背侧缘及尺骨茎突发生撕脱伤者。其中掌侧脱位少见。如因汽车摇柄打伤，脱位的腕骨常伴随桡骨茎突的骨折块，向后内侧移位，这是所谓"汽车司机骨折"的特征（图10-3）。桡骨远端掌侧缘或背侧缘的撕脱伤，多伴随腕骨的脱位，这样很易与Barton骨折相混淆，但后者完全是桡骨远端掌侧或背侧关节面的劈裂伤所致，与本病是有显著区别的。

（四）治疗

桡腕关节脱位，腕部软组织常受到牵伸或挤压，尤其伴有神经受压者，应及时妥善处理。对新鲜闭合性损伤，行闭合手法复位一般多无困难。如为背侧脱位，可在牵引下，由背向掌推按脱位的腕骨，即可复位（图10-1）。而掌侧脱位则

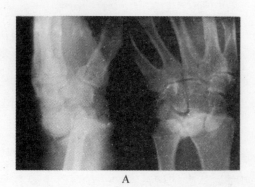
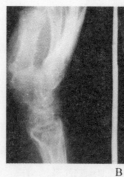
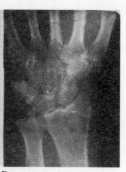

A. 闭合复位前　B. 闭合复位后

图10-1　桡腕关节背侧脱位合并尺、桡骨茎突基底部骨折

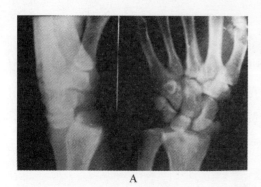
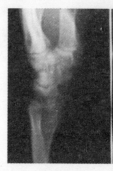
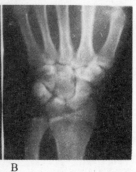

A. 闭合复位前　B. 闭合复位后

图10-2　桡腕关节后外侧脱位合并尺、桡骨茎突基底部骨折

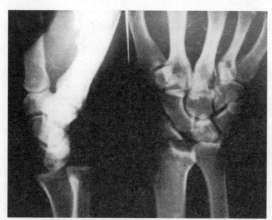

图10-3　桡腕关节内后侧脱位合并桡骨茎突基底部骨折
（汽车摇柄打伤——汽车司机骨折）

施以相反的手法，并纠正侧方的任何移位（图10-2）。复位后的患腕，一般应固定于腕关节中立位或略背伸位。对合并桡骨茎突基底部骨折者，应力争达到解剖复位，对个别不稳者，应以经皮克氏针内固定，以防止出现再发性桡腕关节半脱位。对少数因骨折块或肌腱的嵌夹而障碍复位者，则需及时行开放复位术。对开放性脱位，应常规地施行清创复位术，并适当修复破裂的关节囊、韧带组织，辅以克氏针固定。对陈旧性病例，尤其有神经症状或畸形明显者，应行切开复位，及克氏针内固定与修复断裂的韧带。必要时亦可考虑施行桡腕关节融合术。

二、中腕关节脱位

中腕关节脱位，临床比较罕见。严格地说，所谓中腕关节脱位，即远、近两侧列腕骨之间的脱位。

（一）损伤机制

当桡骨、尺骨远端与近侧列腕骨处于固定状态时，若应力由掌侧作用于远侧列腕骨，则发生远侧列腕骨（包括腕掌部）向背侧移位，即为中腕关节背侧脱位；反之，若应力由背向掌作用于远侧列腕骨时，即呈现中腕关节掌侧脱位。但在多数情况下，由于舟骨是横跨在远、近两侧列腕骨之间，有时应力可通过舟骨腰部而骨折，这样就形成舟骨远侧骨块伴随远侧列腕骨而移位，即经舟骨中腕关节脱位。

（二）诊断

中腕关节脱位的临床症状，表现为伤后腕部肿痛，活动受限。腕部畸形比较明显。背侧脱位腕之外形有似Colles骨折，而掌侧脱位腕之外形有似Smith骨折，但本病的畸形正在腕中部，这是其特征，亦可出现神经受压症状。

X线检查：腕正位显示，舟骨（或舟骨近侧骨折块）、月骨、三角骨与桡骨四者关系正常，远、近两侧列腕骨间隙不清或有重叠影。腕骨高度明显变短，如有舟骨骨折，一般多发生在腰部，并显示移位与重叠。腕侧位显示：以头状骨为首的远侧列腕骨移向以月骨为首的近侧列腕骨的掌侧（图10-4）或背侧（图10-5）移位。并见月骨的远侧凹面空虚，腕之轴线中断。本病在诊断上需与月骨周围性腕骨脱位及经舟骨、月骨周围性腕骨脱位相鉴别，本病的病变主要发生在中腕关节，即远、近两侧列（或经过舟骨）腕骨之间，并非围绕月骨周围的病变，这是本病的特点。

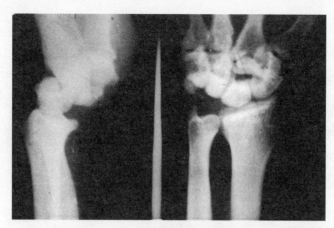

图10-4　经舟骨中腕关节掌侧脱位

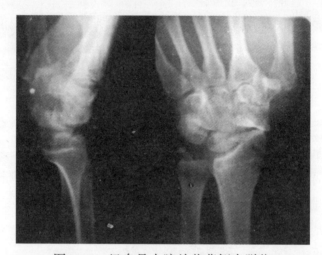

图10-5　经舟骨中腕关节背侧半脱位

（三）治疗

　　对新鲜性病例行闭合复位极易成功，Nunn所介绍的病例就是自发性复位的。Wagner在1956年评论这种脱位时认为，在这种损伤的部分病例中，在拍X线片之前会有部分的或完全的自发性复位，或经患者自己活动时而自动复位。对未复位的病例，只要略加牵引与推按即可顺利复位，并固定患腕于中立位或腕关节功能位3～4周即可。对伴有舟骨骨折的病例，常伴随中腕关节的复位而相继复位，但固定时间需要更长些，直至骨折愈合。对陈旧性病例的治疗，则应根据患者的具体情况，或行开放复位，或行中腕关节融合术及其他成形术。

三、近侧列腕骨脱位

近侧列腕骨脱位，临床亦为罕见。Moneim等1992年曾将本病列为桡腕关节脱位的第Ⅱ型，并指明该病的病理改变为桡腕关节及腕骨间关节脱位。

（一）损伤机制

尽管桡腕关节具有完备的韧带结构，并与近侧列腕骨直接或间接地连接着，但从放射学角度来看，腕关节的骨性结构存在着"三C"嵌合关系，即远侧列腕骨的近侧髁面与近侧列腕骨的远侧凹面相嵌合，近侧列腕骨的近侧髁面又与桡骨远端的凹形关节面相嵌合，腕掌关节则是相互嵌插，并有韧带纵横交错，牢固地构成微动关节。加之，桡骨远端尚有掌倾与尺倾的特点，因此，当腕关节遭受强大的扭转暴力（如被机器绞伤）或局部挤压伤时，舟骨常可首先发生骨折或旋转，继而近侧列腕骨（包括舟骨近侧骨块在内）就像轴承似的在韧带断裂的基础上发生滚动，从而导致了近侧列腕骨脱位的特殊病变，且多是脱向掌侧。

Moneim曾报告了3例，均为掌侧脱位，且合并有桡骨茎突与尺骨茎突撕脱性骨折者，他在行切开复位术时，发现除桡腕关节损伤外，在掌侧于中腕关节水平的软组织严重断裂，涉及头三角韧带，头状骨、月骨间关节囊及桡头韧带和桡月韧带之间的部分。月骨向掌侧呈180°旋转脱位，但其前缘与桡骨间关节囊附着尚完整，舟月韧带完全断裂。背侧桡骨和舟骨、月骨间的关节囊和韧带亦多断裂。编者曾遇2例，1例为机器扭绞伤，1例为摔伤所致，此两例皆为掌侧脱位。

（二）诊断

患腕多有扭转或摔伤史，伤后腕部多呈扭转状畸形，肿胀较甚，功能受限重，并且常有神经激惹症状，腕之前后径增厚等。

X线检查：侧位片见近侧列腕骨多脱向腕之掌侧，远侧列腕骨接近桡、尺骨远端，并位于共同的纵轴线上，故腕之"三C"关系已遭破坏。正位片则见腕骨间关系紊乱，且有重叠影，并见有舟骨骨折者，可因舟骨向尺侧旋转，致舟桡间隙增宽；月骨及三角骨向内后旋转，致豌豆骨脱位，亦有合并掌骨骨折者（图10-6）。

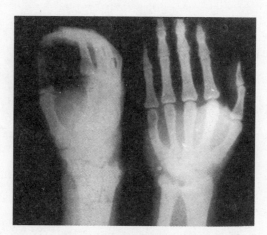

图10-6　近侧列腕骨掌侧脱位

（三）治疗

本病的治疗比较困难，即使是新鲜性病例，也很难达到满意的复位。何况近排腕骨脱位后而附在其上的韧带多已断裂，故病变腕骨的血运已遭破坏，终有发生缺血性坏死的可能。因而应及早切除已脱位的近排腕骨，其预后尚较满意。

四、腕掌关节脱位

腕掌关节脱位临床较少见，约占全身创伤性关节脱位的0.77%。其中以第1腕掌关节脱位相对多见；其次是第2～5腕掌关节脱位；第5腕掌关节单独脱位者偶可见到；而第1～5腕掌关节完全性脱位者，则非常罕见。本病若延误治疗，会破坏手的纵弓和横弓，导致握力减弱、手的正常轴长减小、腕部畸形等。

（一）第1腕掌关节（拇指腕掌关节）脱位与骨折脱位

1. 损伤机制：本病多为传达暴力所致。若第1掌骨在垂直位遭受纵向撞击，可造成第1掌骨基底部碎折（Rolando骨折），该型骨折常因骨块移位而致腕掌关节关系失常。如第1掌骨在内收位遭受纵向撞击，使第1掌骨基底撞击于大多角骨的鞍状关节面，导致该关节凸出的"钩"处发生劈裂骨折，由于该骨折块有关节囊附着，故仍在原位与大多角骨保持着正常关系。而该掌骨基底的主要部分，则被拇长展肌牵拉向外，向近侧移位。此型损伤由Bennett于1881年首次描述，故称Bennett骨折（图10-7）。当受伤时，由于第1掌骨的内收角度不同，它所出现的骨折块的大小亦各异。一般来说内收角度愈大，则骨折块愈小，甚至不发生骨折，而仅有关节囊破裂，呈现单纯性第1腕掌关节脱位（图10-8）。在极个别情况下，由于致伤暴力过猛，可致少见的第1掌骨基底横折并脱位（图10-9）。当腕关节发生脱位或骨折脱位后，由于受拇长屈肌、大鱼际肌、拇内收肌及拇长展肌的牵拉，故加重第1掌骨向尺侧及向掌侧倾斜，而其基底则向外后方与近侧脱位。

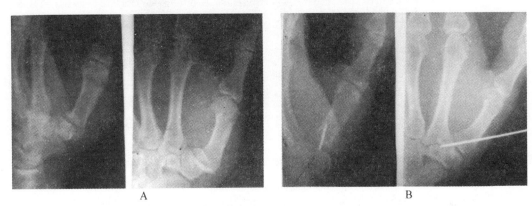

A. 行闭合复位克氏针内固定术前　B. 行闭合复位克氏针内固定术后

图10-7　第1掌骨基底骨折脱位（Bennett骨折）

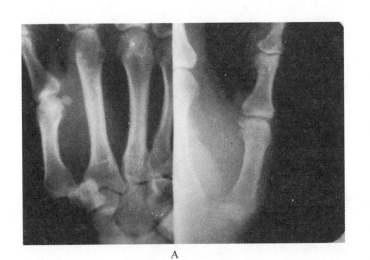
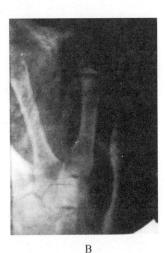

A. 行闭合复位石膏固定术前　B. 行闭合复位石膏固定术后

图10-8　第1腕掌关节脱位

2. 分类：按照Green（1972）认为本病主要涉及关节内与关节外及骨端骺板损伤的三方面问题，并将其分为4个类型，Ⅰ型：Bennett骨折（脱位骨折）；Ⅱ型：Rolando骨折（Y型或T型的脱位骨折）；Ⅲ型：a. 横骨折；b. 斜骨折；Ⅳ型：骨端骺板损伤。

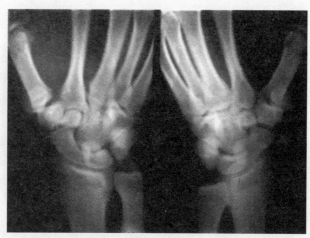

图10-9　第1掌骨基底横断骨折合并腕掌关节脱位

3. 诊断：第1掌骨呈内收状，虎口变小，拇指外展、内收活动受限。该腕掌关节处肿痛与压痛，局部有骨性凸起。X线检查即可作出明确诊断。

4. 治疗。

（1）第1腕掌关节脱位或骨端骺板损伤的治疗。

1）闭合复位法：对新鲜性第1腕掌关节脱位或骨端骺板损伤，应以闭合复位为佳。可在牵引下，由外后方向前内侧挤压，并将第1掌骨头外展，即可复位（图10-8B）。复位后将拇指固定于外展对掌位4~5周即可。如延误治疗，常导致腕掌关节不稳。

2）开放复位术：对陈旧性以及复发性脱位者，可采用Eaton Littler切开复位术（图10-10）。

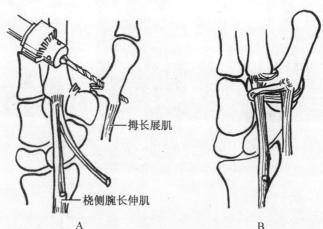

A. 将桡侧腕长伸肌腱中间纵行劈开，切断外侧半近侧肌束，向远侧分离至止点处。用同样方法切取拇长展肌的一半腱束，再于第1掌骨基底钻孔　B. 将桡侧腕长伸肌腱束由钻孔穿入与拇长展肌腱束交叉于拇指腕掌关节背侧缝合牢固

图10-10　Eaton Littler法（重建第1腕掌关节韧带）

手术方法：切口起自第1掌骨近侧1/2的后外侧，呈弧形向背面，尺侧至鱼际基底部，与腕部远侧的屈曲皮纹相平行，骨膜下显露拇指的腕掌关节及大多角骨的掌面，在大多角骨嵴的尺侧游离桡侧腕屈肌腱的远侧部，再通过纵形切口的前臂远侧部，显露该肌腱，在肌腱桡侧纵行劈裂一长约6 cm的腱条，先将腱条的近侧端切断，然后向远侧部分分离，直至肌腱附着于第2掌骨基底部。先将第1掌骨与大多角骨复位，并用一枚克氏针穿过关节，以保持其合适的方位，注意克氏针的位置，使之不影响第1掌骨钻孔的位置，因该孔将有肌腱穿过。在大多角骨嵴部提起已准备好的腱条，使其从第2掌骨基底部引向第1掌骨，然后在拇指腕掌关节深部关节囊附着的正常位置处钻孔，钻孔从背侧经过第1掌骨基底部到拇短伸肌腱的尺侧，将腱条穿过钻孔引向拇长伸肌腱的深部，拉紧腱条，在其出口处与骨膜做缝合。再将腱条在接近桡侧腕屈肌腱止点处绕过，并缝于第1掌骨基底部。术后将拇指置于外展伸直位，人字形石膏固定，约4周即可去除固定，进行功能锻炼。但亦有人采用掌长肌束或桡侧腕长伸肌腱来进行重建者。

（2）Rolando骨折的治疗。

1）闭合复位：对新鲜性Rolando骨折的治疗，依照Rolando本人的意见，可在牵引的基础上使骨折获得满意的对位与对线的情况下，采用经皮克氏针交叉内固定（图10-11）以及石膏外层位外固定，直至骨折愈合为止。如复位不满意者，亦可行切开复位内固定。

2）腕掌关节固定术（Stark手术）。

适应证：Stark手术适应于Rolando骨折与Bennett骨折的畸形愈合，或拇指腕掌关节半脱位所造成的退行性关节炎，或骨性关节炎。其目的是解除疼痛，达到稳定，并增进力量。

手术方法：在拇指基底部相当于拇长展肌止点处，向掌侧做弧形切口，避免损伤桡神经浅支（感觉支）和前臂外侧皮神经感觉支，在第1掌骨基底部剥离对掌肌的起点及拇长展肌的止点，将关节囊横行切开，用骨凿将关节软骨切除，把拇指放于极度外展及对掌位。然后用2根或3根克氏针进行交叉内固定（图10-11），如关节面对合不佳，则可加用髂骨植骨，直至关节接触处无空隙。然后缝合

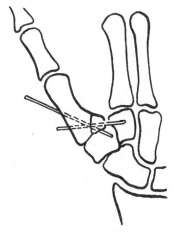

图10-11 第1腕掌关节骨折脱位经复位后，用2枚克氏针交叉固定

关节囊及拇长展肌的止点，最后缝合皮肤。用石膏绷带将拇指固定于极度外展对掌位，直至完全融合。

另一方法是将第1腕掌关节软骨面切除，用一带有皮质骨的植骨条，嵌插于大多角骨与第1掌骨骨髓腔内。

（3）Bennett骨折的治疗。

1）闭合复位法：对新鲜性病例，应在外展位进行牵引，并对脱位的掌骨基底由后外向前内方进行推按即可复位，但很难保持，常需外置一弓形板或鸭嘴式铁丝架外固定（图10-12）若仍不稳定者，可采用Wagner闭合穿针法，效果较好（图10-11）。

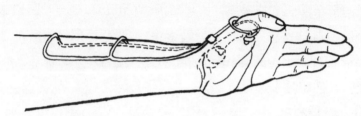

图10-12　第1腕掌骨折脱位（Bennett骨折）经复位后，用鸭嘴式铁丝架固定

2）开放复位术（Wagner手术）：对闭合复位不满意者，可采用Wagner手术法，即于第1掌骨桡侧做一"T"形切口，近端至腕横纹，暴露第1腕掌关节及第1掌骨近侧基底骨折处，然后在直视下对好关节面，用克氏针将第1掌骨基底与内侧小骨片一起做内固定（图10-11）。若仍不牢固可加用第2根克氏针固定后逐层缝合伤口，用石膏绷带将拇指固定于外展对掌位

3）外展截骨术：对陈旧性畸形愈合的病例，关节面较平整且无明显的退行性病变者，可采用第1掌骨基底外展截骨术，必要时松解挛缩的拇内收肌，以恢复虎口应有的宽度，增加手的握力。

4）腕掌关节成形术（Goldner手术）。

适应证：第1腕掌关节已呈现退行性关节炎，经常疼痛，或因直接损伤，或因周围软组织挛缩，造成关节活动消失和拇内收畸形者。为了达到减轻疼痛、增加腕掌关节的活动度的目的，尤其中年以上的妇女，宜实行切除大多角骨的第1腕掌关节成形术。

手术方法：做一与拇长展肌相平行的切口，并向指蹼间方向延伸，沿切口方向切开浅筋膜，分离浅表软组织，保护好桡神经浅支和桡动脉深支。在第1掌骨基底部切开部分骨膜及关节囊，暴露出第1腕掌关节及舟骨与大多角骨关节，用小骨凿将大多角骨切除，然后切除第1掌骨基底部的韧带附着处。必要时可切除第2掌骨的部分基底部，松解拇长伸肌及拇长展肌，用一块明胶海绵填入空腔内。如邻近组织有明显的疤痕挛缩，或需要施行植皮术覆盖创面时，可应用克氏针固定第1、2掌骨，并将拇指固定在外展对掌位，闭合伤口，石膏固定2周。此术式术后易造成第1腕掌关节不稳，故目前临床很少应用，必要时行大多角骨切除人工关节置换术。

（二）第5腕掌关节脱位

第5掌骨基底为变异的鞍状关节，它的基底部有尺侧腕伸肌腱附着其上，并与钩骨及第4掌骨形成关节，有30°的屈伸及外展活动功能，脱位比较少见。Whorter于1918年首次作了报道。

1. 损伤机制：本病的损伤机制与第1腕掌关节脱位有相似之处。它有两种类型：①向尺侧变位者，常伴有基底部骨折，有似Bennett骨折。由于尺侧腕伸肌的牵拉，可使该掌骨向近侧移位。②向外前侧移位者，常脱向第4掌骨底的前侧（图10-13）；个别亦有伴发钩骨骨折者。

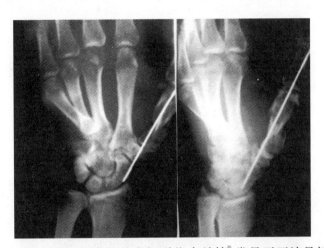

图10-13　第5腕掌关节掌侧脱位合并第1掌骨干开放骨折

2. 诊断：新鲜性病例除具有一般创伤反应及功能受限外，尚有患指扭转和短缩，以及掌横弓变平畸形等，有时还有尺神经刺激症状。X线检查：除常规正侧位和斜位摄片外，还应拍30°的旋前位片，方能显示清楚。

3. 治疗：本病常常是复位容易，但不稳定，因而Bora及Didizian曾提醒人们注意，本病一旦复位不满意而造成骨折畸形愈合，会产生握力差及关节痛。所以，对早期病例，应争取良好的闭合复位，不稳者应行经皮克氏针内固定及石膏外固定。

对陈旧性病例，可酌情行切开复位克氏针固定。必要时可考虑行第5腕掌关节融合术。

（三）除拇指外的腕掌关节脱位

1. 损伤机制：本病于1856年由Vigouroux作了首次报道。第2～5腕掌关节间既有短而坚韧的掌骨间韧带，又有腕掌关节的掌背侧韧带相互纵横交织，非常坚强。加之，这些掌骨基底与远排腕骨相互嵌插，活动度很小。直接暴力多见于挤压伤或锤击伤所致，导致局部软组织及骨关节的严重损伤。脱位的方向与外力作用的方向是一致的，可有掌侧脱位（图10-14）与背侧脱位（图10-15）。

间接暴力常因应力沿掌骨干纵向传递所致，往往见于拳击手，多为闭合性背侧脱位。而关节囊及韧带损伤为主要病变。

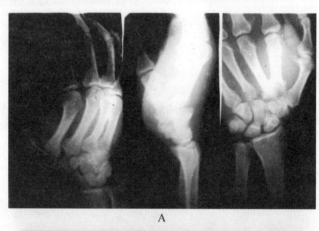

A

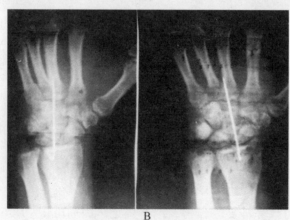

B

A. 治疗前　B. 复位后行克氏针内固定

图10-14　第2～5腕掌关节掌侧脱位

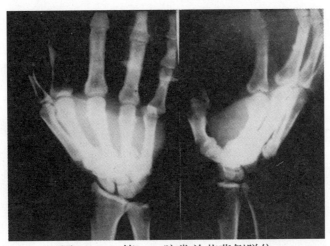

图10-15　第2～5腕掌关节背侧脱位

2．诊断：本病具有明显的外伤史，局部肿胀较甚，畸形明显，腕背侧或掌侧有骨性凸起与压痛，患手变短，腕活动受限，可伴有尺神经或正中神经牵拉症状及伸肌腱断裂，需要注意患手的血运情况。X线检查：应包括腕关节正侧位及旋前与旋后位片，以防止漏诊。

3．治疗：本病的治疗原则是，及时准确复位与固定，恢复掌横弓的解剖关系，积极活动掌指及指间关节，防止手内在肌挛缩和变性。对新鲜性病例的治疗，可在麻醉下进行闭合复位，即在该四指共同牵引下，进行逐个推按使其复位，一般多无困难。不稳者可行经皮克氏针固定（图10-14B）。对个别有软组织嵌夹而障碍复位者，应及时行切开复位术，并辅以克氏针内固定和石膏外固定。

对陈旧性病例，如症状不突出者，尤其无软组织受压者，只需进行功能锻炼即可，故不一定再行手术疗法，否则亦可考虑行开放复位术。对已形成创伤性关节炎者，则应行腕掌关节融合术，但第5腕掌关节应融合在屈曲30°位，以便于握物及与拇指对掌。

（四）第1～5腕掌关节脱位

5个腕掌关节完全脱位，临床比较罕见，编者曾诊治1例，介绍如下：

患者，男，24岁，在拳击比赛中，右拳与对方相击而致伤，自觉当时患腕有撕裂声，腕背高凸畸形，继而肿痛，活动受限。检查：右腕肿胀，皮下有瘀血斑，手掌短缩，患腕压痛广泛，肢端感觉及血液循环尚好，亦无肌腱损伤之征。腕背可触到已脱出的掌骨基底且呈台阶状畸形。X线片显示：第1掌骨基底向后外侧呈半脱位，第2～5掌骨基底皆向背侧完全性脱位，且与远侧列腕骨相重叠（图10-16A）。

诊断：右第1～5腕掌关节背侧脱位。

治疗：在臂丛神经阻滞麻醉下，对患侧手指进行强力牵引，并分别由背向掌推按已脱出的掌骨基底使其复位，复位时均有一滑动感，畸形亦随即消失，且较稳定（图10-16B）。术后用掌臂管型石膏固定患腕于背伸功能位，5周后去除固定并进行功能锻炼，3个月后患腕功能基本正常。

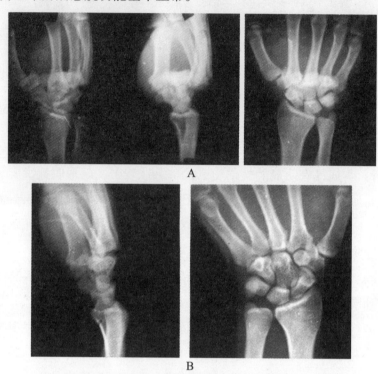

A. 第1～5腕掌关节全部背侧脱位   B. 行闭合复位术

图10-16   第1～5腕掌关节全部脱位病例

【按】腕掌关节全脱位比较罕见，亦是腕部严重损伤症之一。尽管该关节的结构比较坚强，但在特殊的机制下是有可能发生本病的。如本例正是在紧握拳头时使手掌部形成了一个整体，且诸掌骨头亦相对较为凸出，在受到猛烈的纵向撞击，此时应力由掌骨头向近侧传递，致使腕掌关节囊及韧带发生断裂，继而诸掌骨基便滑脱向腕之背侧。这种传导应力所致的脱位，一般多为闭合性。本病如不及时处理，不但腕部畸形明显，而且也直接破坏了手掌部的横弓与纵弓，手的长轴变得短缩，这就有碍手部伸、屈肌肌力的正常发挥，并削弱了手的推力与握力。对新鲜的病例的治疗应行闭合复位术，不稳者辅以经皮克氏针内固定及适当的外固定，以利受损的软组织得以修复，从而达到稳定的目的。由于该关节是微动关节，因此，本病的预后较佳。对陈旧性病例的治疗，可参考前面已述的方法进行处理。

从文献的有关个案报告来看，发生本病的病因，多是患者手紧握车把（摩托车或自行车），并在疾驶中与前车相撞所致；而本例患者则为拳击所致。对此，两者病因虽有差异，但其损伤机制却具有共同的特点，其间除致伤暴力均较强大而猛烈外，患手均是在握持（或握拳）的状态下发生的。

另外，从文献报告与本例患者中，亦可反映出该病具有掌侧脱位与背侧脱位两种类型，究其原因，可能与伤时患腕所处的位置不同有关。即如伤时腕关节若处于略掌屈位，则易导致腕掌关节背侧型脱位；反之，如伤时腕关节若处于中立位或背伸位，则易导致腕掌关节掌侧型脱位。

本病在诊断方面，除了要重视临床体征与X线表现外，还应注意是否伴有血管、神经、肌腱及撕脱性骨折等合并伤。

在治疗方面，对不同类型新发生的脱位，需采取相适应的复位手法，使其达到解剖复位。对掌侧型脱位复位后，应将患腕固定于掌屈位；对背侧型脱位复位后，应将患腕固定于中立位或背伸位。这样比较稳定。对个别不稳定者，可辅以经皮克氏钢针内固定。

第二节　中间骨及其相关的脱位与骨折脱位

尽管腕关节脱位与骨折脱位的类型比较繁多，但较为常见的问题多集中在中腕关节，尤其在近侧列腕骨中，在腕关节的纵向关节链中起着"中间骨"作用的是月骨与舟骨。因为此二骨对稳定整个腕关节具有重要的作用，因而在临床上最易发生的是：舟骨旋转性半脱位及其骨折、月骨周围性腕骨脱位、月骨脱位及各种变异性损伤等。此类病变均属于"中间骨及其相关的脱位与骨折脱位"的范畴。

一、中间骨及其相关的脱位与骨折脱位的流行病学

腕骨脱位仅占全身关节脱位的0.4%，而在腕骨脱位中，尤以中间骨及其相关的脱位与骨折脱位最为复杂而突出。笔者在28年中共观察此类病变约105例，且主要为新鲜病例。其中，单纯性舟骨旋转性半脱位3例，月骨周围性腕骨背侧半脱位3例，月骨周围性腕骨背侧全脱位20例，经舟骨、月骨周围性腕骨背侧脱位31例，月骨周围性腕骨背侧全脱位合并舟骨骨折23例，月骨掌侧脱位16例，月骨周围性腕骨掌侧脱位7例，月骨、三角骨周围性腕骨轴向崩解症2例（表10-1）。

表10-1　腕关节中间骨及其相关的脱位与骨折脱位临床资料统计　（例）

损伤名称	男	女	年龄(平均)(岁)	左	右	月骨正常	月骨掌倾(平均)	月骨背倾	月骨侧倾	舟骨结节部骨折	舟骨腰部骨折	舟骨近极部	舟月正常	舟旋后	分离	桡骨茎突尖部骨折	桡骨茎突基底部骨折	尺骨茎突桡侧缘部骨折	三角骨撕脱骨折	三角骨体部脱位	下尺桡脱位	月骨压迫性尺骨骨折	豌豆骨脱位	腕关节以上损伤	备注
单纯性舟骨旋转性半脱位	3		28	1	2	3									3										
月骨周围性腕骨背侧半脱位	2	1	42	2	1			(22°)3						2	1										
月骨周围性腕骨背侧全脱位	20		31	9	11	4	(38°)16							6	14	3	3	6	1	1	1		1	1	Monteggin骨折1
经舟骨、月骨周围性腕骨背侧脱位	28	3	29	18	13	12	(31°)19			2	29					7			2		2			1	肘关节后脱位3、尺、桡骨干骨折1
月骨周围性腕骨背侧脱位合并舟骨骨折	21	2	30	9	14	4	(32°)18				20	3	23			8	1	2	6	1	1	1		1	Essex-Lopresti骨折脱位1
月骨掌侧脱位	16		34	6	10	7	(72°)15				3		11			1	2	2	5		1		1		肱骨干骨折1
月骨周围腕骨掌侧脱位	6	1	25	3	4	1	1		1		4	1	6			1	1	3	4						尺骨远端骨折1
月骨、三角骨周围性腕骨轴向崩解症	2		33	2		2	1	1							3			1							
合计：	98	7	32	47	58	31	69	4	2	3	56	4	48	23		20	7	13	18	12	2	4	4	3	8

备注：各种变异性病变均包括在内。

　　其中男性98例，约占93.4%，女性7例，约占6.6%，这与我国女性从事重体力劳动或高空作业的机会较少有关。在发病年龄方面，本组仅1例是67岁（外籍女性），其余皆为青壮年患者，平均年龄为32岁左右，这与人们在此年龄期的社会活动较为活跃有关。在侧别方面，右侧略高于左侧（58：47）。本病虽可见于各种职业，但仍以工人和农民为多见。本组病例在初诊时曾发生过误诊或漏诊，约占39%。以上情况均与Herberg等的统计数值基本接近。

　　在本组病例中，以经舟骨、月骨周围性腕骨背侧脱位较为多见，约占本组病例的29.6%；其次是月骨周围性腕骨背侧脱位合并舟骨骨折，约占21.9%。两者共占本组病例的51.5%。而单纯性月骨周围性腕骨背侧脱位约占21.9%，前两者与后者之比接近2.3：1，高于Herberg所统计的2：1。月骨掌侧脱位占本组病例的15%，月骨周围性腕骨掌侧脱位占7%。其他如月骨周围性腕骨背侧半脱位及月骨、三角骨周围性腕骨轴向崩解症与单纯性舟骨旋转性半脱位，三者共占本组病例的7.6%，而本组腕骨的合并伤约占6.7%。

　　月骨周围性腕骨背侧脱位（包括半脱位及有舟骨骨折者）与月骨周围性腕骨掌侧脱位之比为11：1，而Herberg的统计为32：1。而前者与月骨掌侧脱位之比为5：1，并与月骨、三角骨周围性腕骨轴向崩解症之比为40：1。至于月骨背侧脱位，编者尚未遇到过。对少数变异性病变，均统计于相关的分类之中。

　　在62例发生舟骨骨折的病例中，舟骨腰部骨折占90.3%，近极骨折占6.5%，而结节部骨折仅占3.2%。

　　本组除单纯性舟骨旋转性半脱位与月骨周围性腕骨背侧半脱位致伤暴力较轻，以及月骨、三角骨周围性腕骨轴向崩解症致伤暴力比较特殊外，其余的类型中所并发的各种撕脱性骨折或撞击伤的类型基本相似，其中并发桡骨茎突骨折占25.7%，三角骨骨折占17.1%，尺骨茎突骨折占17.1%，桡骨背侧缘骨折占12.3%，下尺桡关节损伤占6.7%，豌豆骨脱位占3%。

　　本组致伤暴力经由腕部向近侧传递而引起的合并伤有以下几种：①合并肘关节后脱位3例（其中1例兼有肱骨滑车后缘骨折）；②合并肱骨干骨折1例；③合并尺骨远端骨折1例；④合并尺、桡骨骨干骨折1例；⑤合并Essex-Lopresti骨折脱位1例；⑥合并月骨压迫性骨折3例；⑦合并Monteggin骨折1例。

二、中间骨及其相关的脱位与骨折脱位的发病机制及演变规律

　　Mayfield曾对32个腕关节标本做了落体快速负荷试验和水压迟缓负荷试验。发

现用向掌骨头和掌骨干加压的方法，可造成实验性脱位。其机制为腕背伸、尺偏和腕骨间旋后，所有脱位都有不同程度的月周不稳（腕不稳定常发生在月骨周围，临床上称作月骨周围进行性的不稳定，简称月周不稳），在背伸、尺偏和腕骨间旋后的负荷逐步增长时，舟骨、头状骨和三角骨依次自月骨上发生脱位，形成进行性腕不稳。月周不稳可以根据腕骨脱位与韧带损伤及程度分为4级：一级月周不稳——舟骨半脱位或骨折脱位，伴有舟月韧带和桡舟韧带损伤；二级月周不稳——头状骨脱位或骨折，Poirier间隙张开；三级月周不稳——三角骨脱位和月三角韧带及桡三角韧带断裂（月骨周围性腕骨脱位）；四级月周不稳——桡头韧带、桡三角韧带和背侧的桡腕韧带断裂（月骨掌侧脱位）。

现将常见的3种伤势分析如下：

第1种伤势——腕过度背伸。当腕过度背伸或应力向背侧及桡侧方向着力于舟骨近极时，舟骨的背部撞击于桡骨背侧缘，而造成舟骨腰部骨折；如舟骨先发生轻度背侧半脱位而后受撞击，则可造成舟骨近极骨折；如背伸力直接压在舟骨远极，则易造成舟骨结节骨折。舟骨背侧半脱位伴有近极骨折及大面积韧带损伤时，近极缺血性坏死。这都属于一级月周不稳。

第2种伤势——腕骨间旋后。过伸与旋后应力向月骨发展，使头状骨自月骨凹面向背侧移位，或头状骨受桡骨背侧缘的撞击而在颈部骨折，并沿其横轴旋转180°，此时应属于二级月周不稳。当月周腕骨间旋后，最终将破坏月三角关节，造成三级月周不稳。由于桡头韧带同时断裂，导致月周背侧脱位，严重者可使桡骨背侧缘因撞击而骨折。但有时因掌侧软组织紧张而使月周腕骨反弹而复位，同时又迫使月骨向掌侧移位，造成月骨掌侧脱位。此为四级月周不稳。

如在三级月周不稳的基础上，掌侧及背侧桡三角韧带横形断裂，或三角骨的月侧边缘被这些韧带撕脱，三角骨转位，三角骨与月骨分离，或三角骨的尺侧边缘被撕脱，都揭示有月骨周围性腕骨背侧全脱位。如果脱位在X线检查前已经复位，那么这些细微的表现，就成为月骨周围性腕骨背侧全脱位的唯一证据。

实际上，月骨脱位是最终的结局，亦是四级月周不稳。月骨周围性腕骨背侧全脱位和月骨脱位的损伤机制与韧带的病理改变大致相同。

第3种伤势——尺偏，可在腕之桡侧产生张力，由于掌侧桡三角韧带和桡头韧带的牵拉，而引起的桡骨茎突撕脱性骨折。如果尺偏时桡骨茎突未撕脱，且韧带未断，则将挤压月骨，可将月骨碾碎，或者造成桡骨远端尺侧包绕月骨部位骨折。这种月骨压迫性骨折是Colles骨折的常见组成部分，有移位者会造成尺、桡骨不协调，导致旋前、旋后时疼痛或根本不能旋后。当然桡偏的情况亦并非少见，它既可使桡骨茎突被撞击而骨折，同时舟骨亦可在相对的部位发生骨折或碎折，尺骨茎突常因尺侧副韧带张力过大而发生撕脱性骨折。

综上所述，造成此类损伤的应力，通常是三维的——腕背伸、尺偏和一个旋转分力。这3种力是同时混合发生，其最终结果取决于：①力在三维空间的方向；②力的大小和持续的时间；③手在受伤时的位置；④骨与韧带的生物学特点。特别是骨的失矿质和成熟的程度。而病变的实质总是一系列韧带与骨损伤的总称。因而腕骨的脱位也总是在韧带损伤的基础上发生的。

由于各腕骨间的韧带附着比较特殊，小多角骨、舟骨远端、头状骨、钩骨与三角骨形成一联合组，并与诸掌骨基底部牢固地结合着。尤其是头状骨与第3掌骨基底部连接紧密，并通过此掌骨作为手的长轴进入头状骨。而月骨和舟骨的近端作为一个独立的联合体与桡骨紧密相连。舟骨则以其狭长的体形，成为远、近两列腕骨的连接杆，月骨位于腕之中心，体形较小，并与桡骨和头状骨构成了典型的铰链关节。加之，Poirier间隙正位于头月关节的相对部位。因此，当外力使月骨发生倾斜或舟骨近极发生旋转性半脱位时，头状骨随之出现微妙的改变，则可导致月骨周围性腕骨背侧半脱位或全脱位，以及月骨脱位等病变。

对月骨脱位或月骨周围性腕骨背侧脱位，称之为腕关节小弧损伤；对合并月骨周围任何腕骨的骨折，称为腕关节大弧损伤。

三、中间骨及其相关的脱位与骨折脱位各论

（一）舟骨旋转性半脱位

1. 急性孤立性舟骨旋转性半脱位：舟骨旋转性半脱位，早在1925年由Destot首次提出，至1949年Russell和Vaughan Jackson在他们的论文中作了详细的描述。尽管舟骨旋转性半脱位多与月骨周围性腕骨脱位相伴发，而且是相当常见的，但孤立性（或原发性）舟骨旋转性半脱位亦有报道。本病常易漏诊，或在治疗上往往被忽视，这样常可导致腕关节不稳症，或继发为创伤性关节炎。

（1）损伤机制：舟骨虽属于近排腕骨，但它的体形狭长，且跨越中腕关节，而部分进入远侧列腕骨，所以舟骨是远、近两排腕骨的一部分。因此，人们对舟骨的独特解剖位置一直是非常重视的。舟骨的远端与大、小多角骨紧密相连，而其近极

主要由舟月韧带与桡舟韧带所固着，而后者的结构短而宽，它起自桡骨掌侧缘，进入舟骨，部分也止于月骨。该韧带在腕关节伸屈活动时，对维持舟骨、月骨、桡骨三者的关系起到缰绳样的作用。

当暴力使腕关节发生强度背伸或略有桡偏时，舟骨则产生向后外的旋转应力，当这种应力向近极传递时，则造成舟月韧带断裂，而舟骨的近极部即发生轻度旋后，如果桡舟韧带亦同时断裂，在旋转的基础上舟、月骨间距离加宽，头状骨虽亦轻度向背侧滑动，但多可立即弹回，这就形成了急性孤立性舟骨旋转半脱位。因而有学者认为：舟骨旋转性半脱位，可能是月骨周围性腕骨脱位的第1阶段。当月骨周围性腕骨脱位复位后，最易造成后遗症舟骨旋转性半脱位。

（2）诊断：伤后腕部轻度肿胀，活动受限，在鼻烟窝的内上角处有压痛或滑动感。

X线检查：腕关节前后位合并桡偏时，对显示舟月关节比较有利，可见舟月关节间隙增宽，大于2 mm（即Ferry-Thomas征阳性）；如舟月关节间隙增宽大于5 mm，舟骨即呈现变短，且有"环状征"。这是舟骨方向异常之后的一种轴向投影，有时可见舟桡关节间隙亦增宽。侧位片则见Teleisnik征阳性（即桡骨和舟骨的掌侧边缘画线由正常的"C"形变为"V"形），并可发现舟骨呈横位（即舟骨垂直于桡骨干的纵轴线），致使正常的舟桡角（45°～60°）变为80°～90°（图10-17）。Dobyns则提出了六面转动研究（中立位，侧位，屈、

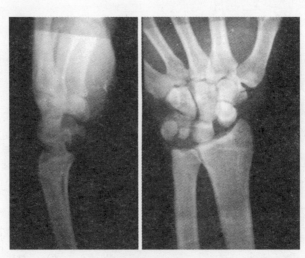

图10-17　原发性舟骨旋转性半脱位

伸侧位，桡、尺偏正位）以及握拳正位，因握拳时可产生纵向压迫，如为本病则舟月间隙必然增宽。

（3）治疗：本病的治疗意见目前尚不一致，如Tanz与Morawa等认为，舟骨残留的半脱位是微不足道的，亦无需特殊处理。但多数学者认为：不治疗的病例预后很差，且可能会出现退行性关节炎。通常的疗法是对伤后2~3周的早期病例，采取闭合复位的疗法，即在前臂略旋后位进行牵引患手，并以拇指端对准舟骨近极（相当于桡骨背侧缘与拇长伸肌腱交界处或鼻烟窝的内上角），由背向掌侧按压使其复位，复位时常有一滑动感。为了防止舟骨近极再次滑动，可于局部加一小垫，然后将患腕固定于略掌屈位或中立位并略尺偏。不稳者应行经皮穿针固定舟月关节或舟桡关节，否则可考虑行切开复位和韧带修复与重建术。通常多采用桡侧腕长伸肌腱来重建舟月韧带及桡腕韧带（图10-17）。

但亦有报告，在伤后6~8周有用闭合复位而成功者。编者认为，对这种陈旧性病例，即使是闭合复位得以成功，而原受损的韧带是难以重新愈合的，其结果必然会导致舟骨再发性旋转脱位。根据Divid的经验，对晚期病例是不可能进行闭合复位的。因在切开复位时，发现舟骨、月骨之间有明显的瘢痕组织存在，为了达到复位的目的，不但需要清除局部瘢痕组织，而且还需做较大面积软组织的剥离，因此要使舟骨达到解剖复位也是很困难的。虽然Dobyns等人的韧带再造术，据称已取得了良好的效果，但术后局部组织的粘连是难以避免的。对此，虽有人主张行腕骨间关节固定术，但其疗效并不十分理想。所以对陈旧性病例的治疗方法，应依据患者的具体情况而定。

2. 再发性舟骨旋转性半脱位：所谓再发性舟骨旋转性半脱位，其中亦包括原发性损伤未被及时认识的病例，以及原始损伤虽已复位，但因固定不牢而出现继发性再脱位者。Vance等报告了1例双侧无症状性舟骨旋转性半脱位，并认为腕部韧带广泛松弛，可能是一个致病因素。因而他强调，对无明确有外伤史的病例，进行双侧腕关节X线片检查，是很有价值的。

治疗：由于此类患者大部分是无症状或症状轻微，故一般无需进行治疗，如少数患腕症状明显并要求进一步治疗时，过去多行韧带再造术（图10-18），但需明白，这些手术的结果可能是难以预料的。Watson-Jones曾在舟骨的近端背侧紧缩关节囊，可使症状完全消失。

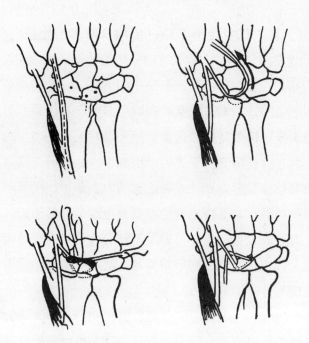

图10-18　利用桡侧腕长伸肌肌腱重建舟月韧带及桡腕韧带功能

（二）月骨周围性腕骨背侧半脱位

1. 损伤机制：月骨周围性腕骨背侧半脱位（简称月周背侧半脱位）属于伸展型腕骨脱位的范畴。早在1925年Destot曾提出了这样的概念，当中腕关节发生脱位时，作为横跨远、近两侧列腕骨的舟骨，要么发生骨折，要么发生近极旋转移位，两者必居其一。Aitken（1960）则描述道，当患者由高坠下时，手远离身体，前臂略旋前，腕过伸而手掌着地（前臂与地面约呈45°），暴力由腕之前下向后上方撞击，则可导致月周背侧半脱位（图10-19）。

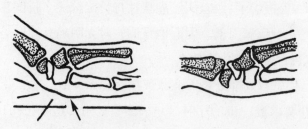

图10-19　月骨周围性腕骨背侧脱位（或半脱位）的损伤机制

如果致伤暴力不太大，则出现月周腕骨轻度后移，头状骨的中心滑向月骨的后半部。此时由于通过腕部的肌肉自然收缩，并对月骨后半部产生纵向压力，从而导致月骨的后缘回缩，而前缘则向远侧撬起，形成了月骨向后略有旋转之势，以致月骨的远侧凹面向背侧发生倾斜，这样月骨的掌侧韧带紧张而背侧韧带松弛。与此同时，月三角韧带与月舟韧带亦处于紧张状态，舟骨亦呈旋转性半脱位，从而出现了典型的月周背侧半脱位或称腕背伸镶嵌不稳症。

原发性月周背侧半脱位临床比较少见。由于本病致伤暴力有限，病变较轻，故多无其他撕脱性合并伤。而较易见到的月周背侧半脱位，则多是月周背侧脱位在治疗时，因手法不当而致复位不完全，使月周腕骨滞留在半脱位状态。只有在这种情况下所致的月周背侧半脱位，尚可见到原始所并发的一些撕脱性或撞击性损伤。

2. 诊断：伤后患腕肿胀、疼痛，主动活动受限，被动活动则有不稳感，手指多呈屈曲状，腕之外形略似Colles骨折的餐叉状畸形，但这种畸形正在腕部，腕的前后径增厚，腕背侧可触到骨性凸起，正中神经的症状尚不明显。最后确诊需做X线片检查。

X线检查：正常情况下，腕关节正位片见各个腕骨排列正常，间隙清楚。当发生月周背侧半脱位时，则见头月间隙不清，舟骨可呈现旋转性半脱位征象（图10-17）；侧位片则见头状骨、月骨、桡骨三者的共同纵轴线扭曲（图10-20），"三C"关系不规则，月骨远侧凹面向背侧倾斜，而头状骨的基底部移位于月骨的后半部，而其前半部空虚，舟桡角可略有增大。

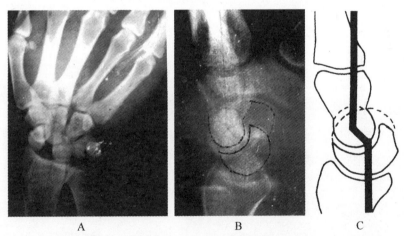

A　　　　　　　　　　　B　　　　　　　　　　C

A. 腕关节正位片显示：舟骨呈旋转性半脱位　B、C. 腕部侧位片示：头状骨、月骨和桡骨三者的共同纵轴线发生扭曲

图10-20　月骨周围性腕骨背侧脱位

3. 治疗：对伤后2～3周的新鲜性病例，应在牵引下，腕略背伸，术者由腕背向前推按脱位的腕骨（尤其是头状骨），然后再掌屈患腕，即可达到复位的目的，

复位时常有一滑动感。若舟骨旋转性半脱位复位仍不完全，可参照急性孤立性舟骨旋转性半脱位的手法加以矫正即可。

复位后应将患腕暂时固定于略掌屈位或中立位，约3周后改为腕背伸功能位，再延长固定3周即可。对不稳定者应及早进行克氏针经皮内固定，并注意后期观察，以防止再发生月周背侧半脱位。

对陈旧性病例，由于腕之畸形较轻，且多无神经压迫症状，在功能上患腕掌屈可略受限，但对日常生活影响不大。或由于局部受损的韧带组织已有新的固着（或粘连），腕之稳定性尚可者，则无需进行手术治疗。而腕不稳症状比较明显者，则宜行手术矫正。

（三）月骨周围性腕骨背侧脱位

1. 损伤机制：月骨周围性腕骨背侧脱位（简称月周背侧脱位）的损伤机制与月周背侧半脱位基本相同，只是致伤暴力大一些。即在腕关节强度背伸着地时，中腕关节向后上方完全移位，而舟骨则呈旋转性半脱位，当然舟月韧带与月三角韧带亦均断裂，除月骨仍与桡骨保持正常关系外，其余腕骨呈整体性脱向月骨的后上方。这就是月周背侧脱位的基本定义。

月周背侧脱位的主要病变，是以其相关的腕骨间韧带与头状骨掌侧韧带（图10-21）的损伤为基础，且可并发尺骨茎突、桡骨茎突、三角骨及豌豆骨的撕脱伤，在个别情况下，如兼有桡偏应力，可使桡骨茎突基底部因被撞击而骨折。如暴力向上传递，尚可导致桡骨背侧缘、下尺桡关节及近侧其他骨关节损伤等。

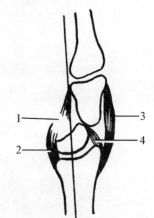

1. 已断裂的头状骨前韧带
2. 桡月前韧带松弛　3. 头状骨后韧带完好　4. 桡月后韧带紧张
图10-21　月周背侧脱位韧带损伤情况

当发生月周背侧脱位后，月骨半脱位时，其后缘所承受的纵向压力立即消失，使回缩的后缘弹起而复原（月骨呈中立位），月骨的掌侧、背侧韧带又处于正常的均衡状态，此种类型在月周背侧脱位中仅占小部分。对此，编者称之为"静态性月周背侧脱位"（图10-22）。但在多数情况下，当月周背侧发生脱位后，由于腕之前后径的增宽，导致了腕总韧带的张力增大，并对脱位的腕骨产生了强大的约束力或挤压力，从而使脱向背侧的腕骨，尤其是头状骨，由月骨的背侧向掌侧起到推挤作用，致使上述的静态局面被打破，并迫使月骨在原处呈额状轴向掌侧轻度转动（即月骨的后缘向远侧略显撬起），它的远侧凹面则略向前侧倾斜，以缓解头状骨对它的挤压，此时月骨的掌侧韧带松弛而背侧韧带紧张，呈现了与月周背侧半脱位时相反的局面。但月骨的近侧髁面大部分仍与桡骨远端相接触，此种病变编者称之为"动态性月周背侧脱位"（图10-23），这时它已具备了将向月骨掌侧脱位演变的前期征兆。

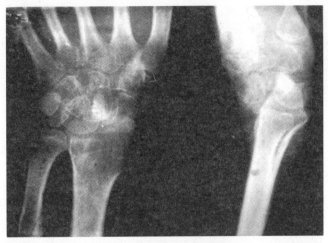

图10-22　静态性月周背侧脱位

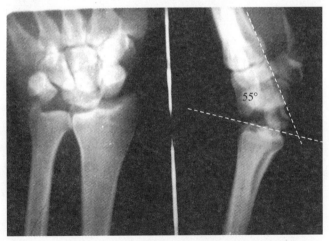

图10-23　动态性月周背侧脱位

2．诊断：月周背侧脱位在临床上常有误诊、漏诊者。而本病的临床症状则较半脱位更为突出，腕的前后径的增厚更为明显，腕背侧可触到脱位的腕骨，腕掌侧亦可触到月骨的掌侧缘，腕关节不稳现象更严重，且多具有明显的正中神经受压症状（即桡侧3个半指感觉异常），对个别正中神经症状不明显者，只要对患手做一牵伸试验，即可呈现出阳性体征。因此，凡具有腕部外伤史，并具有上述症状者，应首先考虑有月周脱位或月骨脱位的可能。最后必须进行X线摄片检查方能确诊。

腕关节正位片见腕骨间关系紊乱，间隙不清，腕关节高度变低。在部分病例中，月骨仍保持着正常的四边形（即静态性），但在多数情况下，月骨因旋转而呈三角形影（即动态性），而桡月关系则基本正常。对月骨这种三角形影像，在过去文献中曾被描述为月骨脱位所独有，现在看来并非如此。舟骨则毫无例外地显现着程度不同的旋转性半脱位，且常表现为两种形式：①舟骨显露充分，有似正常腕关节的旋后位——舟骨特殊位，舟、月骨间略有重叠影（图10-24）；②舟骨位置显露不充分，舟骨轴向重叠变短，且具有皮质环征，舟、月骨与舟、桡骨间出现分离（见图10-25）。二者均可见到月三角关系及月头关系失常。有时尚可见有尺骨茎突、桡骨茎突或三角骨撕脱性骨折与豆三角关节脱位，以及下尺桡关节的损伤等（图10-26、图10-27）。

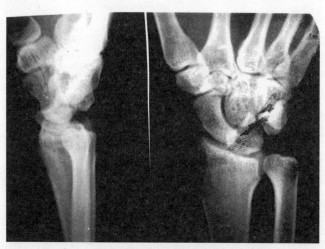

图10-24　动态性月周背侧脱位伴舟骨轻度后旋——
舟骨显示充分且舟、月骨间略有重叠

腕关节侧位片，最明显的影像是月骨与桡骨的关系基本正常，而头状骨则伴随其余腕骨脱向月骨的背侧，致桡骨、月骨、头状骨三者的共同轴线失常。头状骨基底接近于桡骨背侧缘，甚至与其相重叠（见图10-22），有时尚有桡骨背侧缘骨折者。月骨的远侧凹面空虚，该关节面可呈中立位（即静态性），亦可向掌侧略呈倾斜位，且月桡关系基本正常（即动态性）。由于舟骨的旋转性半脱位，所以桡舟骨角可呈60°～90°（垂直状舟骨）。

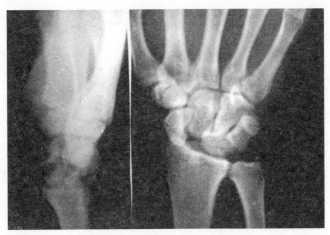

图10-25　动态性月周背侧脱位伴舟骨严重旋后——舟、
月骨分离与舟骨显示不充分（轴向重叠）

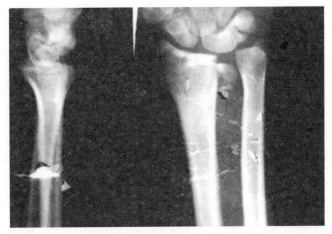

图10-26　月周背侧脱位合并桡骨尺侧缘骨折、桡骨
茎突骨折、三角骨骨折及下尺桡关节分离

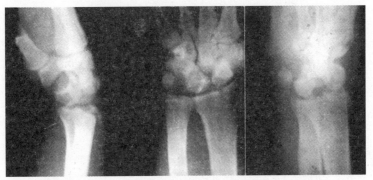

图10-27　月周背侧脱位合并豆三角关节脱位

David曾指出，在早期诊断中要区别的关键是：①舟骨是否有旋转性半脱位；②远排腕骨是否向背侧或掌侧移位。这些差别标志着不同的损伤方式，有利于分类与处理。

3. 治疗：月周腕骨脱位，因是关节内复杂的韧带损伤为基础的病变，故应及早治疗以利韧带的愈合，方可使复位后的腕关节得以稳定，因而对新鲜性病例应及时进行闭合复位，这种无损伤性疗法，效果是肯定的。MacAusland曾指出，对1周内的病例，复位多无问题，如超过2周则复位不易，而陈旧性病例，即使施行手术，复位也不太容易。有时尽管做了复位术，但患腕的功能也很难完全恢复。

（1）闭合复位术：对伤后1~2周的病例，闭合复位疗法应为首选。该法与月周背侧半脱位的复位手法基本相同，但用力要更大一些。在臂丛神经阻滞麻醉下，将患肢前臂置于旋前位，一助手固定前臂下端。如为静态性月周背侧脱位，术者可面对患者，两手紧握患腕，两拇指紧扣于脱向背侧的腕骨上（尤其是头状骨的基底部），而后强力向远侧牵拉的同时向掌侧屈曲，一般多可复位（图10-28）。如为动态性月周背侧脱位，复位时第1助手仍握持前臂下段，第2助手握持手掌部，术者背向患者，两手拇指置于脱向背侧腕骨的近端，其余手指环抱腕前，以保护好已经向前倾斜的月骨。然后两助手做对抗牵引，并将患腕略背伸，术者两拇指用力推脱位的腕骨向远侧，从而迫使脱位腕骨（尤其是头状骨基底部）能滑过月骨的背侧缘，此时第2助手在保持牵引的状态下掌屈患腕，这样月周腕骨脱位即可获得复位（图10-29）。当复位时常有一滑动感，腕之畸形随即消失，原神经受压症状亦相继得到缓解。

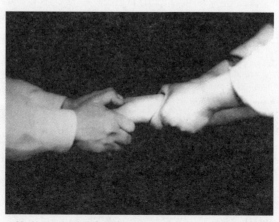

图10-28　静态性月周背侧脱位的复位手法（强力牵拉并掌屈）

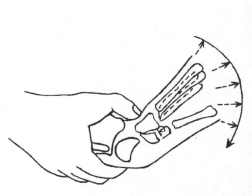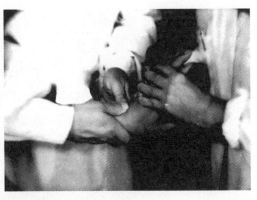

图10-29　动态性月周背侧脱位的复位手法（强力牵
拉、腕背伸、推脱位腕骨向远侧再掌屈）

　　对动态性月周背侧脱位，由于月骨背侧韧带处于张力状态，因而在上述闭合手法复位过程中，保护好月骨尤为重要，否则一旦该韧带发生断裂，则月骨将由月周脱位而发展成为月骨脱位（图10-30）。当然若复位手法用力不足，亦可表现为月周脱位复位不全现象——月周背侧半脱位（图10-31）。

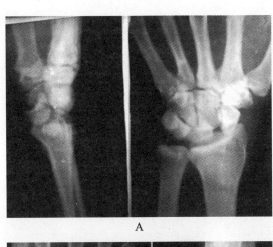

A

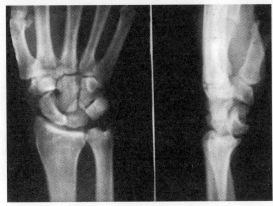

B

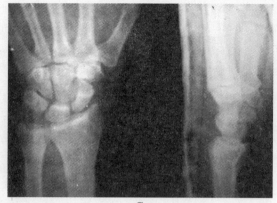

C

A．动态性极限期月周背侧脱位治疗前　B．由于复位时手法太过而导致月骨脱位　C．后按月骨脱位复位手法进行再次复位而成功

图10-30　动态性月周背侧脱位

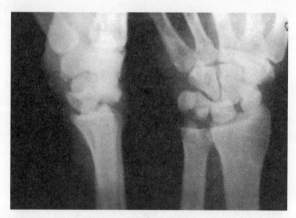

A

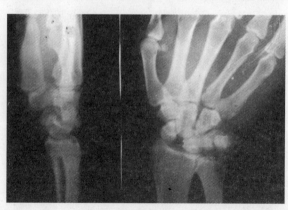

B

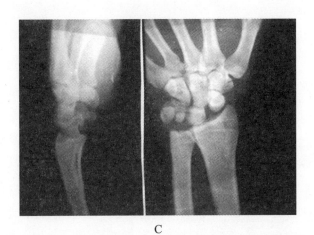

C

A．治疗前　B．由于复位时手法用力不当而形成月周背侧半脱位　C．经再次复位后，仍有舟骨旋转性半脱位存留而需要矫正

图10-31　静态性月周背侧脱位

　　当月周背侧脱位获得复位后，原腕部撕脱性骨折多可相继复位；舟骨旋转性半脱位多数亦可相继复位。对少数舟、月骨间仍有分离的病例，必须及时加以处理，且勿忽视，否则将会导致腕关节不稳定。

　　月周脱位复位的标志：①头状骨与月骨应达到良好的嵌合，以恢复桡骨、月骨、头状骨三者的生理轴线与正常的"三C"关系；②舟、月骨间关节应恢复正常，即舟骨应避免有任何旋转性半脱位现象的存在。

　　复位后患腕固定于稍屈曲或中立位，至2周时患腕固定于背伸功能位，再固定3～4周即可。在固定期间应注意患侧手指各关节的自动活动。当解除固定后，应加强患腕的功能锻炼，以达全面康复的目的。对复位后的腕关节要定期进行放射学检查，防止出现腕背伸镶嵌不稳（月骨半脱位）以及再发性舟骨旋转性半脱位，对个别不稳者可辅以经皮克氏针内固定。

　　值得提出的是，尽管有对陈旧性病例进行闭合复位而成功的报道，但这类病人的患腕均有不同程度存在着血肿机化和组织粘连与挛缩，甚至有骨萎缩等病理改变。若在这种条件下勉强施行闭合复位术，其所施加的力量将会造成腕部组织的继发性损伤，或呈现复位不完全而致患腕严重的不稳，故应持慎重的态度。

　　（2）切开复位术。

　　1）手术适应证：①新鲜性病例经闭合复位失败者；②关节结构损伤严重而无法行闭合复位术者；③半年以内的陈旧性病例，畸形明显，尤其是年轻患者及神经受压或骨萎缩不严重者。

2）手术入路：虽然Dobyns Swanson同时使用掌侧、背侧两个入路，但多数学者仍然主张仅使用背侧入路即可，这样显露比较容易，且便于复位。只有在月骨掌侧脱位或腕不稳，而需要从掌侧修复韧带者，方可另加掌侧入路。

3）关于韧带修复问题：有学者认为，由于腕关节的主要韧带均在关节囊内，手术时难以鉴别与修复，故对修复韧带兴趣不大。但David在手术中发现，不论是月周脱位或月骨脱位，其掌侧关节囊韧带均有一个典型的横向裂口，通过缝合这个横向裂口，即可使掌侧韧带复合体修复。在背侧，整个韧带复合体，一般是从腕骨上撕脱下来的，对这些相对虚弱的结构进行修复是相当困难的，且效果也差，而拔除克氏针后，舟骨有发生半脱位的趋向，这就为采取某种加强措施提供了理论依据。

4）手术要点：于臂丛神经阻滞麻醉及气性止血带下进行。从腕背侧入路，以"S"形切口为宜。要尽量保护好正常的关节囊和韧带组织。在直视下从月骨周围去除新生的瘢痕组织，尤其要注意清除从头状骨与月骨脱落的小碎裂软骨片，并要辨别月骨的桡侧缘和尺侧缘，然后在头状骨的近侧插入一个小而钝的骨膜剥离器，将月骨作为一个杠杆的止点，而后将脱向背侧的腕骨（尤其是头状骨）进行撬入复位。复位时注意头月关系，注意舟骨和三角骨的近极均应返回到月骨的桡侧与尺侧。复位后为了避免再脱位，在可能的情况下对损伤的关节囊和韧带作适当的修复。一般无需使用克氏针，即可达到稳定的目的。此法复位较易，对组织损伤相对较小。但对个别不稳者，可用较细的克氏针经皮内固定。有人认为固定不能少于8周，拔针后再用石膏托维持4周。

对切开复位的腕关节，固然可以恢复腕骨间的正常解剖关系，使腕关节较为稳定有力，但关节的活动范围常有某种程度的丧失，此点术前必须向患者讲清楚。

对伤后畸形不严重的陈旧性病例，或在临床上仅有力弱、偶痛或有僵硬感，无神经受压症状，功能在80%以上，并能从事一般劳动者，以及老年人，则勿急于手术复位。对伤后超过半年的陈旧性患者，骨萎缩现象亦较明显，应着重进行功能锻炼，并继续观察。因为对这类病人进行手术复位，所获得的效果是极其有限的。对有明显的正中神经刺激症状者，可施以腕管松解术。

对腕关节经常疼痛、功能在80%以下，或畸形较大的年轻患者，或已出现退行性关节炎者，可采用腕关节局限性融合术，术后患腕功能基本可以满足日常生活的需要。

（四）变异性月骨周围性腕骨背侧脱位

尽管月骨周围性腕骨背侧脱位是腕部比较常见的典型病变，但在罕见的情况下，由于致伤暴力的方向在发生月周背侧脱位的基础上略有偏差，以及伤时肌肉、韧带的状态不同，而导致各种变异性月周脱位（多为腕关节大弧损伤之列），其具体类型如下。

1. 舟骨、月骨周围性腕骨背侧脱位：本病比较罕见，其主要病变与一般月周背侧脱位相似，只是舟骨与大、小多角骨间的脱位取代了舟骨与月骨间的关节脱位。因而本病病变的特点是舟骨、月骨与桡骨三者关系正常，其余腕骨则向背侧脱位（图10-32A）。治疗方法与一般月周背侧脱位基本相同，但需注意，舟骨与大、小多角骨必须对位良好。

2. 月骨、三角骨周围性腕骨背侧脱位：本病的主要病变与月周背侧脱位相似，只是三角骨与钩骨关节间的脱位取代了三角骨与月骨关节间的脱位。因而本病的病变特点是：月骨、三角骨及桡骨三者关系正常，其余腕骨则向背侧脱位（图10-32B）。治疗方法与月周背侧脱位基本相同。

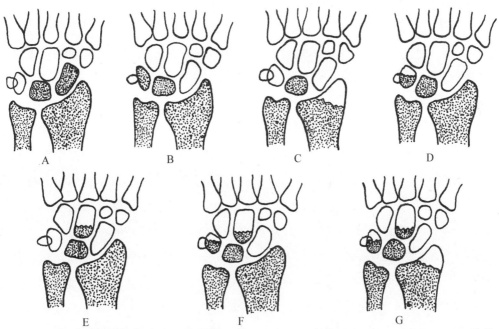

A. 月骨、舟骨周围性腕骨背侧脱位 B. 月骨、三角骨周围性腕骨背侧脱位 C. 经桡骨茎突、月骨周围性腕骨背侧脱位 D. 经三角骨、月骨周围性腕骨背侧脱位 E. 经头状骨、月骨周围性腕骨背侧脱位 F. 经头状骨、三角骨、月骨周围性腕骨背侧脱位 G. 经桡骨茎突、头状骨、三角骨、月骨周围性腕骨背侧脱位

图10-32 变异性月骨周围性腕骨背侧脱位

3. 经桡骨茎突、月骨周围性腕骨背侧脱位：本病的主要病变与月周背侧脱位基本相同，只是桡骨茎突骨折多发生在茎突的中部或基底部（即与舟、月骨间关节的相对处）。因而，本病的病变特点是：月骨与桡骨关系正常，其余腕骨以及桡骨茎突骨折块向背侧脱位（图10-32C）。治疗方法虽与月周背侧脱位相同，但桡骨茎突骨折块必须达到解剖复位，以减少日后创伤性关节炎的发生，对桡骨茎突骨折复位不稳定者，应行经皮克氏针内固定。

4. 经三角骨、月骨周围性腕骨背侧脱位：本病的主要病变亦与月周背侧脱位基本相同，只是三角骨体部骨折（或兼有碎块）取代了三角骨与月骨关节间的脱位。因而本病的病变特点是：月骨及三角骨的近侧骨块和桡骨三者关系正常，其余腕骨（包括三角骨的远侧骨块）皆向背侧脱位（图10-32D）。治疗方法与月周背侧脱位相同，三角骨亦常伴随其他脱位的腕骨相继复位，该骨愈合多无问题，故预后尚佳。

5. 经头状骨、月骨周围性腕骨背侧脱位：本病的主要病变亦与月周背侧脱位基本相同，只是头状骨的头部骨折取代了头状骨与月骨关节间的脱位。其特点是头状骨的近侧骨块仍嵌合在月骨的杯状关节内，并与桡骨保持着正常关系，其余腕骨（包括头状骨的远侧段）皆向背侧脱位（图10-32E）。本病极为罕见。在治疗上虽与月周背侧脱位有共同处，但要警惕复位时，头状骨近侧呈半球状的骨块易于由月骨远侧关节中滑出并旋转移位，以及该骨块因血供不佳所出现的不良后果。故术后要密切观察（可参考"头、舟综合征"）。

6. 经头状骨、三角骨、月骨周围性腕骨背侧脱位：本病具有经三角骨、月骨周围性腕骨背侧脱位与经头状骨、月骨周围性腕骨背侧脱位的两种类型的共同特点。即头状骨及三角骨的近侧骨折块，以及月骨和桡骨四者的关系正常，其余腕骨皆向背侧脱位（图10-32F）。因而在治疗上，要使舟骨间关节的脱位获得满意的复位，尤其是头状骨的解剖复位，并要注意头状骨骨折的预后问题。

7. 经桡骨茎突、头状骨、三角骨、月骨周围性腕骨背侧脱位：本病具有经桡骨茎突、月骨周围性腕骨背侧脱位及经头状骨、月骨周围性腕骨背侧脱位和经三角骨、月骨周围性腕骨背侧脱位3种类型的共同特点，亦属于腕关节大弧损伤。即脱位的远侧关节与上述第6种变异相同，但又有桡骨茎突基底部骨折的远侧骨块伴随其他腕骨向背侧移位（图10-32G）。本病尽管病变严重而复杂，但仍可按月周脱位的复位法进行处理。要注意桡骨茎突骨折的稳定情况与良好的对位和头状骨的预后问题。

（五）经舟骨、月骨周围性腕骨背侧脱位

1．损伤机制：本病（简称经舟骨月周背侧脱位）亦为腕关节大弧损伤之列，其损伤机制与月周背侧脱位基本相同，只是致伤暴力更大，且多兼有桡偏。由于月骨与舟骨的近侧具有舟月韧带及掌侧的桡头韧带与桡舟月韧带的连接和支持，因而当应力使中腕关节向背侧、桡侧移位时，如舟骨近极未及旋转，而舟骨腰部最易被横贯中腕关节的剪力和桡骨茎突的顶撞而骨折（个别舟骨骨折亦可发生在近极或结节部），此点已为Cave和Wagner所强调，同时月三角韧带亦断裂，唯舟骨近侧骨块、月骨、桡骨三者关系正常。这就导致了经舟骨月周背侧脱位。正如David在前面所讲述的那样，当中腕关节脱位时，舟骨如不出现旋转性半脱位，则它必然要发生骨折。本病偶尔合并尺骨茎突的撕脱伤与桡骨茎突的撞击伤。

2．诊断：本病的临床症状与体征与月周背侧脱位相同，但患腕多有桡偏现象，且鼻烟窝处有压痛。X线检查：舟骨骨折，其近侧骨块与月骨和桡骨关系正常，而舟骨远侧骨块则伴随其他腕骨向背侧脱位，其他影像与月周背侧脱位相同（图10-33），部分病例可伴有桡骨茎突劈裂折或碎折，并与脱位的腕骨向后外方移位，对此，应警惕有舟骨骨折的存在（图10-34、图10-35）本病的部分病例中月骨亦可向掌侧略有倾斜现象，故同样具有静态（图10-34）与动态（图10-33、图10-35）两种情况，本病的合并伤亦与月周背侧脱位相同。

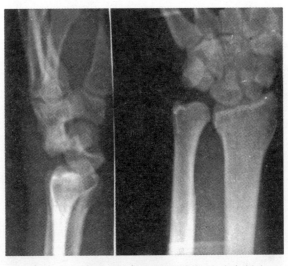

图10-33　经舟骨月周背侧脱位（动态性）

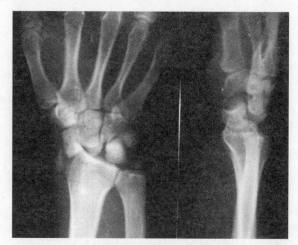

图10-34　经舟骨月周背侧脱位（静态性）合并桡
　　　　骨茎突劈裂折及尺骨茎突撕脱性骨折

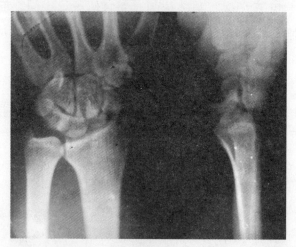

A

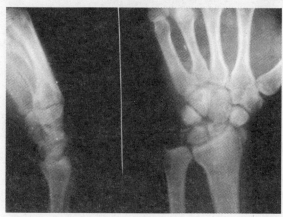

B

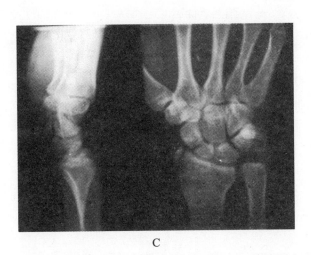

A. 经舟骨月周背侧脱位（腕骨桡偏合并桡骨茎突劈裂折）　B. 经闭合复位后腕仍桡偏致舟骨骨折复位不佳　C. 经再次正复而达完全复位

图10-35　经舟骨月周背侧脱位合并桡骨茎突劈裂折病例

3. 治疗：本病的治疗重点，在于及早恢复腕关节的正常解剖结构，并要确保舟骨骨折的顺利愈合，以避免缺血性坏死的发生。

（1）闭合复位：对伤后2周以内的新鲜性病例，可参照月周背侧脱位的复位手法进行闭合复位。本病有舟骨骨折及移位，人们早就认识到，如果舟骨骨折未能达到解剖复位，其预后是很差的。但所幸的是，本病只要月周脱位一旦获得复位，特别是头月关节得以良好的嵌合，则舟骨骨折或合并其他腕骨骨折均可相继复位（见图10-35、图10-36）。何况Campbell曾指出，如果舟骨骨折仍有移位，则往往表示月周脱位仍然存在（见图10-35）。此点既是防止误诊或漏诊的依据，亦是复位标志之一。当然在复位过程中，如果手法不当，亦会造成经舟骨、月骨掌侧脱位和经舟骨月周背侧半脱位。

本病一旦获得满意的复位，合理的外固定就显得特别重要。舟骨骨折必须固定牢靠，且固定时间要相对长一些。本病在复位后可将患腕暂固定于略掌屈位，2~3周后再更换掌臂管型石膏，置患腕于功能位或略桡偏，以使舟骨折端相互嵌合。一般舟骨骨折的愈合常需数月或半年之久。尽管文献报告中对舟骨骨折后的缺血性坏死率差异很大，但David经临床观察认为：本病复位后舟骨骨折在X线片上虽然一度出现缺血性坏死，但只要再延续固定6~12周，舟骨的血运常有良好的转机，仍能获得良好的愈合。此点亦被编者的临床实践所证实。对一些早期近极曾一度出现密度增高（即相对缺血期），不能说是治疗上的失败，只要骨折端没有呈现不愈合的征象，便需延长固定时间，这样骨折通常是会愈合的，且血运也可相继恢复，因而本病的预后是比较乐观的。当然，对早期失治的一些陈旧性病例，则属于另一种情况。编者分析了54例舟骨骨折的新鲜性病例的治疗结果，其中4例采用开放复位后，有2例舟骨近极出现不可逆性缺血性坏死，2例愈合；其余50例均行闭合复位，其中46例舟骨骨折愈合良好。另有3例为月周脱位合并舟骨骨折，由于舟骨近侧骨折块亦旋转移位严重而导致真正的缺血性坏死。只有1例由于过早地去除外固定，虽然舟骨未能愈合，但在10年后的随访中发现舟骨远近两骨折块血运均正常，有似"两分舟骨"影像（图10-36），此种情况较为罕见，它可能与该侧舟骨的血供特殊有关。

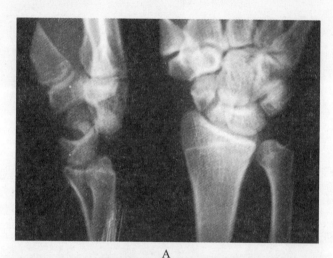

A

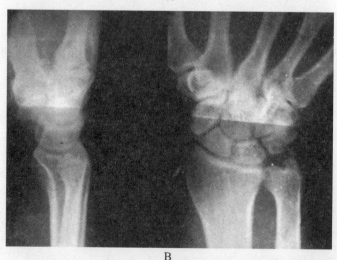

B

A．经舟骨月周背侧脱位（静态性）　B．经闭合复位后10年随访，结果舟骨腰部骨折虽未愈合，但两骨折块血运正常，患腕功能良好

图10-36　静态性经舟骨月周背侧脱位病例

（2）开放复位：对个别闭合复位失败或2周以后难复位的患者，就应及时行开放复位术，以恢复患腕的正常解剖关系，并对舟骨骨折施以内固定，或施以预防缺血性坏死的措施。Wagner主张：本病如闭合复位失败，就应行关节固定术，这样可以减轻疼痛和缩短病程，避免创伤性关节炎的发生。对6周以后的患者，若行开放复位术，则成功的可能性很小，且又干扰了局部的血液循环，故有人主张做近排腕骨切除或腕关节固定术。

（六）变异性经舟骨、月骨周围性腕骨背侧脱位

1. 经桡骨茎突、舟骨、月骨周围性腕骨背侧脱位：本病的病变即在经舟骨、月骨周围性腕骨背侧脱位的基础上合并有桡骨茎突骨折，而桡骨茎突骨折的部位多在茎突尖部或中部，并与舟骨骨折相对应，它是腕兼有桡偏应力对舟骨直接撞击所致，故桡骨茎突骨折多呈斜形劈裂折（或有碎折块），此点不同于一般的撕脱性骨折，亦有别于单纯的经舟骨、月骨周围性腕骨背侧脱位（图10-37A）。本病的治疗原则与方法同经舟骨、月骨周围性腕骨背侧脱位。同样地，只要月周脱位得以复位，舟骨骨折与桡骨茎突骨折均可相继复位，个别不稳者以克氏针固定。

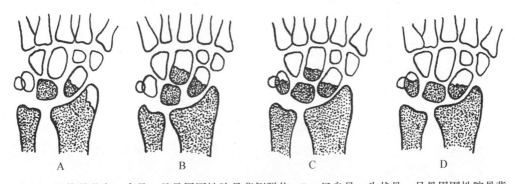

A. 经桡骨茎突、舟骨、月骨周围性腕骨背侧脱位　B. 经舟骨、头状骨、月骨周围性腕骨背侧脱位　C. 经舟骨、头状骨、三角骨、月骨周围性腕骨背侧脱位　D. 经舟骨、三角骨、月骨周围性腕骨背侧脱位

图10-37　变异性经舟骨、月骨周围性腕骨背侧脱位的类型

2. 经舟骨、头状骨、月骨周围性腕骨背侧脱位。

（1）损伤机制：本病亦为月周背侧脱位的一种罕见的损伤形式。对于它的发病机制，学者们已作了一些探讨，但分歧较大。多数认为：受伤时如果腕仅为过度背伸，则仅可发生经舟骨月周背侧脱位。而本病是在腕过度背伸的同时兼有纵向挤压应力，在此种应力作用下，头月关节嵌合过紧，在发生经舟骨月周背侧脱位的同

时，头状骨的近极未及滑出而被桡骨背侧缘撞击而骨折，头状骨的近极骨折块仍与月骨保持着正常嵌合关系，舟骨的近侧骨折块亦与月骨、桡骨关系正常，这就形成了经舟骨、头状骨、月骨周围性腕骨背侧脱位（图10-37B）。

如果在造成经舟骨、头状骨、月骨周围性腕骨背侧脱位的基础上致伤暴力未减，则头状骨的近极骨块因失去支持，而从月骨的远侧凹面中弹出，并呈90°～180°的旋转移位，而原脱位的腕骨随即又弹回原位，这就形成了头、舟综合征。所以Stein和Siegel均认为头、舟综合征就是由经舟骨、头状骨、月骨周围性腕骨背侧脱位的基础上发起来的，因而Sukul等曾将本病分为两个类型：①头状骨旋转受限或根本不发生旋转；②头状骨骨折片旋转90°～180°，则暗示有月周背侧脱位的病变经过。

（2）诊断：本病的临床表现与体征和经舟骨月周背侧脱位相同，只是顽固性疼痛为该综合征所特有。X线检查，腕关节正位片显示，本病除有经舟骨月周背侧脱位所具有的征象外，如为经舟骨、头状骨、月骨周围性腕骨背侧脱位者，可在腕关节侧位片上显示第3掌骨与头状骨关系正常，头状骨的头部（近极）的圆形髁突面呈残缺状，并偏离腕之中轴线，头状骨的近极骨块呈半球状，仍与月骨相嵌合，且月桡关系正常。如为头、舟综合征，腕之正位片可见头状骨近极骨块呈90°～180°旋转移位，并与头状骨的远侧折端或其相邻腕骨相重叠，当然还可看到舟骨骨折。侧位片对移位的头状骨近侧骨块稍有显露，余皆正常。总之，此种病变由于头状骨位于掌腕复合体的中心，尤其对头、舟综合征，一般常规X线片多不易显示，有时仅能在正位片上看到腕骨中间排列紊乱，因而对有月周脱位相关的病变，且临床症状持续存在者，应行CT扫描。

（3）治疗：本病的治疗方法至今学者们的意见尚不一致。对经舟骨、头状骨、月骨周围性腕骨背侧脱位的病例，在进行闭合复位时，最易导致头状骨的近侧骨块发生旋转性移位，而演变为头、舟综合征。因而闭合复位对头状骨骨折来说是较为困难的，如头状骨未能获得解剖复位，其近侧骨块的缺血、坏死与创伤性关节炎是难以避免的。若采用切开复位的方法，因还有舟骨骨折的同时存在，故疗效亦不满意，有人主张切除头状骨近侧骨块，早期行腕骨间融合术。Raymond等（1980）给3例头状骨骨折综合征的病人进行了切开复位克氏针内固定，功能更好。Sukul等对本病的治疗方案是：首先采用闭合复位，如失败则立即采用切开复位，对近侧头状骨的骨片行经皮克氏针固定，对舟骨骨折采用螺钉固定。术后采用管型石膏固定6周，即可使受损的软组织（如韧带）得以愈合。如果头状骨近侧骨片呈现缺血性坏死征象，治疗应切除近侧坏死部分，行皮质骨、松质骨移植再造术。在术后即使X线检查证实骨折已达骨性愈合，亦需至少观察2年，因为血管要从头状骨中部重新长到近极中去是需要过程的。头状骨亦有可能发生后期的无菌坏死，那就需行腕骨间融合术。

3. 经舟骨、头状骨、三角骨、月骨周围性腕骨背侧脱位：本病比较罕见。它是在经舟骨、头状骨、月骨周围性腕骨背侧脱位的基础上又增加了三角骨骨折。它的实际病变如与单纯性月周脱位相比较，即本病是舟骨骨折取代了舟、月骨间关节的分离；头状骨骨折取代了头状骨、月骨间关节脱位；而三角骨骨折又取代了月骨、三角骨间关节的脱位。形成了舟骨近侧骨折块，头状骨近侧骨折块及三角骨近侧骨折块与月骨和桡骨五者保持着正常的关系，而其余腕骨（包括舟骨、头状骨、三角骨的远侧骨块）则共同向背侧脱位，进而形成了典型的腕关节大弧损伤（图10-37C）。本病因头状骨与舟骨骨折均易呈现缺血、坏死的特点，故本病的治疗及预后与经舟骨、头状骨、月骨周围性腕骨背侧脱位相同。

4. 经舟骨、三角骨、月骨周围性腕骨背侧脱位：本病少见，它是在经舟骨月周背侧脱位的基础上，致伤暴力通过三角骨体部，致使三角骨骨折取代了月骨、三角骨之间的脱位，当然舟骨骨折亦取代了舟骨、月骨之间的脱位。形成了舟骨近侧骨块，月骨及三角骨的近侧骨块与桡骨保持正常关系，而其余腕骨（包括舟骨、三角骨的远侧骨块）则与其他腕骨共同向背侧脱位。本病的病变特点亦近乎中腕关节脱位（图10-37D）。由于三角骨骨折较易愈合，本病的治疗方法及原则与一般经舟骨月周背侧脱位同。

（七）月骨周围性腕骨背侧脱位合并舟骨骨折

1925年Destot曾提出：当中腕关节脱位时，作为横跨远近两排腕骨的舟骨，要么发生骨折，要么发生近极旋转移位。至1970年Weiss首次报告了1例非常罕见的、难复位的经舟骨、月骨周围性腕骨背侧脱位，舟骨近极向掌侧脱位，且旋转180°，必须行切开复位术。此例报告的重要意义在于，它表明了当中腕关节发生脱位后，舟骨尚有第3种病变——即舟骨骨折合并近极旋转脱位，从而更加丰富了Destot提出的概念。但David（1980）在他的《腕关节脱位的分类与处理》一文中，则将上述的第3种损伤列为"混杂型"。然而据编者的临床资料的统计表明，像Weiss所提出的病变在腕骨脱位中并非罕见，它的发病率仅略低于经舟骨月周背侧脱位，从病理改变方面来看，它与经舟骨月周背侧脱位的定义是有区别的，故应视为一种独立的病症。编者于1983年在文章中首次将其命名为月骨周围性腕骨背侧脱位合并舟骨骨折（简称月周背侧脱位合并舟骨骨折）。这种命名能较全面、正确地反映本病病理改变的实质，既表明了本病具有月周脱位的特点，又有舟骨骨折，且骨折的远、近两折块均有移位（图10-38）。此种命名亦可与经舟骨月周背侧脱位的定义相区别。但本病亦属于腕之大弧损伤之列。

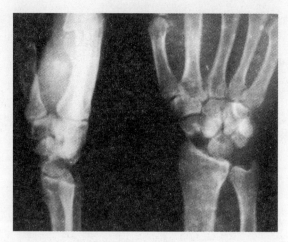

图10-38　月周背侧脱位（动态性）合并舟骨骨折

1．损伤机制：本病的损伤机制与经舟骨月周背侧脱位相仿，只是前者致伤暴力较后者更为强大而猛烈，即中腕关节向背侧或兼向桡侧发生移位时，舟骨在发生旋转性半脱位的同时，舟骨体亦发生骨折，致两骨折块均有移位，且月三角韧带亦因断裂而脱位，仅月骨与桡骨连接正常，这就形成了月周背侧脱位合并舟骨骨折。

2．诊断：本病的临床表现与经舟骨月周背侧脱位相仿，X线检查具有明确诊断的作用。它既显示了月周背侧或兼桡偏脱位（图10-39），又可看到舟骨远、近两折块均有移位（舟、月骨分离），此点最易被人忽视。唯月桡关系正常（图10-38、图10-39）。但月骨的状态亦与月周背侧脱位存在着相同的问题，在部分病例中月骨仍处于中立位——静态性（图10-39、图10-40）；而一部分月骨则呈65°以内地向掌侧倾斜——动态性（图10-38），以及各种合并伤（图10-41）。

3．治疗：本病的治疗原则与方法和经舟骨月周背侧脱位基本相同。对新鲜性病例应行闭合复位术，尽管舟骨远、近两折块均有移位，但在多数情况下，当月周腕骨获得复位时，舟骨的两折块均多相继复位（图10-39），固定方法基本同经舟骨月周背侧脱位，复位后如不稳定者亦另行穿针固定法。本病亦可因复位手法欠妥，而呈现月周背侧半脱位的征象（图10-40），或使病变进一步发展。编者的资料统计中属于本病者有23例，其中3例属于舟骨近侧骨块严重旋转脱位，结果闭合复位失败而改行开放复位术，后因舟骨近极缺血、坏死而预后不佳

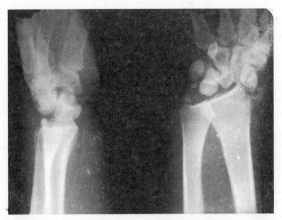

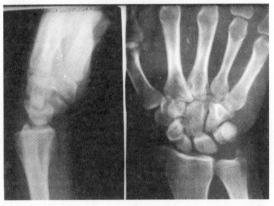

A.月周背侧脱位（静态性）合并舟骨骨折及尺、桡骨茎突骨折，三角骨骨折　B.闭合复位术后情况

图10-39　月周背侧脱位（静态性）

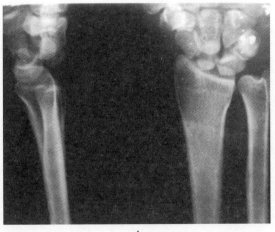

A

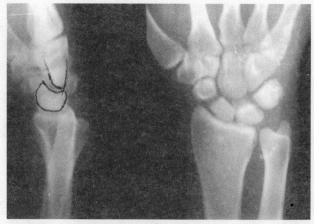

B

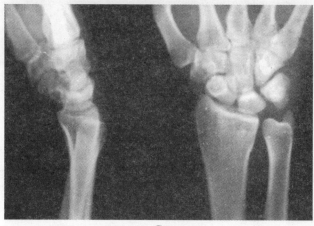

C

A. 月周背侧脱位（静态性）合并舟骨骨折　B. 因闭合复位用力
不及而呈半脱位状　C. 后经再次复位而成功

图10-40　月周背侧脱位（静态性）经闭合复位治疗病例

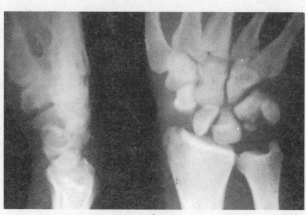

A

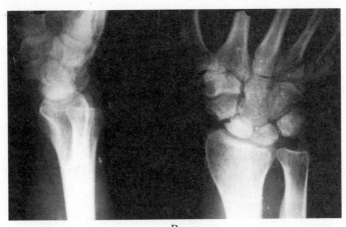

B

　A．月周背侧脱位（静态性）合并舟骨骨折，且舟骨近侧骨块因撬起而嵌夹于头月关节间，另有三角骨骨折，因行闭合复位而失败　B．改行开放复位，舟骨近段发生缺血、坏死现象

　　图10-41　月周背侧脱位（静态性）经闭合、开放复位治疗病例

（图10-41B）；另有1例是月骨周围性腕骨背侧半脱位合并舟骨骨折（简称月周围背侧半脱位合并舟骨骨折），伤后5周就诊，经切开复位克氏针固定加植骨，预后优良（图10-42B、C）；而其余19例皆经闭合复位而成功。但此类损伤多数在复位后的早期，舟骨近极骨块常有缺血征象，此点要比经舟骨月周背侧脱位更为突出，所以固定时间需要更长一些，使血液循环遭受严重损害的舟骨近极，度过缺血期而获再生愈合（图10-42C）。总之本病的预后略差于经舟骨月周背侧脱位。

　　对陈旧性病例以及舟骨缺血、坏死者，则应根据患者具体情况选择适当的手术（参考"经舟骨月周背侧脱位"）。

　　（八）变异性月骨周围性腕骨背侧脱位合并舟骨骨折

　　本病（简称月周背侧脱位合并舟骨骨折）的变异与变异性经舟骨月周背侧脱位的类型与治则和方法基本相同，只是舟骨骨折后其近侧骨块亦有移位，致舟月关节亦脱位（分离），这是不同之处。其具体病变的诊治从略，其病变的类型如图10-43。

　　（九）月骨掌侧脱位

　　1．损伤机制：过去人们一直把月周背侧脱位与月骨掌侧脱位看成是毫不相关的不同病变，但后来很多学者不同意这种看法，并认识到月骨脱位的机制是在月周脱位的基础上发生的，即月骨脱位是月周脱位的第2阶段，或谓月骨掌侧脱位是

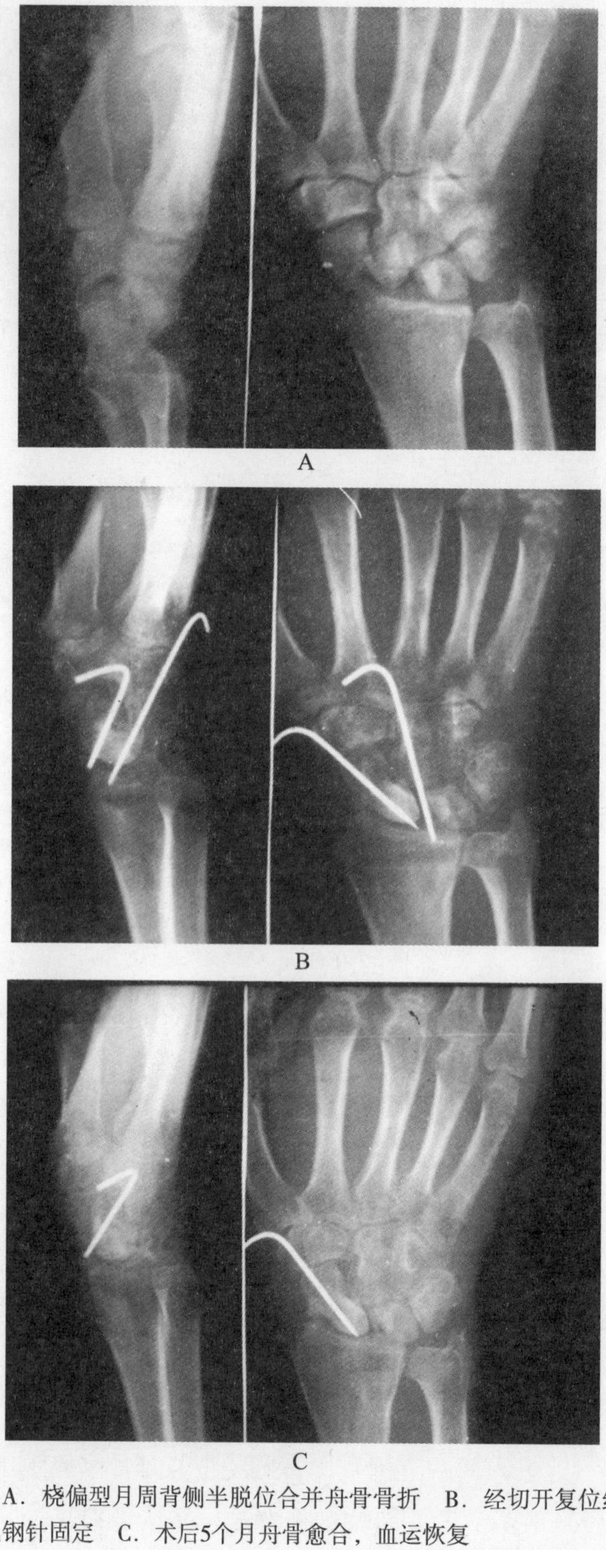

A

B

C

A．桡偏型月周背侧半脱位合并舟骨骨折　B．经切开复位经皮
克氏钢针固定　C．术后5个月舟骨愈合，血运恢复

图10-42　月周背侧半脱位经切开复位治疗病例

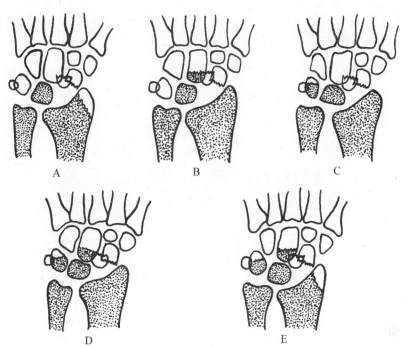

A. 经桡骨茎突、月骨周围性腕骨背侧脱位合并舟骨骨折　B. 经头状骨、月骨周围性腕骨背侧脱位合并舟骨骨折　C. 经三角骨、月骨周围性腕骨背侧脱位合并舟骨骨折　D. 经头状骨、三角骨、月骨周围性腕骨背侧脱位合并舟骨骨折　E. 经桡骨茎突、头状骨、三角骨、月骨周围性腕骨背侧脱位合并舟骨骨折

图10-43　变异性月骨周围性腕骨背侧脱位合并舟骨骨折

月骨周围性腕骨背侧脱位后中腕关节自发性复位的结果（图10-44）。这种新的概念已为临床上的不少事实所证实。第一，在相当一部分的月周背侧脱位的病例中，月骨的远侧关节面同样地沿着腕关节的额状轴向掌侧略有倾斜（即动态性月周背侧脱位）。如倾斜接近90°则多为月骨脱位，且在月骨脱位中，舟骨同样会呈现旋转

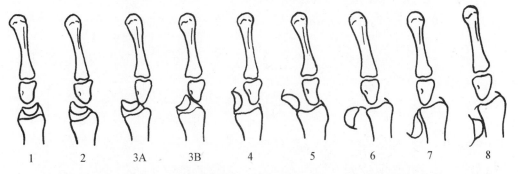

1. 月骨正常状态　2. 月骨周围性腕骨背侧半脱位　3A. 静态性月骨周围性腕骨背侧脱位　3B. 动态性月骨周围性腕骨背侧脱位　4~7. 月骨脱位　8. 月骨远距离脱位

图10-44　月周脱位与月骨脱位的病理变化规律

性半脱位。第二，Dunn曾指出，在对月骨脱位进行复位时，若将患腕过伸，则可感觉出其他腕骨向背侧滑动。第三，在对月周脱位进行闭合复位时，可因手法不当而使其变为月骨脱位。反之，在月骨脱位的复位过程中，亦可因手法不当而变为月周脱位。第四，两者的合并伤基本相同。第五，两者的变异性病变亦多近似。

在损伤机制方面，二者在病理改变方面有着内在联系，但二者致伤暴力的方式是略有差异的。正如Aitken所认为的那样，当患者从高坠下时，前臂若紧靠身体（即前臂与地面近乎垂直状）手掌着地，腕关节极度背伸，由于月骨位于腕之中心，而体形又是掌宽背窄，加之桡骨远端关节面具有掌倾的特点，因而，在上述伤势与暴力的作用下，不但中腕关节可发生背侧脱位与舟骨的旋转（或骨折），而且月骨在头状骨与桡骨间的夹挤下，以前缘为支点（因有月骨掌侧韧带所固定），被迫沿腕之额状轴急剧向掌侧旋转（图10-45）。此种病变亦是在月骨背侧韧带、舟月韧带及月三角韧带和头状骨掌侧韧带同时断裂的基础上发生的，与此同时，脱位的中腕关节又随即弹回原地，这就形成了月骨掌侧脱位（图10-46）。

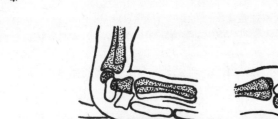

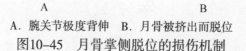

A. 腕关节极度背伸　B. 月骨被挤出而脱位

图10-45　月骨掌侧脱位的损伤机制

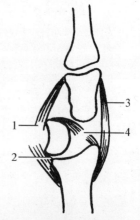

1. 头状骨前韧带断裂　2. 桡月前韧带完好　3. 头状骨后韧带完好　4. 桡月后韧带断裂

图10-46　月骨掌侧脱位韧带损伤情况

由于致伤暴力的强度不尽一致，因而月骨脱位向前旋转移位的程度悬殊亦大。在通常情况下，月骨脱位其旋转程度多在90°左右（图10-44），严重者月骨可旋至270°（图10-44）。尽管如此，月骨的前韧带仍与桡骨的前缘关系正常（图10-44）。

2. 诊断：伤后患腕肿胀、疼痛与压痛，腕关节活动受限，腕前皮下有骨性凸起，腕背相当于月骨处有指尖大的凹陷，按之有松软感，常伴有正中神经受压症状。

X线检查：腕关节正位片，见腕骨排列虽属正常，但月骨已由正常的四边形变为三角形。一般三角形的尖朝向远侧，而底朝向近侧（图10-47）。此种征象为月骨

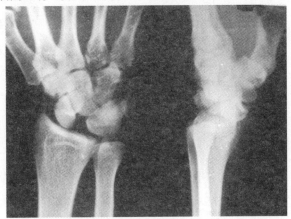

图10-47 月骨掌侧脱位合并舟骨旋转性半脱位

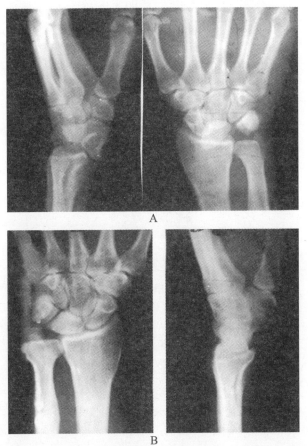

A.月骨掌侧脱位且旋转超过90°，因而在腕正位像上，月骨的三角形呈倒置影像 B.闭合复位后其影像恢复正常，10年后随访功能正常

图10-48 月骨掌侧脱位

脱位与大多数月周脱位所共有，根据此征象即能避免漏诊的发生。但在少数严重月骨脱位病例中，月骨向前旋转超过90°时，由于较窄的月骨背侧缘已于月骨体部重叠，仅月骨侧缘得到显示，这样脱位的月骨呈现三角倒置影像，即三角形的尖朝近侧，底朝向远侧（图10-48）。

腕关节侧位片：见月骨已完全脱离，它与桡骨和头状骨相互嵌合关系，而向掌侧呈90°左右的旋转移位，它的凹面朝前而凸面朝后。头状骨及其他腕骨则基本处于正常位置，但头桡之间空虚，而腕关节正常轴线则不能通过月骨（图10-47）。腕之"三C"关系完全失常，Telesinik征阳性。因此，标准的腕关节侧位片诊断本病尤为重要，否则（如斜位片）脱位的月骨易与其他腕骨相重叠而难以显示，并可因此而漏诊（图10-49），本病的合并伤与月周脱位基本相同（图10-50）。

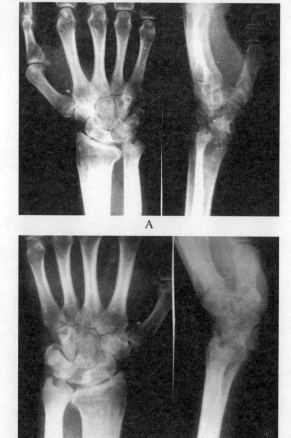

A．这是一位陈旧性月骨掌侧脱位的患者，过去由于腕关节侧位片拍得不标准而屡遭漏诊，但腕正位片月骨已呈三角影像，此点应足以引起临床医生的注意　B．腕关节标准正侧位片，月骨掌侧脱位，即得以明确显示出来

图10-49　陈旧性月骨掌侧脱位

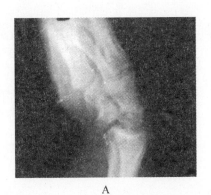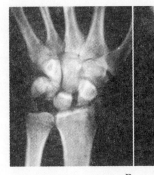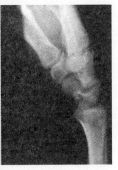

A. 月骨掌侧脱位合并尺、桡骨茎突骨折 B. 闭合复位术后

10-50 月骨掌侧脱位的合并伤

3. 治疗：月骨脱位的治疗与月周脱位基本相同，即对2周以内的早期病例，应采取闭合手法复位。对个别复位困难者，可试用钢针撬拨法。对2周以外的病例，随着时间的推移，复位成功的机会就越来越小。尽管有个别病例在损伤6周后实行闭合复位尚有成功的报道，但这必然有进一步损伤腕部组织的危险，故不能视为常规疗法。

（1）闭合复位术。

可在臂丛神经阻滞麻醉下，先将患腕强力牵引数分钟，而后在牵引下极度背伸患腕，此时术者用拇指由掌侧向背侧，推按脱出月骨的远侧缘（亦即正常月骨的背侧缘），这样月骨即可回纳到它与桡骨的正常关系，并仍保持拇指按压着月骨的情况下，继在强力牵引下进行掌侧屈曲患腕（图10-51），此间常感到一滑动声，则表明头状骨已滑入月骨的远侧关节内，月骨已达完全复位。

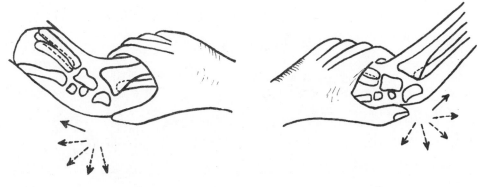

A. 错误手法——术者拇指压在脱位月骨的近侧缘（即掌侧），这样不仅不能使月骨复位，反而使月骨向前旋转加剧 B. 正确手法——术者拇指应压在脱位月骨的远侧（即背侧）缘，这样就易使月骨回纳原位

图10-51 月骨掌侧脱位复位手法

如果在进行复位时，术者的拇指是按压在月骨的近侧缘（亦即正常月骨的掌侧缘）进行复位，这样脱位的月骨不但不能复位，反而使其向掌侧的旋转度加剧（图10-51）。另外，在复位时如手法用力不当，亦可使月骨脱位变为月周脱位（即月骨脱位又返回到它的前期阶段）。对此可再次施以相应的手法，即可达到完全复位的目的。对个别手法复位困难者，亦可用克氏针，自掌侧刺入，推顶月骨凹面远侧向后，使之复位；再者，当月骨获得复位后，要注意舟骨是否仍有旋转性半脱位的存在，如有应及时矫正之。

复位后的腕关节应暂时固定于稍掌屈位或中立位，待2周后再固定于腕背伸功能位，并延长固定3~4周即可。在固定期间要注意患手各指关节的主动性活动，方能达到康复的目的。

（2）切开复位。

目前对切开复位尚存在着两种不同的认识。有的学者认为，复位后的月骨容易发生缺血、坏死，因而主张行月骨摘除术，这样远较手术复位简单；另外一些学者则认为，月骨切除后将引起"弱腕症"，当月骨被摘除后，将会引起头状骨进入原月骨的间隙内，从而导致腕骨的紊乱等不良后果（图10-52）。

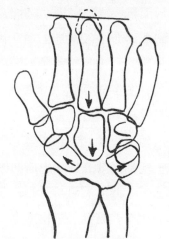

图10-52　月骨被摘除后易造成腕间紊乱症

根据Gelberman的研究证明，月骨的血运是比较丰富的，它的背侧血管来自桡动脉；掌侧血管来自桡动脉、尺动脉、掌侧骨间动脉和掌深弓返支。且掌侧、背侧血管在月骨内均相互吻合。因此，当月骨掌侧脱位后，仅背侧血供中断，而掌侧血供则正常。如能及时给予切开复位，月骨的血供是没有问题的，一般尚不致出现缺血、坏死（Kienbock病），此点亦为临床所证实。

综上所述，对月骨掌侧脱位如需进行切开复位时，手术一定要仔细，特别要保护好桡月掌侧韧带，因为进入月骨的血管多是伴随韧带而行，若一旦掌侧韧带与背侧韧带均遭损害，则月骨的血供将完全断绝，如将游离状态的月骨进行复位，它必将造成缺血性坏死。因而，对游离的月骨，就应及时地摘除，或辅以其他相应的手术治疗。

手术适应证：Mac Ausland认为，①伤后2周以内的患者，当闭合复位失败时，则应考虑手术复位；②伤后2~6周是手术复位的最佳时间；③6周以后的病例是切开复位，还是切除月骨尚不能肯定时，最好是摘除月骨。另有学者认为，手术时应根据患者的具体情况，或做近排腕骨切除，或行腕骨间局限性融合术等。

手术进路及要点。

（1）腕背侧入路仅适用于月骨脱位时间不太长，且旋转移位较轻的病例，此法为Campbellt和Thompson所提倡，它具有以下优点：①可以直接通向原月骨巢穴，从而避开掌面众多的肌腱、血管与神经，且对韧带干扰较少。②背侧入路可以避免任何康复中的困难，如掌侧切口可能会出现"蟹状肿"，尤其在复位后手必须保持在屈曲位时，手术在臂丛神经阻滞麻醉及充气止血带下进行，切口位于腕背并以月骨为中心，沿腕横纹长约1英寸（2.54 cm）处分开筋膜及肌腱组织，即可显露出月骨的间隙，并在牵引下使月骨腔隙加大且明朗化；应在强力牵引的同时后伸腕关节，术者用拇指由掌向背推按脱位的月骨，迫使其复位。必要时用一弯止血钳通过月骨间隙伸向腕前，帮助将旋转向前的月骨远侧关节面拨正，以利复位。在此过程中如发现舟骨近极有旋转半脱位，亦应加以矫正，不稳者行克氏针固定，继而修复腕背侧韧带，缝合筋膜及皮肤。术后将患腕固定于掌屈位，2周后再改为腕功能位，再延长固定4～5周即可。

（2）腕掌侧入路临床也较常用，对少数严重移位或需要摘除月骨者，如从背侧入路就很难完成。Hill主张从掌侧入路，掌侧入路亦以月骨为中心，作一"S"形切口，长约2英寸（5.08 cm），通过筋膜与腕横韧带，将桡侧屈腕肌拉向桡侧，正中神经与屈指深、浅肌腱拉向尺侧，再牵引腕关节并使之背伸，充分显露原月骨腔隙，并努力使月骨回归于原腔隙内。如复位不成功或月骨已丧失血供，则可摘除之。当然在复位过程中，对有舟骨旋转性半脱位，亦应作出相应的处理，术后固定问题与背侧入路同。此外也有人采用掌侧、背侧同时入路的手术方法。

（十）月骨掌侧远距离脱位

1．损伤机制：本病的损伤机制与一般月骨掌侧脱位相同，只是致伤暴力更为强大和猛烈。月骨在头状骨与桡骨的夹挤下，首先使附着于月骨的前后缘及其骨间韧带均断裂，导致月骨完全游离，并向近侧弹射，而造成远距离腕关节3～7 cm的脱位。

2．诊断：腕关节肿胀较甚，活动受限，局部有压痛，腕关节常不稳，多有典型的正中神经刺激症状，并于下尺桡关节掌面近侧皮下可以触到游离的月骨。X线检查：腕关节正侧位均可发现月骨缺如，其余腕骨结构尚好，并于腕关节近侧的尺桡间隙内见到游离的月骨（图10-53）。

3．治疗：本病由于月骨血供已完全丧失，故应手术摘除。对失去月骨的腕关节应及早行局限性腕骨间融合术，必要时亦可行近排腕骨切除术，但亦有行月骨假体植入者。

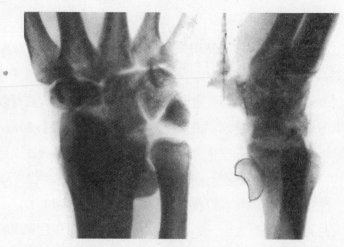

图10-53 月骨掌侧远距离脱位（月骨脱向下尺桡关节近侧前方）

（十一）变异性月骨掌侧脱位

变异性月骨掌侧脱位，即在月骨掌侧脱位的基础上伴有与其相邻的腕骨一同脱位或骨折脱位（图10-54）。可有以下3种类型：

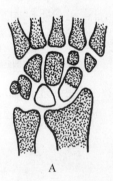
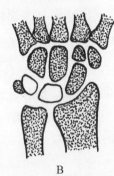
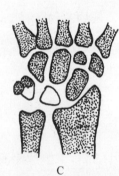

A   B   C

图10-54 变异性月骨掌侧脱位类型

1. 经舟骨、月骨掌侧脱位：前面所讲到的月骨掌侧脱位是由月周背侧脱位发展而来的，而经舟骨、月骨掌侧脱位则是由经舟骨月周背侧脱位发展而来的，因而本病的病变特点是既伴有舟骨骨折，又有月骨并舟骨近侧骨折块一同向掌侧脱出，而其余腕骨（包括舟骨远侧段）则返回原位（图10-54A、图10-55A），本病亦称Quervain骨折（译名：奎文骨折）。其复位手法与单纯月骨掌侧脱位相同，舟骨骨折亦同时复位（图10-55B）。

2. 月骨、三角骨掌侧脱位：本病是由月骨、三角骨周围性腕骨背侧脱位发展而来的，因而本病的病变特点是月骨与三角骨一同向掌侧脱位，而其余腕骨则返回原位（图10-54B），本病的治疗方法亦与单纯月骨掌侧脱位同。

3．经三角骨、月骨掌侧脱位：经三角骨、月骨掌侧脱位是由经三角骨、月骨周围性腕骨背侧脱位的基础上发展而来的，因而本病的特点是既有三角骨体部骨折，又有月骨并三角骨的近侧骨折块一同向掌侧脱位，而其余腕骨（包括三角骨的远侧骨折块）则仍在原位（图10-54C）。本病的新鲜性病例复位手法与单纯月骨掌侧脱位相同，三角骨骨折亦可同时复位，其预后良好。

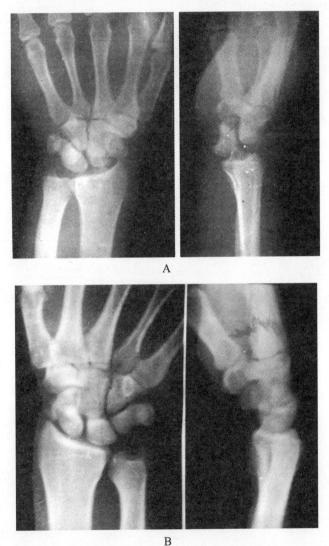

A

B

A．经舟骨、月骨掌侧脱位（即月骨与舟骨近侧骨块同时向掌侧脱位）　B．复位后照片

图10-55　变异性月骨掌侧脱位病例

（十二）月骨周围性腕骨掌侧脱位

月骨周围性腕骨掌侧脱位（简称月周掌侧脱位）属于屈曲型腕骨脱位的范畴，

临床比较罕见（图10-56）。由于桡骨远端具有掌侧倾斜的特点，因而月周掌侧脱位常是完全性的。本病的合并伤与月周背侧脱位相仿，其变异性病变很少见。

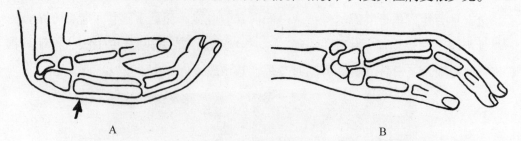

A. 腕骨在腕关节中度掌屈位，中腕关节向掌侧移位　B. 发生月骨周围性腕骨掌侧脱位

图10-56　月骨周围性腕骨掌侧脱位的损伤机制

1. 损伤机制：本病的损伤机制与伸展型月周脱位相反，Aitken及Nalebuff认为，当患者前俯倒下时，患肢离开身体，手向前伸，在特殊情况下前臂强力旋后，腕掌屈而手背着地，前臂与地面呈70°左右的交角。暴力由腕背向前上方撞击，此时月骨则受桡骨背侧缘的遮挡，当中腕关节发生前移时，月骨的前缘易被头状骨的基底部撞击而骨折。舟骨因旋转而致舟月韧带断裂，月三角韧带与桡头背侧韧带均同时断裂，这就导致月周掌侧脱位。在临床上亦可见到因挤压伤而致本病者，甚或造成开放伤，其病变则更为严重而复杂。David认为，本病是由于当患者跌倒时，腕过伸而手掌侧着地，手与远排腕骨被固定，前臂与近排腕骨旋前所致。

当月周腕骨向掌侧脱位时，腕管的容积亦因受到脱位的腕骨挤压而变狭窄，从而使腕管内所有组织均受其压迫，更易诱发正中神经的激惹症状。尤其腕骨严重掌侧脱位的病例，腕部的尺动脉、桡动脉均可向掌侧推移，而腕总韧带因位于掌侧近部，犹如手镯而紧裹于尺、桡二骨的远端，并将二动脉紧紧固定在桡腕关节的近侧，这样最易使尺、桡二动脉在桡腕关节的远侧遭受折曲、绞扼、挤压和牵伸的作用，从而导致腕部远侧血液循环受阻的不良后果。

2. 诊断：月周掌侧脱位，早期的正确诊断显得特别重要，要严防误诊或漏诊，因在个别患者中有肢端血液循环受阻情况。本病伤后局部除具有肿胀、疼痛和功能受限等一系列创伤反应外，尚有腕前骨性凸起、腕关节前后径增厚、手呈屈曲状，及典型的正中神经受压等症状。因而，凡具有上述症状及明显的外伤史者，均应考虑有腕骨脱位的可能。本病的腕部畸形虽类似Smith骨折，但所不同者，本病的畸形正在腕部。另外，对腕前的骨性凸起易被误认为是月骨脱位，但前者凸起范围较大，而后者骨突较局限（因仅为月骨）。如有其他合并伤，亦均有其相应的压痛点。对患肢的血液循环情况应详细察之。

　　X线检查：腕关节正位片，见远、近两排腕骨间隙不清，相互重叠，腕高变低，月骨仍呈正常的四边形，此点则异于月骨脱位或动态性月周脱位。舟骨常呈旋转性半脱位。部分病例尚有并发尺骨茎突或桡骨茎突骨折。腕关节侧位片，见头状骨伴随月骨周围其他腕骨完全移向月骨之前侧，并接近于桡骨远端的掌侧缘，月骨远侧的杯状面空虚，但桡月关系正常。腕之"三C"关系破坏，而桡月的纵轴线已不能通过头状骨（图10-56、图10-57），有时可见月骨前缘骨折（图10-58）。

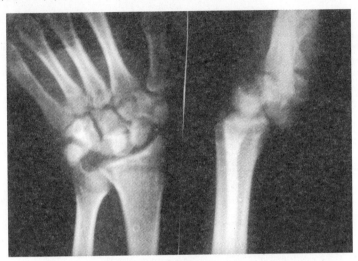

图10-57　月周掌侧脱位

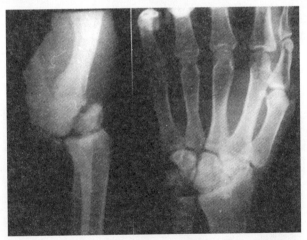

图10-58　月骨腕骨周围性腕骨掌侧脱位合并月骨前缘骨折

　　3．治疗：对新鲜性病例，应以闭合复位为佳。其复位要点与伸展型脱位相仿，只是作用力的方向相反。David认为，复位时应固定前臂和月骨，进行牵引，继而将手及远排腕骨旋后即可复位。当月周掌侧脱位获得复位后，对残留的舟骨旋转性半脱位，应及时给以矫正，必要时可从腕背入路，矫正后克氏针固定。对严重的掌侧脱位，应及早给以复位，使受挤压的组织（尤其尺动脉、桡动脉）得以缓解，复位后应将患腕固定于中立位或背伸功能位5～6周即可。对开放性损伤，应遵循清创的原则，对脱位的腕骨进行复位，修复受损的组织，必要时用克氏针经皮内固定，防止感染，争取伤口一期愈合。对血液循环不佳的病例，复位后要严密观察，必要时应行探查术，以查明情况，并作出相应的处理。尽管有些病例在复位后月骨前缘骨折块仍然分离，但这样并不影响腕关节的稳定性，亦不致影响月骨的血供，故本病只要诊治及时，其预后尚佳。

对陈旧性病例的治疗，应由腕掌侧入路，松解腕横韧带，保护好血管与神经，将脱位的腕骨撬入复位，并辅以经皮克氏针内固定。

（十三）经舟骨、月骨周围性腕骨掌侧脱位

1. 损伤机制：本病又称经舟骨月周掌侧脱位，在月周掌侧脱位中是较易发生的。其损伤机制与月周掌侧脱位相仿，只是致伤暴力更大些。月骨的前缘常因头状骨基底部的撞击而骨折。当应力使中腕关节前移时，舟月韧带及其近侧韧带尚未断裂，而舟骨却发生骨折，月三角韧带亦同时断裂，结果舟骨近侧骨块、月骨和桡骨三者关系正常，而其他腕骨（包括舟骨远侧折块）则一同向掌侧脱位。

2. 诊断：本病临床表现与体征与月周掌侧脱位基本相同，只是多了个舟骨骨折，其骨折可发生在舟骨腰部（图10-59），亦可发生在近极（图10-60）。此点与经舟骨月周背侧脱位相同，只是本病脱位的方向相反（即向前脱）。它亦可合并月骨前缘骨折（图10-60A），但本病腕管组织受压更为突出，尤其要注意患手的血液循环情况。X线检查即可确诊。

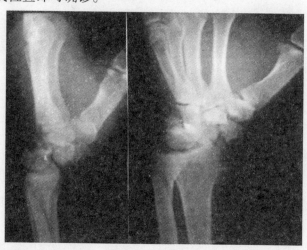

图10-59　经舟骨（腰部）、月骨周围性腕骨掌侧脱位

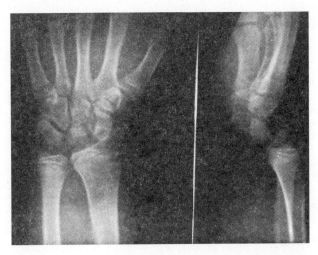

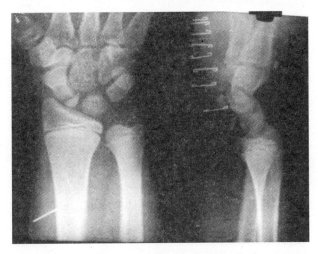

A. 经舟骨、月骨周围性腕骨掌侧脱位合并月骨前（近极）缘骨折　B. 闭合复位的情况

图10-60　经舟骨、月骨周围性腕骨掌侧脱位病例

3．治疗：本病的治疗原则与方法，应参考月周掌侧脱位，对舟骨骨折的治疗，应参考经舟骨月周背侧脱位（图10-60）。如有血液循环不佳者，更应慎重处理。

（十四）月骨周围性腕骨掌侧脱位合并舟骨骨折

1．损伤机制：本病的损伤机制亦与月周掌侧脱位相仿，只是致伤暴力更为猛烈，致中腕关节前移，舟骨在发生旋转脱位的同时又出现舟骨体部骨折，这样舟月韧带与月三角韧带亦同时断裂。结果月骨仅与桡骨关系正常，而其余腕骨（包括舟骨远、近二折块）皆脱向掌侧。因而，此种病变的形式与月周背侧脱位合并舟骨骨折相同，只是脱位的方向相反。它们的合并伤亦多相同。

2. 诊断：本病的临床表现与体征同月周掌侧脱位，只是多了个舟骨骨折，且舟、月骨间关系失常，此点又与月周背侧脱位合并舟骨骨折相同，只是脱位的方向相反，即本病是向掌侧脱位，它在临床上亦应注意患手的血液循环状况。X线检查即可明确诊断。

3. 治疗：本病的治疗原则与方法，应参照月周掌侧脱位。对舟骨骨折的治疗，应参考月周背侧脱位合并舟骨骨折。如有血液循环不佳者更应该积极主动处理。

（十五）月骨背侧脱位

月骨背侧脱位比月周掌侧脱位更为罕见，编者亦未遇到过此种病例。

1. 损伤机制：Aitken认为，当跌倒时，手紧靠身体，腕背侧着地所致，即当腕关节强度掌屈并在接近纵向暴力的撞击下，月骨在头状骨与桡骨的夹挤作用下，此时月骨的掌侧韧带与舟月韧带及月三角韧带亦断裂，而桡背侧韧带则让出一个通道，导致月骨背侧脱位（图10-61）。

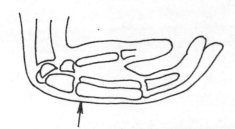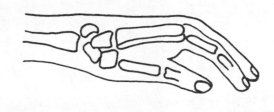

图10-61　月骨背侧脱位的损伤机制

David认为，月骨背侧脱位是月周掌侧脱位的第2期，即月骨背侧脱位是在月周掌侧脱位的基础上发展（或演变）而来的。这样，月骨背侧脱位的病理变化的规律，与月骨掌侧脱位是月周背侧脱位的第2期的规律有相似之处。总之，从桡骨远端的解剖特点来看，月骨背侧脱位的机会是很少的。所以既然月周掌侧脱位罕见，而作为它的第2期——月骨背侧脱位则更为罕见，是符合实际的。

2. 诊断：伤后腕部肿胀，活动受限，腕呈掌屈状，但手指多呈伸直状，腕背有局限性骨性凸起。X线检查即可明确诊断。

3. 治疗：本病早期可采用闭合复位术，即在牵引下先使腕掌屈，将月骨由背向掌侧推挤即可复位。复位后应将患腕固定于功能位，待5~6周后即可进行功能锻炼。对闭合复位失败或陈旧性病例，可经腕背切口，使其复位或摘除月骨。

四、中间骨及其相关的脱位与骨折脱位合并月骨压迫性骨折

（一）损伤机制

当患者由高坠下时，在造成中间骨及其相关的脱位与骨折脱位（如月骨周围性腕骨脱位，月骨脱位，经舟骨、月骨周围性腕骨脱位及月骨周围性腕骨脱位合并舟骨骨折等）之类病变的同时，由于致伤暴力尚兼有尺偏，则又可间接继发月骨本身因挤压而骨折（多为碎折），或应力通过月骨向近侧传递而导致桡骨远端尺侧缘劈裂骨折——月骨压迫性骨折。这种压迫性骨折在桡骨远端骨折中，既可以单独出现，又可在中间骨及其相关的脱位或骨折脱位之类的病变中发生。

（二）诊断

本病除具有某种中间骨及其相关的脱位或骨折脱位的临床特点外，亦具有月骨压迫性骨折的临床征象。X线检查即可确诊（图10-62、图10-63）。

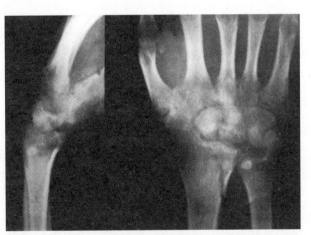

图10-62　经舟骨月周掌侧脱位合并月骨压迫性骨折（桡骨尺侧缘骨折）

（三）治疗

本病的治疗原则与方法，可参照中间骨及其相关的脱位或骨折脱位的具体类型和单纯月骨压迫性骨折的处理方法。

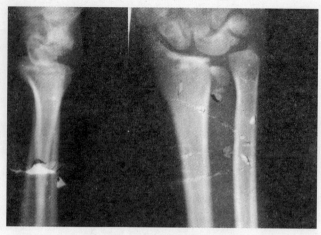

图10-63　月骨周围性腕骨背侧脱位合并月骨压迫性
骨折（桡骨尺侧缘骨折）

五、中间骨及其相关的脱位与骨折脱位合并近侧传导性损伤

（一）月骨周围性腕骨背侧脱位合并舟骨骨折及Essex-Lopresti骨折脱位

月骨周围性腕骨背侧脱位合并舟骨骨折比较少见，Essex-Lopresti骨折脱位亦为少见病。两者同时发生在同一肢体上者，则更属罕见。

1. 损伤机制：本病的损伤机制虽与月周背侧脱位合并舟骨骨折相同，但尚兼有肘外翻的伤同时存在。故在造成月周背侧脱位合并舟骨骨折的同时，暴力相继沿着桡骨向上传递，致使桡骨头撞击于肱骨小头，从而导致了桡骨头碎折（有时肱骨小头关节面亦可发生剥脱伤），由于桡骨的上移，则又引发了下尺桡关节的脱位。对这种下尺桡关节脱位与同侧桡骨头碎折，称之为Essex-Lopresti骨折脱位。当然在这种情况下，肘关节内侧软组织（内侧副韧带和尺神经等）的撕裂或牵扯伤，几乎是难以避免的。总之，该综合病症是在同一机制下所致的腕部直接伤与肘部的间接伤的复杂病变。

2. 诊断：本病的致伤暴力比较强大，伤后患腕具有月周背侧脱位合并舟骨骨折的典型体征与症状，肘关节多呈外翻状畸形且肿胀，肘部内、外侧压痛明显并有瘀血斑，肘向侧方活动度加大，前臂旋转活动多受限，常有尺神经牵扯症状。因此，本病在诊断上既要重视患者受伤时的体位与临床特点，又要意识到致伤暴力有向上传递的可能性，检查必须全面。X线检查应包括腕及肘关节，更要详审下尺桡关节X线的表现，必要时与健侧作对比，以防止漏诊。尤其当发现有桡骨头碎折者，更应警惕有下尺桡关节脱位的可能性，即所谓Essex-Lopresti骨折脱位。如有脱位就需与桡骨头的病变联系起来去认识（图10-64），亦要考虑肘关节内侧软组织损伤的严重性。

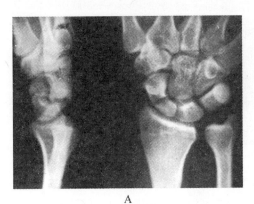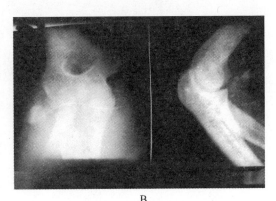

A　　　　　　　　　　　　　　　　B

A. 经舟骨、月骨周围性腕骨背侧脱位合并下尺桡关节脱位　B. 同侧桡骨头粉碎性骨折两者共同构成Essex-Lopresti骨折脱位

图10-64　经舟骨月周背侧脱位合并Essex-Lopresti骨折脱位

3. 治疗：本病确诊后，应及时进行腕关节闭合复位，并整复下尺桡关节的脱位，且均施以相应的外固定；对桡骨头碎折，则应手术切除，然后将肘关节固定于功能位，并辅以后期的功能锻炼等。腕关节因有舟骨骨折，故功能恢复较慢。

（二）经舟骨、月骨周围性腕骨背侧脱位合并同侧肘关节后脱位

1. 损伤机制：本病比较少见。当跌倒时，肘关节处于略屈或过伸位，手离开身体而前俯倒下时，前臂旋前手掌着地，首先造成经舟骨月周背侧脱位，同时由于暴力沿前臂向上传递，则间接造成肘关节后脱位，有时肱骨滑车的后缘亦可被尺骨冠状突撞击而骨折。

2. 诊断：本病除有典型的经舟骨月周背侧脱位的症状及体征与X线影像外，同侧肘关节常有肿痛，活动受限，肘呈半伸直状，鹰嘴向上方凸起，鹰嘴窝空虚，肘三点失常及肘三角倒置。X线检查即可明确诊断（图10-65）。

3. 治疗：新鲜性病例，对患腕及肘均可采用闭合复位，并将肘固定于功能位和腕关节掌屈位。对合并肱骨滑车后缘骨折者，如为小片状者，可以摘除；骨块较大者，则应切开复位，钢针固定。

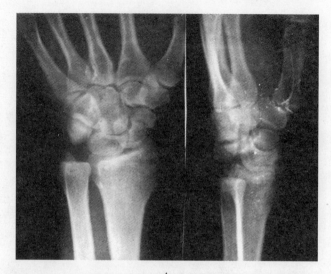

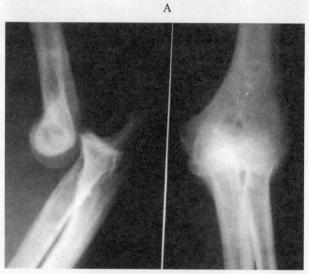

A．经舟骨、月骨周围性腕骨背侧脱位　B．合并同侧肘关节后脱位

图10-65　经舟骨、月骨周围性腕骨背侧脱位合并同侧肘关节后脱位

（三）经舟骨、月骨周围性腕骨背侧脱位合并同侧尺骨、桡骨骨干骨折

1．损伤机制：本病少见，它是在经舟骨月周背侧脱位的基础上，暴力继续向上传递，致使尺、桡骨骨干骨折。

2．诊断：本病除具有经舟骨月周背侧脱位的临床表现及体征、典型的X线征象外，还具有同侧前臂骨折的临床表现、体征及X线征象。一般前臂二骨骨折部位多接近同一水平，且多向背侧成角，甚或重叠移位（图10-66）。

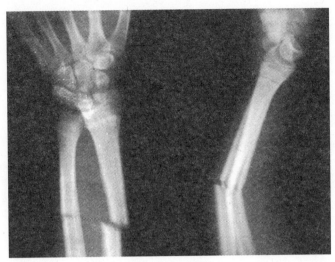

图10-66 经舟骨月骨周围性腕骨背侧脱位合并同侧
尺、桡骨骨干骨折

3.治疗：对新鲜性病例，可先将经舟骨月周背侧脱位进行闭合复位，继而对前臂骨折进行复位，复位后暂以夹板或石膏托将患腕固定于略掌屈位，前臂固定于中立位。约2周后改用管型石膏，将腕关节置于功能位，前臂保持中立位，肘屈90°固定，直至骨折愈合。对陈旧性病例的治疗，前臂应切开复位内固定，腕关节则根据具体情况酌情处理。

（四）月骨周围性腕骨背侧脱位合并同侧尺骨干骨折

1.损伤机制：本病的损伤机制与月骨周围性腕骨背侧脱位同，只是由于前臂旋后，在造成月周背侧脱位的同时，暴力又向尺骨传递，致使尺骨干骨折。

2.诊断：本病除有月周背侧脱位的临床表现与体征及典型的X线征象外，另有尺骨骨折的临床表现及X线征象（图10-67）。

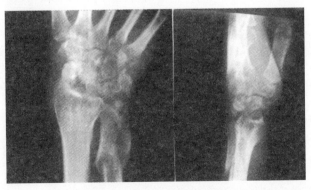

图10-67 月骨周围性腕骨背侧脱位合并同侧尺骨干骨折

3．治疗：对腕部病变可参照月周背侧脱位的疗法进行处理。对尺骨骨折亦应根据骨折的具体情况，施以恰当的处理。术后患腕及前臂均应施以外固定。

（五）月骨周围性腕骨背侧脱位合并同侧屈曲型Monteggia骨折

1．损伤机制：本病的损伤机制与月骨周围性腕骨背侧脱位基本相同，只是在跌倒时肘关节呈略屈曲位，因而在造成月骨周围性腕骨背侧脱位的同时，由于致伤暴力向上传递，而导致尺骨上段骨折及桡骨小头背侧脱位，从而形成了屈曲型Monteggia骨折。

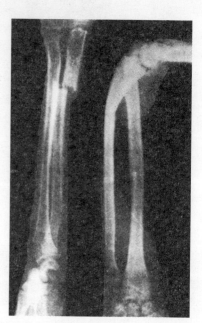

2．诊断：本病除有月骨周围性腕骨背侧脱位的临床症状与体征及X线征象外（尚需详察舟骨是否有骨折），还具有典型的Monteggia骨折的临床症状及体征，即肘部肿痛、活动受限，前臂旋转活动亦受限，尺骨上段有压痛或有骨擦音，有时可伴有尺神经激惹症状。X线检查：除有尺骨上段骨折或向后成角畸形外，尺桡上关节及肱桡关节的关系亦失常桡骨头向背侧移位（图10-68）。

图10-68　月骨周围性腕骨背侧脱位合并同侧屈曲型Monteggia骨折

3．治疗：对新鲜性病例，应对月骨周围性腕骨背侧脱位进行闭合复位，然后对肘关节进行牵拉，同时对脱位的桡骨小头及尺骨骨折进行推按使其复位。并将患腕略掌屈及肘伸直位石膏托固定，约3周后均改为功能位管型石膏固定直至骨折愈合；对陈旧性病例则应分别手术治疗。

（六）月骨掌侧脱位合并同侧肱骨干骨折

1．损伤机制：本病少见，当跌倒时，患肢伸直位并紧靠身体，暴力在造成月骨脱位的同时，致伤暴力继续向上传递，并由前臂越过肘关节而至肱骨中段发生骨折。

2．诊断：本病具有月骨掌侧脱位的临床表现与体征及典型X线征象，上臂中段肿痛，并有骨软及骨擦音，功能受限。X线片可见肱骨中段呈长斜折或螺旋形骨折（图10-69），并要注意桡神经是否受伤。

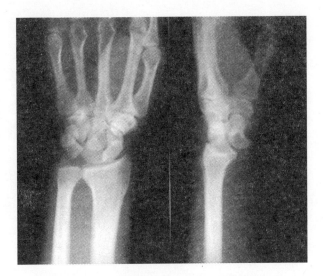

A

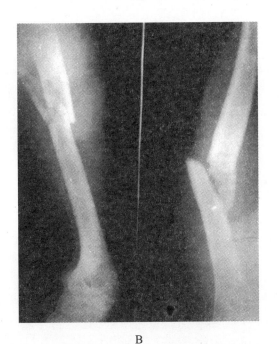

B

A. 月骨掌侧脱位　B. 合并同侧肱骨干骨折

图10-69　月骨掌侧脱位合并同侧肱骨干骨折病例

3. 治疗：对新鲜性病例，应在稳定上臂的情况下，先对月骨脱位进行复位，并给以掌屈固定；继而对肱骨干骨折进行复位，手法应稳妥，以避免损伤桡神经或其他软组织，并给适当的外固定，不稳定者亦可行开放复位内固定。如有桡神经损伤，观察2个月未有恢复迹象，则应进行手术探查。

六、月骨、三角骨周围性腕骨轴向崩裂症

月骨、三角骨周围性腕骨轴向崩裂症，即月骨及三角骨与桡骨三者的关系正常，而其余腕骨发生了结构性的紊乱，且呈规律性的纵轴向崩裂。本病为腕关节严重的损伤症，文献未见报道，可分为桡偏与尺偏两种类型。

1. 损伤机制：自本世纪20年代以来，对腕关节的功能解剖和生物力学与损伤机制的研究，越来越受到人们的重视。如Navarro于1919年即提出了用纵向的眼光来看待腕关节结构的新概念。尔后一些学者则明确地将腕关节结构称为"三个纵柱"。并认为，作为中间骨的舟骨与月骨，对稳定腕关节起着关键的作用（见第三章）。

编者曾诊治3例患者，除1例摔伤外，另有2例皆为驾驶摩托车时，手腕部被撞击而伤，即当手握持车柄时腕呈背伸状态，暴力首先由前向后作用于车柄，并通过手掌部的大鱼际、小鱼际及掌骨底，沿腕之3条纵柱向近侧传递。在这种情况下，作为腕的外侧柱的近侧的舟骨，由于其体形长而弯曲，且两侧又呈圆弧状关节面，当纵向暴力作用时，舟骨则易发生扭转应力，致使舟月韧带发生断裂，导致了舟骨近极旋转脱位；作为腕之中柱中的头状骨，由于其近极呈圆凸状，并与月骨的远侧凹面相嵌合，而月骨的近侧髁面又与桡骨的凹面相对合，从而形成了典型的铰链状关节；当纵向暴力向近侧传递至月骨时，月骨的髁面极易发生轻微的旋动而致远侧凹面倾斜，此时圆滑的头状骨近极则发生滑脱；作为腕的内柱中的钩骨，由于其近极呈楔状，所以它与三角骨的骨性关系不如三角骨与月骨关系稳固。因而，当暴力向近侧纵向传递时，钩骨的近极即可从三角骨上滑脱。这就形成了月骨、三角骨周围性腕骨轴向崩裂症。在这种复杂的病变中，月骨与舟骨起着关键的作用，亦是腕骨轴向崩裂的基础。由于腕骨轴向的崩裂，也就不致出现腕骨骨折的病变，此亦为本病特点之一。

在纵向暴力的基础上，由于当时患腕所处的位置有所差异（即兼有桡偏或尺偏），因而导致本病有桡偏或尺偏两种类型，但在这两种类型中三柱的受力不完全一致：如桡偏型则外柱受力重，中柱次之，内柱较轻；如为尺偏型则情况与上相反。这种崩裂不但发生在各柱间的腕骨，同时亦可能使各柱间的掌骨基底发生崩解，尤其是受力较重的纵柱。

2. 诊断：本病的致伤暴力比较强大，且以纵向撞击为特点。伤后腕部肿胀较甚，并呈明显的尺偏或桡偏畸形，压痛在整个腕部，功能活动受限。

X线检查：在腕的正位片上可见腕骨高度变低。腕关节除月骨与三角骨和桡骨的

关系正常外，其余则明显发生紊乱，且呈纵轴向崩裂并与正常腕骨相重叠。如为桡偏型，则腕之三柱均有外移现象，在外柱中，舟骨的近极因向外、向近侧严重移位，致使与桡骨茎突相绞锁；中柱的头状骨近极（头部）可移向原舟骨的桡骨关节面上；尺侧柱中的钩骨近极，则接近于月骨与三角骨之间（图10-70）。如为尺偏型，则腕之三柱均明显内移，内柱中的钩骨近极可接近尺骨茎突，并与头状骨、三角骨明显分离；中柱中的头状骨近极则移向月骨与三角骨之间；外柱中的舟骨出现旋转性脱位，致舟头间隙失常（图10-71）。腕关节侧位片，仅见腕骨间隙不清，结构紊乱。

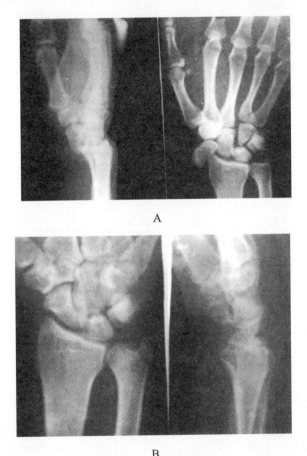

A．桡偏型月骨、三角骨周围性腕骨轴向崩裂症　B．经闭合术复位后

图10-70　桡偏型月骨、三角骨周围性腕骨轴向崩裂症病例

　　鉴别诊断①本病应与一般三角骨、月骨周围性腕骨脱位相区别。后者的致伤暴力主要是由腕之前侧或后侧撞击所致，且脱位的腕骨呈整体性向后或向前移位，并易合并腕部一些撕裂性骨折。②本病亦应与创伤性腕骨轴向脱位相区别。后者是腕部前后遭受挤压应力所致，且腕横韧带常发生断裂，腕管变扁，管内组织受压严

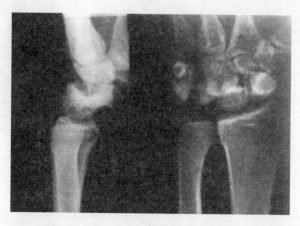

A

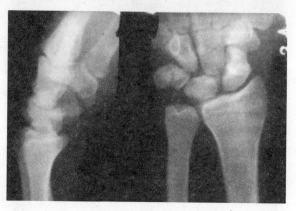

B

A．尺偏型月骨周围性腕骨轴向崩裂症　B．经闭合术复位后
图10-71　尺偏型月骨周围性腕骨轴向崩裂症病例

重，甚者局部皮肤或鱼际肌可能发生破裂而呈开放伤。骨的病变多在尺侧柱，或仅涉及桡侧柱的远侧（大多角骨、小多角骨），或呈少见的混合型，但腕之中柱结构完整，并与桡骨的关系正常。

　　3．治疗：对新鲜性病例，如为尺偏型，应在强力牵引下使患腕桡偏，并由尺向桡推挤向内侧移位的腕骨，尤其要注意头月关节的嵌合和纠正舟骨的旋转移位，一般复位并不困难，且复杂的轴向崩裂均能相继复原。如有不稳现象者，应辅以经皮克氏钢针内固定。术后以掌臂管型石膏将患腕固定于背伸功能位4～5周即可。唯桡偏型由于舟骨近极与桡骨茎突的绞锁，以及关节囊、韧带与肌腱的嵌夹，致使行闭合复位比较困难，需行开放复位术。一般可采取腕桡背侧切口，显露出舟桡关节，解除障碍复位的因素，而后强力牵引患手，并向尺侧偏斜，再将舟骨近极由腕之外后侧撬入桡腕关节内，此时腕之外柱已达复位，并在牵引的作用下，中柱及内柱亦可相继获得复位，而原三柱间的崩裂病变旋即消失。复位后的固定情况同上所述。本病的预后一般较好。

最后，对有关"中间骨及其相关的脱位与骨折脱位"，如有涉及多处腕骨骨折与多处腕骨间脱位的复杂病变，且经治疗效果不佳，以及陈旧性病例，腕功能严重受限，或疼痛与畸形明显，且不宜行腕关节融合术者，应依据患者的具体情况方可考虑行全腕关节置换术（亦即人工关节置换术）。此项技术国外已于30年前就用于临床，而我国于近10年始有临床报道。

目前国外人工腕关节有两种类型，一种是Niclle等（1971）和Swanson等（1973）报告的铰链型硅橡胶人工关节。另一种是Meuli（1973）和Volz（1976）设计的球和臼型人工全腕关节。而我国胡慧敏等（1996）设计研制了一种新型全腕人工关节，并用于临床观察，据称效果满意，现介绍于下。

（1）腕人工关节的构件：①插入桡骨髓腔的金属柄，柄端为一球窝。②球窝内含高分子聚乙烯塑料臼。③金属球带有柄，经头状骨插入第3掌骨髓腔，并根据不同患者选用大、中、小3种型号。据称该型具有灵活性、稳定性、抗脱位性、牢固性及安装方便等优点。

（2）手术方法：采用臂丛神经阻滞麻醉，在充气止血带下进行手术。病人取平卧位，患肢外展置于手术桌上。取腕背侧"S"形切口，注意保护皮支浅静脉、桡神经及尺神经感觉支。纵行切开腕背韧带，在拇长伸肌腱及指总伸肌腱、食指固有伸肌腱之间进入，横行切开关节囊，切除增厚的关节囊做病灶清除术，根据假体的长度在尺、桡骨与腕骨间进行截骨，将人工关节的轴心对准桡腕关节，用卡尺测量其长度，选择合适的假体（大、中、小），截除部分桡骨，将臼窝柄插入桡骨髓腔内，使臼窝关节面与桡腕关节面一致。然后安放腕掌假体，将柄经头状骨插入第3掌骨，并切除部分腕骨适合柄上的托盘。安置稳定后复位，并检查腕部活动情况，如有不适合处立即矫正，待关节被动活动满意后用骨水泥固定，关闭手术切口，去除止血带并止血，修复腕背韧带，术后石膏托固定1周左右，再做功能练习。但袁燕林等（1996）指出，从生物学的角度看，目前所用的人工全腕关节假体，均不同程度地改变了腕关节正常的生物力学模式，维持关节的正常位置和活动所需要的肌腱力量常超出正常数倍，这显然不利于假体的长期固定。因此，他们强调目前的人工全腕关节置换术，只是晚期腕关节炎手术治疗的一种方式，绝不能完全用它来取代关节融合术。

第三节　孤立性腕骨脱位

所谓孤立性腕骨脱位，即某一腕骨像球一样从周围结构中脱出来，其损伤机制与病变机制的实质是孤立的。所以月骨脱位虽然从形式上看似乎是孤立的，而其病变的实质则是以月骨周围性腕骨脱位为前提，同样舟骨旋转性半脱位则多是由中腕关节移位所引起，因而均不属于孤立性腕骨脱位之列。而孤立性腕骨脱位，则多为局限性应力所致的局限性病变，所以比较少见。而较为常见的多是某个腕骨间的脱位（如大多角骨与舟骨间的脱位等）。

一、豌豆骨脱位

豌豆骨脱位亦称豆三角关节脱位。本病在腕关节损伤中并不少见，它常可单独发生脱位，亦可并发于同侧腕部或腕之近侧的有关损伤之中，易于漏诊。

（一）解剖特点

豌豆骨位于腕的尺侧掌面，它是腕骨中最小的一个圆形骨块，属于籽骨，藏于尺侧腕屈肌腱内，它的远侧有指小展肌附着。因此，豌豆骨是腕骨中唯一有前臂肌腱附着者，它与三角骨的掌面形成关节，且高出于诸腕骨掌侧的共同面。它有着独立的关节囊，为微动关节，并为豆钩韧带、豆掌韧带与腕尺侧副韧带所加强。

（二）损伤机制

本病的损伤机制可有直接暴力与间接暴力两种。①直接暴力：当跌倒时手掌着地，或腕部遭受由前向后挤压伤时，豌豆骨则首当其冲而致脱位；②间接暴力：当跌倒时腕强度背伸时，尺侧腕屈肌可因骤然紧张，而使附着其上的豌豆骨发生脱位。所以，本病亦可发生在举重物时。当然在豌豆骨发生脱位时，附着于豌豆骨上的韧带亦可遭受不同程度的损伤。

（三）诊断

患者多有腕部损伤史，且多以腕背伸、手掌着地为特点，伤后小鱼际近侧常有局限性肿痛，有时尚有尺神经的刺激症状。如仅为单纯性豌豆骨脱位，一般症状轻微，多不易引起患者重视。如并发于其他损伤中，则又易为其他损伤的症状所掩盖。加之，在腕关节的常规正侧位拍片时，豆三角关节不易显示，故误诊及漏诊率较高。因此，在诊断上除重视局部症状外，对腕关节（图10-72）及腕之近侧，如因伸展应力所致的任何损伤，均应注意豆三角关节的检查。临床资料表明：月周背侧脱位、伸展型Galeazzi骨折、前臂骨折及Colles骨折等，均有合并豌豆骨脱位的例证（图10-73）。

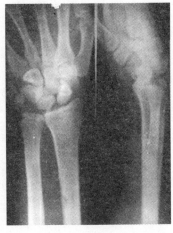

图10-72　月骨周围性腕骨背侧脱位合并同侧豌豆骨脱位

X线检查：据Antony对豆三角关节的研究认为，在腕关节中立位，前臂旋后10°～30°位，该关节间隙应小于3 mm，两关节面平行且对称，如果间隙大于4 mm，两关节不平行或关节面不对称，成角大于20°，移位大于关节面的15%，即可诊断为豆三角关节脱位。

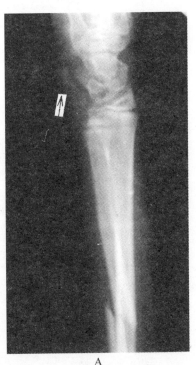

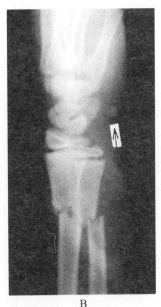

A

B

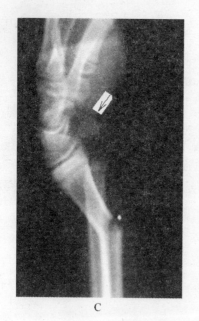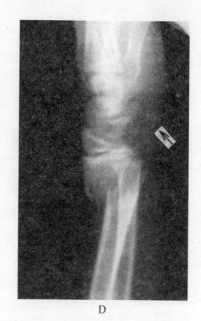

A. 豌豆骨骨折脱位合并尺骨上1/3骨折 B. 豌豆骨脱位合并尺、桡骨
下段骨折 C. 豌豆骨脱位合并Galeazzi骨折 D. 豌豆骨脱位合并Colles骨折

图10-73 豌豆骨脱位的合并伤

（四）治疗

对单纯性新鲜性豌豆骨脱位，一般在纠正移位情况后，将患腕置于中立位，制动数周即可，否则可形成习惯性脱位。对有合并伤的病例，常可在其他合并伤获得复位的同时，脱位的豌豆骨亦可相继复位，一般预后尚佳。对少数复位不满意或不稳定者以及陈旧性病例，且临床上有症状者，应行豌豆骨切除术，切除后对腕关节功能无明显的影响。

二、三角骨脱位

三角骨单独脱位，文献尚未见报道。

三、大多角骨脱位

大多角骨单独脱位比较罕见，由Seimon首次报告。有报道因开放伤而致豌豆骨、大多角骨脱位，并有正中神经运动支损伤。脱位有向桡背侧或尺掌侧两种类型。多为挤压伤或外力直接作用于局部所致。复位后效果尚好，很少会发生缺血性坏死，但也有行切除术以及置换术者，编者仅见1例大多角骨与舟骨关节间脱位，合并第1掌骨及前臂中段伸展型骨折。且经闭合手法复位成功（图10-74）。

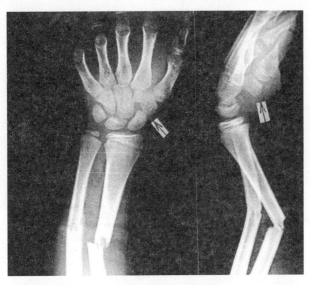

A

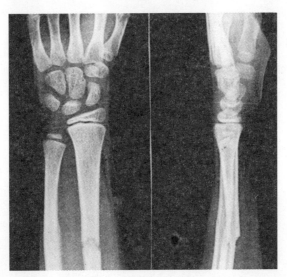

B

A. 大多角骨脱位合并前臂中段伸展型骨折　B. 经闭合手法复位成功

图10-74　大多角骨脱位

四、小多角骨脱位

小多角骨脱位亦较罕见。有单独脱位，亦有合并邻近骨的骨折或脱位，脱位多向背侧或桡侧（图10-75）。而脱向掌侧者较少。在治疗上有用闭合复位而获得成功者，否则行开放复位术，但易发生缺血性坏死。本病亦有影响至正中神经者。

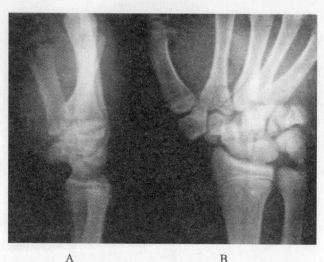

A   B

A. 尺侧轴向脱位——经钩骨、豌豆骨周围性骨折脱位，合并第5、4掌骨脱位　B. 桡侧轴向脱位——大多角骨、小多角骨与舟骨之间的脱位

图10-75　混合轴向脱位

五、头状骨脱位

头状骨单独脱位是非常罕见的，有报道头状骨向背侧半脱位，以及头状骨与小多角骨向背侧脱位者。

六、钩骨脱位

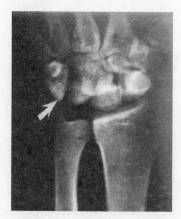

钩骨脱位亦非常少见，1882年由Buchanan作了首次报道，后来Johasson及Gun亦曾报道过此病，背侧脱位多于掌侧脱位，且掌侧脱位易并发尺神经损伤，本病易合并第4、5掌骨脱位（图10-76）。闭合复位效果良好，否则可行切开复位术，效果亦佳；复位不稳者应行克氏针固定，但亦有将其摘除者，据称功能尚可。本病亦可见于月骨周围性腕骨脱位之中。对陈旧性病例应行开放复位术，对老年患者可行掌骨底切除

图10-76　钩骨脱位（合并中腕关节脱位）

或腕掌关节融合术。

七、腕舟骨脱位

舟骨有旋转性半脱位与全脱位两种类型，但两者的损伤机制是完全不同的。前者是中腕关节移位时致舟骨近极发生旋转性半脱位，因而临床较常见；而舟骨全脱位，则多为直接暴力所致，使舟骨从其相邻的关节中单独脱出，临床非常罕见，国外文献仅有10余例个案报道。

（一）损伤机制

本病常因局部遭受挤压或汽车摇柄直接打击于腕之桡侧所致。但有时间接应力亦可导致本病的发生，如拳击时，应力由第1、2掌骨头向近侧撞击，并经过大多角骨、小多角骨传递至舟骨，此时舟骨在桡骨远端的夹挤下，造成单独脱出而呈游离状。亦可因伤时手掌着地，手腕处于极度背伸位，暴力沿舟骨纵轴向近侧传达，由于桡骨下端关节面向掌侧倾斜，致舟骨被挤向掌侧而脱位。

（二）诊断与治疗

本病的腕部症状多较严重，有时可伴有神经受压症状，脱出的舟骨可于皮下触及。X线检查即可明确诊断。Mc Namara（1992）报告1例舟骨独立性前脱位，合并第1、2掌骨基底骨折，后行切开复位术、克氏针固定，8年后随访功能良好。Walker报告1例舟骨在冠状面旋转180°，舟骨体横于桡骨茎突与三角骨之间的病例。Thomas报告1例整个舟骨脱位于腕部背侧，后通过闭合复位而成功。Murakami报告1例舟骨脱位进行切开复位术，但没有使用克氏针固定，结果导致舟骨旋转性半脱位。编者于1994年曾遇1例因汽车摇柄打击于腕之前外侧，造成桡骨茎突骨折合并舟骨完全性腕背侧脱位的患者（图10-77），后经闭合复位，石膏外固定，但舟骨仍呈现缺血征象。

舟骨脱位无疑是舟骨本身的严重损伤，亦为腕关节的严重病变，如不及时进行治疗，不但脱位的舟骨终将发生缺血性坏死，而相继造成的腕骨关系紊乱、功能障碍也是严重的。因此，在治疗上应及早进行闭合复位，否则应行切开复位术，并修复可能修复的韧带，均需行克氏针固定。术后患腕的制动时间要长一些，以利舟骨血运的恢复。对无法保留的舟骨或舟骨呈缺血性坏死者，应根据患者的具体情况，

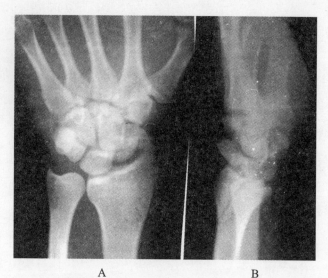

A   B

A. 腕正位片：桡舟间隙加大并旋转、头舟重叠　B. 腕
侧位片：大多角骨与舟骨间关系失常

图10-77　腕舟骨脱位

行近排腕骨切除术或桡腕融合术等。

Thompson曾总结单纯腕舟骨脱位5例，其中1例早期复位效果好；2例手术复位因不稳定而做融合术；2例未复位，有伸腕受限，桡舟关节背侧压痛。

手术复位方法：在臂丛麻醉下，从腕背侧暴露舟骨和月骨，向远端牵拇指，在背侧向掌侧推按脱位的舟骨近端，清除肉芽组织，用克氏针将复位后的舟骨的近端分别与头状骨、月骨固定，修复舟月韧带的背侧部分。也有学者主张用桡侧腕长伸肌腱重建舟月韧带，来稳定舟月关系。术后用石膏托固定腕关节于掌屈位15°～20°，石膏远端应固定至拇指关节，10～14天后拆线，8周后拔针，12月拆除石膏，进行功能锻炼。

第四节　创伤性腕骨轴向脱位

创伤性腕骨轴向脱位亦称腕骨轴向崩解症或腕部挤压性损伤。1901年由Oberst首次描述，临床较为少见。根据Garcia-Elias等人的临床资料统计，本病约占腕部损伤（包括腕骨骨折、脱位与半脱位）的1.4%。它的基本病变是腕骨的纵向分离，且常与相对应的掌骨一起发生，故称轴向脱位。本病的损伤机制、临床特点以及治疗和预后均不同于其他类型的腕骨脱位。

（一）损伤机制

诸腕骨在腕骨间韧带的连接下形成了骨性的拱状结构——腕骨弓，该弓的弓顶朝向背侧，弓的两侧臂凸向掌侧，由腕横韧带横架其上，形成了腕管。这种拱状结构既可容纳并保护腕管内所有组织，亦能抗拒或承受来自前后方向一定的挤压力。腕弓向远侧伸延并与诸掌骨底相连接，而形成了掌横弓。腕掌横弓的纵向观又呈3条柱状结构。它的桡侧柱即腕弓的外侧臂，中柱即腕弓的顶部，尺侧柱即腕弓的内侧臂。

当腕关节遭受前后方向的挤压损伤后，这种应力则直接作用于腕掌弓的顶部（腕背）及较为高凸的腕掌侧内、外两臂，当应力超过其承受能力时，则导致该弓之内臂或外臂或两臂均从中柱上发生分离，造成腕横韧带的断裂与腕掌弓的塌陷，从而出现了各种类型的创伤性腕骨轴向脱位。

然而，腕的外柱与中柱因直接与膨大的桡骨远端及其较厚而凸出的茎突相对应，并受其支撑与保护，而且又有肥厚的大鱼际肌作衬垫，亦像屈指肌腱能保护头状骨一样，因而在上述损伤中，腕的中柱因深居其后故常可安然无恙，外柱受到损伤的机会亦相对少些，仅在应力略有桡偏时，腕的外柱远侧部分（即舟骨远侧部分）可发生脱位，即桡侧型轴向脱位。而整个外柱（包括舟骨在内）脱位实属罕见，文献中仅Armstrory在1968年曾报告过1例。从生物学的观点来看，腕的内侧柱是一个界限明确的解剖单位（包括尺侧屈腕肌，豌豆骨，三角骨，钩骨及第4、5掌骨及小鱼际肌和骨间韧带）。该柱与细小的尺骨远端和脆弱的下尺桡关节相对应，而小鱼际的衬垫作用亦较弱，这样则很难对较为高凸的内柱发挥支撑、保护作用，在这种情况下，内侧柱损伤的机会相对多一点，如挤压力略有尺偏，则腕的内柱常可发生全柱崩解而脱位，而腕的中柱、外柱仍与桡骨保持正常稳定状态，对此则称尺侧型轴向脱位。如果在极个别情况下，腕的内、外两柱同时发生脱位，唯有中柱完整地与桡骨保持着正常关系，则称混合型轴向脱位。如果在造成腕部双轴向脱位的同时，致伤暴力侵及前臂，并发生完全性尺、桡骨崩解，则称为Krubenberg型轴向崩解，但此类损伤通常总是与相应的掌骨一起发生脱位。

当发生腕关节轴向脱位后，腕管结构遭破坏，腕管多呈扁而宽，屈肌支持带常遭破坏。如此，则管内组织均受其危害，并导致出一系列病变与证候。

（二）诊断

患腕具有典型的特殊损伤史，且多为工业或交通事故等被挤压所致，所以常合并严重的软组织损伤，因而伤后腕部肿胀、疼痛比较广泛，腕及手指活动多有受限，动则疼痛加剧，掌骨头之间正常的凸状关系丧失，受累侧的手指多呈扭转畸形且不稳。由于鱼际肌向侧方移位，只是腕弓塌陷手掌部变得扁宽，腕掌区扩大。由于腕横韧带多有损伤，故急性腕管综合征较少见。本病多为开放性损伤，如为闭合伤而掌侧筋膜间隔压力增高也是常有的。在开放性损伤中，大鱼际、小鱼际部可有大面积的软组织挫裂伤，致腕横韧带断裂，肌腱外露或断裂，局部神经尤其尺侧型，血管亦可有不同程度的损伤，可呈现出手掌侧筋膜间隙高压症，甚至呈现血液循环不佳而坏死。

X线检查可明确诊断与分型。按照Littler的概念，此类损伤可根据手部近侧（腕骨）和远侧（掌骨）的横弓进行解释和命名。Garcia-Elias将本病分为以下3型（图10-78）：尺侧轴向脱位（图10-79、图10-80）、桡侧轴向脱位（图10-81）、混合轴向脱位（图10-78）。在尺侧轴向脱位的病变中，尚有两种规律性病变：①在远侧腕骨中钩头关节总是被破坏（有时头状骨会出现小的撕脱性骨折）；②在近侧腕骨中，要么豌豆骨向尺侧方位脱位，要么三角骨体部发生垂直骨折，两者必居其一。并要注意腕掌关节是否正常。在混合型轴向脱位中，如合并有下尺桡关节脱位者，则称之为Krubenberg型轴向脱位（图10-78）。

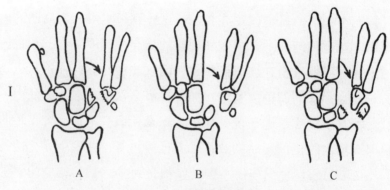

Ⅰ．尺侧轴向脱位

A．经钩骨、豌豆骨周围性脱位　B．钩骨、豌豆骨周围性脱位　C．经三角骨、钩骨周围性脱位

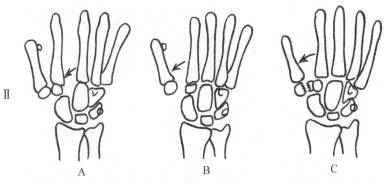

Ⅱ. 桡侧轴向脱位

A. 大、小多角骨周围性脱位　B. 大多角骨周围性脱位　C. 经大多角骨周围性脱位

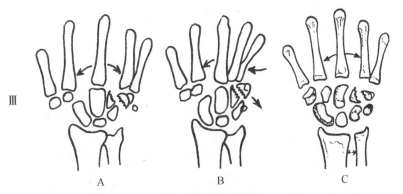

Ⅲ. 混合轴向脱位

该类A、B、C 3种病变中均具有尺侧与桡侧两型的双重特点，唯腕的中柱与桡骨远端关系正常。其中C种病变亦称Krukenberg腕部损伤

图10-78　创伤性腕骨轴向脱位的类型

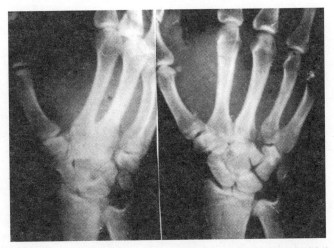

图10-79　尺侧轴向脱位——经钩骨、豌豆骨周围性脱位

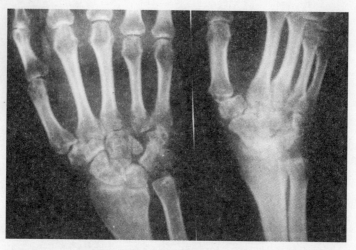

图10-80 尺侧轴向脱位——经钩骨、豌豆骨周围性脱位
合并下尺桡关节分离

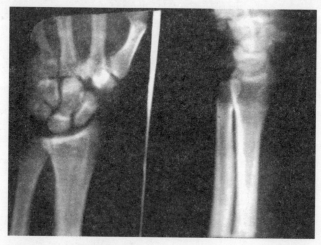

图10-81 桡侧轴向脱位——大、小多角骨与舟骨间
关节脱位

（三）治疗

对新鲜闭合性损伤，应根据不同类型进行闭合复位，一般可纵向牵拉患侧的手指，并推挤分离腕骨使其向中柱靠拢即可。如不稳定者，可行经皮克氏针固定，再用掌臂超肘石膏固定6周，即可进行功能锻炼。只要没有血管、神经或肌腱损伤，疗效是满意的，继发性关节病并不明显；在治疗中如发现有掌侧筋膜间隙压力增高，以及腕管综合征或尺管综合征者，应去除外固定并行减压松解术，并要对伴有下尺桡关节脱位作相应的处理。

如为开放性损伤，应及时进行彻底的清创术，如果清创不彻底而感染者，则导致组织进行性坏死和更多的瘢痕产生，这就有碍手部功能的恢复。对不稳定的骨折脱位，应行穿针固定。对软组织损伤（血管、神经、肌腱和皮肤）应作出相应的处理，使开放变为闭合。在清创过程中，必要时也可辅以背侧入路，以观察腕骨崩解情况，以利更好地复位与固定。在关闭创口时，腕韧带无须修复，以消除腕管内的张力，对已出现手掌侧筋膜间隙高压症者应及时切开筋膜彻底减压，对已呈坏疽者应及时行截肢术。

对晚期病例或闭合复位不满意者，必要时行切开复位内固定术，或行部分腕骨融合术及全腕关节固定术，以及二期修复神经与肌腱等。本病晚期的并发症中最常见的是第1指蹼间挛缩（大鱼际肌损伤后纤维化所致）以及肌腱、神经的粘连等，这些均需进行探查或松解术。

由于本病多为开放性损伤，各种组织损伤严重，故一般预后是差的，尤其是神经的损伤常常是疗效差的主要原因。总之，对所有损伤的组织进行早期修复术是取得疗效的关键。

第五节　下尺桡关节脱位

下尺桡关节结构由尺骨小头、桡骨的尺侧切迹，三角纤维软骨盘和掌、背侧韧带组成。其功能是桡骨在尺骨上旋转下尺桡关节为双枢轴滑膜关节，它是腕部功能的复杂部分，解剖结构极为精密，这些解剖关系即使出现很小的变化，也可导致负荷方式的明显改变。桡骨和手的运动与尺骨远端的关系极为密切，有效的负荷经由三角纤维软骨复合体，通过尺骨远端传递到前臂。因而下尺桡关节发生脱位后，不但破坏了前臂的旋转枢纽，而且也影响了力的正常传递作用。然而在实际生活中，下尺桡关节脱位并不少见，且易合并腕部及桡骨远端的损伤，常因认识不足而发生漏诊或误诊，导致功能障碍。

（一）损伤机制

一般情况下，当前臂过度旋前时，三角纤维软骨的背侧部分和背侧尺桡韧带常可因过度紧张而破裂，则尺骨小头易向背侧半脱位；如前臂过度旋后，则情况与上相反。或因尺骨固定而应力作用于桡骨，或桡骨固定而应力作用于尺骨，均可导致下尺桡韧带及三角纤维软骨的损伤与下尺桡关节的脱位（图10-82）。有时当尺骨

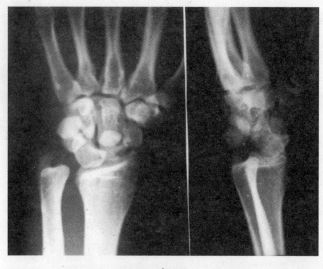

A

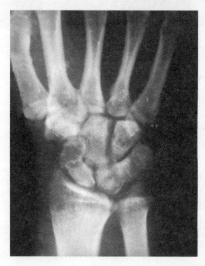
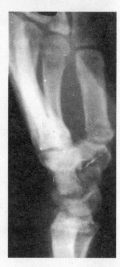

B

A．月骨周围性腕骨背侧脱位合并下尺桡关节脱位（是
下尺桡韧带及三角纤维软骨损伤所致）　B．经闭合术复位后
图10-82　下尺桡关节脱位

茎突基底部骨折时，三角纤维软骨的尺侧附着点遭到破坏，亦是下尺桡关节不稳
的原因之一。Milch认为，下尺桡韧带可稳定与防止尺骨前后移位，三角纤维软骨
是稳定下尺桡关节的重要结构，控制着尺骨小头不向侧方分离。

另外，前臂任何一骨的缩短，均可诱发下尺桡关节脱位，如Colles骨折（图
10-83至图10-85）、Moore骨折、Galeazzi骨折、桡骨碎折（图9-12）或桡骨头被切
除，及尺骨骨折发生成角移位重叠等，或因尺骨下段骨折并带动滑脱的桡骨远端骨

骺一同移位，而致下尺桡间隙增宽（图10-86），在个别情况下，对发生下尺桡关节脱位合并桡骨小头骨折者，即为Essex-Lopresti骨折脱位。其次尚有月骨压迫性骨折所致的下尺桡关节分离性脱位等（见图9-16、图9-17）。

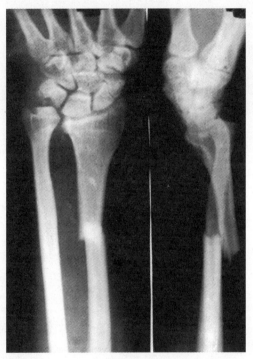

图10-83　下尺桡关节脱位合并桡骨下
1/3骨折——Galeazzi骨折

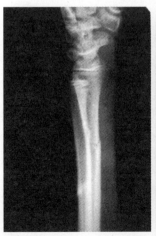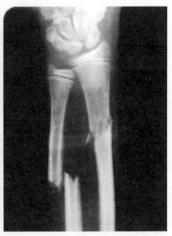

图10-84　下尺桡关节脱位合并尺、桡骨骨干骨折
（因尺骨骨折重叠短缩所致）

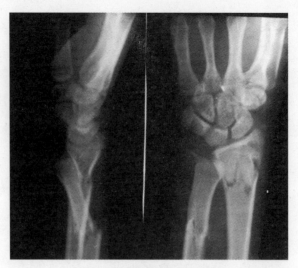

图10-85　下尺桡关节脱位合并尺、桡骨骨干
　　　　　骨折（因尺骨成角所致）

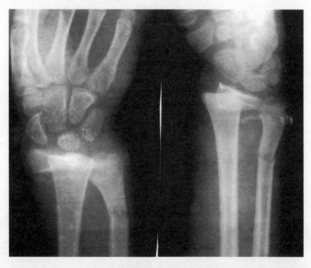

图10-86　下尺桡关节脱位合并桡骨远端骨骺滑脱
　　　　　及尺骨下段骨折

（二）诊断

早期在患腕的尺侧半，常有轻度肿胀与疼痛感，下尺桡关节处压痛明显，且有腕部无力或不稳感。背侧脱位，手常呈旋前状，尺骨小头向背侧高凸；掌侧脱位，手略呈旋后状，尺骨小头的背侧正常的凸起减小或凹陷。更由于旋前方肌的牵拉，致患腕的横径变小，手不能端举重物，握力减退，前臂旋转活动受限，被动活动时则出现疼痛与弹响（尺骨茎突滑走于尺侧伸腕肌腱之间）。慢性期无肿痛，但有乏

力及弹响，推按尺骨小头有异常的活动。

先天性下尺桡关节脱位，可能为桡骨的尺侧切迹或三角软骨缺损，且常为双侧性，多有家族史。

X线检查：腕关节正位片，可见下尺桡关节间隙增宽（＞2 mm），或有尺骨茎突基底部骨折。侧位片可见尺骨小头向背侧或掌侧凸起，必要时可与健侧作对比，或做腕关节造影及CT扫描、MRI及关节镜检查等，均有助于诊断。另外，尚需注意同侧腕关节及前臂骨以及肘关节是否有异常。

（三）治疗

对早期的下尺桡关节分离者，可将前臂置于中立位，外固定应保持侧方的挤压力，方能使分离得以嵌合而稳定。如是尺骨小头背侧脱位，复位时可由背侧向掌侧按压尺骨小头，同时将前臂旋后即可复位。复位时常伴有弹响声，并固定前臂于旋后位；如是掌侧脱位，其复位手法及固定体位与上相反。固定时间需4～5周；效果往往是良好的。对个别难以复位的病例，多因关节囊或尺侧腕伸肌腱嵌入于下尺桡关节内所致，应手术治疗。如有尺骨茎突基底部骨折，在固定时患腕可略尺偏，以减少尺侧副韧带的张力。对不稳定的下尺桡关节或保守治疗无效者，Shaw主张应早期手术修复。对Galeazzi骨折所致的下尺桡关节不稳，采用克氏针固定。并要注意处理好与本病有关的其他合并伤，以消除不稳定的因素。如发生Essex-Lopresti骨折脱位者，应推迟切除桡骨小头。

对陈旧性病例，尤其因旋转应力所致者，常因发现较迟，保守疗法为时已晚，如尺骨小头仅有侧方分离者，有人主张只做三角纤维软骨切除术，但解剖学、放射学和生物力学的研究提示三角纤维软骨全部切除后，将继发尺骨远端更加不稳，腕骨间韧带松弛，同时也减少了月骨与桡骨的接触面，使单位面积上的压力增加，从而加速软骨的磨损而疼痛，其疗效很不可靠。Dameron提出了切开复位修复三角纤维软骨，但手术的成功率并不高。对尺骨小头向前或向后脱位，即表明三角纤维软骨及其掌、背侧韧带一同断裂，一般应连同尺骨小头一并切除，此法由Moore于1880年首次采用。Darrach于1912年第一次作了系统报告，并认为此法的优点是：手术方法简单，疗效好。Albert则进一步提出，凡因各种原因所致的下尺桡关节分离，伴有前臂旋转障碍、握力差及腕部疼痛者，均应行尺骨远端切除术。亦有人主张行Dameron尺骨远端短缩术，以及Lauen-Stien手术，即将下尺桡关节融合，并在融合的近侧切除尺骨3 cm（图10-87）。但有些学者对上述手术提出了异议，认为

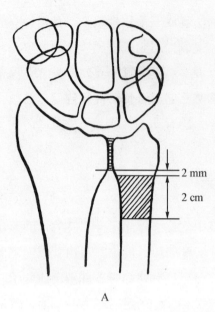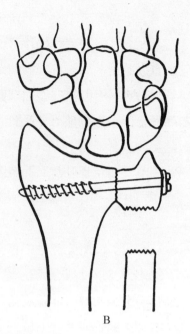

A

B

A. 关节近侧缘上截骨　B. 关节融合固定

图10-87　尺桡远侧关节融合术

这些手术的共同缺点是：破坏尺桡二骨的等长与平行的关系，改变了在正常情况下，自桡骨头中心至尺骨茎突的三角纤维软骨附着处所形成的前臂旋转轴心，从而产生了下尺桡关节功能紊乱症。尤其当尺骨小头切除后，特别是切除超过了3 cm时，其残端可在前后面上不稳定与肌力减弱，以致出现尺骨残端相互撞击综合征。这是由于骨间膜的固有张力，旋前方肌、拇短伸肌和拇展长肌收缩时的牵拉力和尺骨远端丧失支持结构而产生腕痛和不适感。个别尺侧伸腕肌腱可因磨损而断裂，尺神经亦可发生损害。所以有些学者又提出，对下尺桡关节损伤，不宜常规切除尺骨小头，仅需行下尺桡关节重建术，如Liebort尺骨远端筋膜固定术及Fulkerson与Dunnell尺骨小头环状韧带重建术。另有尺骨下端水平旋转截骨术等，以保存其稳定性。但当下尺桡关节出现退行性变或骨性畸形时，若要恢复下尺桡关节的正常功能，亦是不可能的。这些无法保留的尺骨小头病变，则只有行尺骨小头切除术，但手术要严格遵照Darrach的手术操作方法（详见"Colles骨折畸形愈合手术矫正法"），以减少其术后并发症。对此，亦可酌情行尺骨假关节形成术。

　　［附］几种手术方法如下

　　1. 下尺桡关节韧带重建术：①在腕关节背侧切口，暴露尺桡远侧关节，避免损伤尺神经背侧支；②取筋膜或掌长肌腱，将筋膜或肌腱环绕尺骨颈后，经桡骨的尺侧钻孔进行固定；③复位尺桡远端关节，并调整重建韧带的松紧度，然后将筋膜或肌腱重叠缝合；④术后用克氏针固定前臂于中立位6周，拔除克氏针后开始功能锻炼。此法亦称Fulkerson–Watson法。

2. 三角纤维软骨切除术：①腕背尺侧切口；②切开皮肤及皮下组织，注意保护好皮下尺神经手背侧支的分支，将尺侧腕伸肌腱拉向尺侧，小指伸肌腱拉向桡侧，显露尺腕关节囊，切开关节囊即可显露三角纤维软骨；③将破裂的三角纤维软骨进行修剪，切除其中央部或在桡骨的附着部，切除破裂的软骨或韧带组织，将三角纤维软骨中央部修剪整齐，注意不要伤及周边附着部；④冲洗后逐层缝合并关闭伤口。

3. 尺骨假关节形成术：①在臂丛麻醉下，于前臂下段尺侧缘经尺骨小头做纵形切口，依次切开皮肤及皮下组织和前臂筋膜，保护好尺神经背侧支；②经尺侧伸、屈肌腱之间显露尺骨，于尺骨小头下2 cm按术前X线正位片测量需截除尺骨干的长度，以尺骨成为中性变异，使尺骨小头回复至桡骨远端的尺侧切迹为适宜；③一般截骨的长度为1.5~3 cm；④尺骨小头周围软组织松解，并观察判断三角纤维软骨的破裂情况，可予以修复；⑤切除或锉除尺桡远端相对的关节面，暴露松质骨，将尺骨小头与桡骨远端贴紧，在中立位用2枚克氏针或螺钉横穿固定，以融合尺桡远侧关节；⑥修复关节囊韧带；⑦对尺骨干下段所形成的骨缺损区，可用旋前方肌填塞，形成骨不连、假关节，从而可代替尺桡远侧关节而完成前臂的旋转功能（图10–87）。

术后用石膏将腕关节固定于功能位6~8周，如关节已融合，可拔针进行功能锻炼。

第十一章

腕关节不稳症

腕关节不稳症，也称创伤性腕关节不稳症。本病首先由Gilford等在1943年提出，Fisk于1970年报道了与舟骨骨折相关的腕关节不稳症，并首先提出"闪烁塌陷"这个术语，从而开始被人们认识和重视。Dobyns等将创伤性腕关节不稳症定义为"腕关节创伤后早期或晚期腕关节的正常排列丧失"。其临床表现主要是各种类型的半脱位，当然其他各种腕骨的全脱位亦可造成腕关节不稳症。

一、损伤机制

学者们对腕关节提出了3个纵柱的概念，认为：舟骨、大多角骨和小多角骨的关节中，舟骨相对独立；在三角骨和钩骨关节中，三角骨相对独立，并对腕关节的运动弧有影响。所以腕关节的外侧滑动柱的组成是以舟骨为主，内侧旋转柱的组成是以三角骨为主，中央伸屈柱主要由月骨和头状骨组成。当舟月关节或月三角关节分离时，腕关节的外、内侧柱的功能分别受到影响。舟骨、三角骨具有控制近排腕骨镶嵌作用。舟骨骨折、腕骨缺血性坏死及韧带损伤或尺桡远端骨折畸形（短缩或成角）愈合以及下尺桡关节脱位，均可导致月骨的接触面或高压区中心的移动，从而出现腕关节镶嵌不稳。

舟骨的远端像楔木一样嵌入小多角骨及头状骨的间隙中，这就必然限制腕骨间关节的屈曲功能，同样亦限制侧屈功能。舟骨前侧的移动，犹如波浪中小船的摆动，船头及船尾均时而升高，时而下降，舟骨前端在手背伸时上升，掌屈时下降。

Fisk等指出：腕关节的稳定性取决于头状骨、月骨和桡骨下端之间完整的连接系统。掌侧桡腕韧带的断裂，多发生于过伸性损伤，如破坏了这个系统的完整性，使舟骨呈接近横卧位，则舟月韧带常因断裂而分离。背侧桡腕韧带断裂少见，则不伴舟月韧带损伤，故易被忽视。

当由高处坠下时，上肢伸直位，腕关节呈现背伸状，暴力可导致腕骨间韧带部分或完全性断裂。而腕关节韧带最薄弱部位为掌侧外（桡侧）1/4区，故临床上舟月韧带断裂最常见。在暴力作用下，腕骨可发生骨折或脱位，从而导致腕骨不稳；在暴力作用的瞬间，其作用力的大小、作用力的方向和手的位置极为重要。在上述情况下，则发生腕关节进行性不稳，大致可分为4期。若在腕关节尺侧施加压力，同时极度旋前运动，可导致月三角关节损伤。

二、腕关节不稳症分类

腕关节不稳症的分类比较繁杂，现分述于下：

（一）从不稳的性质分类

可分为静态不稳（原发性）和动态不稳（继发性）两种。

（二）从病变部位分类

1. 近侧不稳：病变在桡腕关节，即整个腕骨向背或向掌，向尺侧或向桡侧半脱位。

2. 腕骨间不稳。

（1）非分离性不稳，即近排腕骨正常，远排腕骨则呈现背伸或掌屈不稳。

（2）分离性不稳，即近排腕骨间异常，则呈现尺侧不稳或桡侧不稳。

（三）腕骨不稳的分期

Ⅰ期不稳：是舟月韧带或桡舟韧带断裂，致舟骨、月骨分离（常大于6 mm），此型多见。

Ⅱ期不稳：Poirier间隙张开，头状骨背侧脱位（月周腕骨脱位）。

Ⅲ期不稳：桡三角韧带断裂，三角骨脱位（或撕脱性骨折）致月骨、三角骨分离。

Ⅳ期不稳：桡头韧带、桡三角韧带和背侧的桡腕韧带断裂，而月骨脱位。

三、诊断

患者均有明确的腕部损伤或扭伤史，其临床症状一般较轻，局部略有肿胀及压痛，常表现为腕骨间运动不协调，或运动时出现咔嚓声，必要时可于压痛部位注入少量的麻醉剂后，以观察其活动度及握力情况，此时亦可按压舟骨，看能否诱发出腕关节不稳或出现舟骨结节半脱位。如不稳累及尺侧，活动中腕关节时，可出现月骨、三角骨浮动感（Wason试验）。

X线检查为正常腕关节可显示3个主要特征：①腕弓呈同心圆状（即由近排腕骨的近侧与远侧关节面，以及远排腕骨的近侧关节所围成）；②腕骨间关节对称；③各腕骨的形态正常。正侧位像可见桡骨、月骨、头状骨所共有的纵轴线，月骨位于腕关节中心，其凹面朝向远侧，而无掌倾或背倾现象和舟骨角正常等。

如伤后腕骨排列紊乱，则为原发性或静态性腕部不稳；若伤后腕骨排列正常，但以后逐渐出现自发性紊乱，或经过反复活动后出现异常，则为继发性或动态性腕骨不稳症。

（一）腕桡侧半不稳

即舟骨旋转性半脱位（舟骨、月骨分离）。在腕关节正位片上，显示舟月关节间隙增宽（正常不超过2 mm），此征象称为Terry Thomas征阳性。若给患腕施加纵向压力或用力握拳时，尤其在充分旋后的前后位片，由于生理轴向的挤压作用，该关节间隙可明显增宽，或切线的后前位投照（即手腕的尺侧缘抬高20°），这样可使舟月间隙消除重叠，更能准确地测出舟月的间距。由于舟骨的旋转移位，并向掌侧倾斜呈半脱位状，致使舟骨的纵轴投影变短（轴向重叠），则舟骨结节出现"皮质环"，并与舟骨的近端距离缩短（<7 mm），并呈"双环征"。此时三角骨亦因背倾而位于钩骨的近侧。腕正位片的旋后位比旋前位显示清楚，最好球管与舟月关节平行投照。蝶式斜位片则见舟骨纵轴由斜行变为平行或接近平行。侧位片可显示舟骨向掌侧倾斜，它的长轴与桡骨纵轴夹角如大于60°时（正常45°～60°）应考虑本病。Taleisniks征：侧位片舟骨与桡骨的掌侧缘画一连线，正常呈"C"形，如发生半脱位后则呈"V"形，为阳性。

（二）腕尺侧半不稳

即月骨与三角骨分离。在腕关节正位片上，常因月骨向掌侧倾斜而呈三角形，三角骨背倾，其远端与钩骨重叠，尺骨小头与三角骨的距离缩短（Myerbach征），近排腕骨的凸面连线（Linscheid称之为腕关节Shenton线）出现中断。侧位片可显示，月骨向掌侧倾斜，月骨、三角骨间可变为0°或正角（正常为–16°）。

腕尺侧半不稳的另一种情况，是三角骨与钩骨分离，此是中腕关节不稳。

（三）腕背伸不稳

比较常见，属于动态性腕不稳。X片显示：月骨向背侧方向旋转（月骨远侧凹面向背侧倾斜），头状骨移位于桡骨纵轴的背侧，头月角大于15°，呈半脱位状。桡骨、月骨、头状骨的排列呈"Z"形，舟月角增大（＞60°），以及舟月关节间隙大于2 mm。这种腕关节不稳，亦称背伸镶嵌不稳，或背伸镶嵌萎陷型，或称中间段背伸不稳。

（四）腕掌屈不稳

属于动态性腕不稳，比较罕见。X片显示：月骨向掌侧方向旋转（月骨远侧凹面向掌侧倾斜），头状骨移于桡骨纵轴的掌侧，头月角大于30°，呈半脱位状。桡骨、月骨、头状骨的排列呈"Z"形。本病亦称掌屈镶嵌不稳，或掌屈镶嵌萎陷型及中间段掌屈不稳。该病可见于不稳定的舟骨骨折，腕骨间退行性关节炎，月舟分离症以及桡骨下端骨折畸形愈合者。

（五）腕尺侧不稳

即整个腕骨向尺侧移位，呈半脱位状。腕正位片显示：桡骨茎突与舟骨间距离增宽，月骨移向尺骨远端，舟月关系正常，本病多见于下尺桡关节分离症或继发于类风湿病，或尺骨小头切除后腕骨向尺侧移位者。在诊断上McMurtry等提出测量尺腕距离的方法，即以腕骨的旋转中心（头状骨的近端）和尺骨纵轴远侧的延长线的距离与第3掌骨全长的比例减小（正常为0.3±0.03）。

（六）腕桡侧不稳

即整个腕骨向桡侧移位，呈半脱位状，McMurtry值增大。本病可见于桡骨茎突基底部骨折后尺倾角减小。

（七）腕骨背侧不稳

即整个腕骨向背侧移位，呈半脱位状。可见于桡腕韧带或关节囊损伤，以及桡骨远端背侧缘骨折或压缩，致掌倾角变小或呈负角者。另外Colles骨折后的畸形愈合亦可继发本病。

（八）腕骨掌侧不稳

即整个腕骨向掌侧半脱位。可见于桡腕关节囊及韧带损伤者；另有桡骨远端掌侧缘骨折及Smith骨折的畸形愈合，均可导致本病。

四、治疗

新鲜性病例，应根据腕骨不稳的类型，在X线的监视下精确复位，复位后给以有效的外固定或经皮穿针内固定，以利损伤的关节囊及韧带的愈合。对难以纠正的腕骨不稳，尤其是舟骨的不稳，可能有关节囊或韧带的嵌入，则需切开复位，使舟骨、头状骨、月骨恢复正常的解剖关系。手术一般多采用背侧进路，容易显露及复位，而掌侧进路对修复韧带有利，可在直视下矫正与处理各种不稳定因素，如掌侧韧带的横形裂缝的修复、小游离骨片的切除、大骨块的复位固定等。对习惯性患者，可用肌腱或筋膜通过腕骨间或桡腕间进行韧带再造。如常见的月舟分离现象，就常用桡侧腕长肌腱移位术，以重建舟骨、月骨、桡骨腕韧带的功能（见图10-18），亦可行其他肌腱性或关节囊性加强修补术。对已伴有骨性关节炎或退行性腕骨间紊乱者，则应行腕骨间关节局部融合术。

第十二章

腕部损伤常见的后遗症

腕关节损伤后，常常由于损伤的性质与损伤的组织不同，虽得到了治疗，但仍难免有后遗症的发生。

一、常见后遗症

（一）关节软骨的部分损害

关节软骨损伤，在早期由于在X线检查时不能发现阳性体征和难以确定其病理改变，所以这是个难以解决的问题，以致到晚期演变为关节退行性变。其中包括缺血性坏死、关节面侵蚀和软骨软化症。另外，软骨损伤后分解的微粒对滑膜产生刺激，进而引起渗出肿胀和疼痛，最终会导致关节活动受限。

（二）关节运动障碍及挛缩

腕关节运动障碍最常见的是伸腕受限，其次为旋前功能障碍。而旋前障碍可由肩外展部分代偿，而伸腕受限则使向上推、前推重物或托盘过头等动作发生困难。腕之伸屈障碍，常出现于近排腕骨与桡骨之间，这种"近排挛缩"，包括舟骨运动弧消失、舟骨屈曲位固定，以及掌侧或背侧月骨锁固，特别是后者，是近排关节挛缩的必要条件。旋转运动受限常与尺桡关节病变有关，倘若前臂和肘关节也有损伤或继发挛缩时，即使切除尺骨远端也很难恢复旋前活动，常需手术矫正，使手置于能发挥更好功能的旋前位。

（三）腕骨塌陷症

腕骨塌陷即腕骨高度比值降低。塌陷常并发挛缩或使月骨、舟骨伸屈运动弧丧失，头状骨有向近侧移位并与桡骨远端组成关节的倾向，有填补任何近排腕骨空缺的趋势。后者可因舟骨近极缺血性吸收或被切除，舟月分离与骨塌陷而形成。

（四）腕关节不稳症

见第十一章。

二、治疗

以上所述的各种后遗症，经长期保守治疗仍难以奏效时，则需采用关节融合术或成形术。因为关节融合术能解除疼痛和稳定关节，对手部功能仅稍有影响。因此，通常适合于从事重体力劳动的青壮年患者。而腕关节成形术，特别适合于类风湿性关节炎，尤其是双侧受累者；但亦适合于退行性骨关节炎，而职业上需要腕能活动的病员。

腕关节局部融合术兼有上述两种手术之长，它能在消除腕骨病变和解除疼痛的同时，使腕关节保留一定的活动度。腕关节未融合部分，即使在正常时几乎不能活动，但术后在锻炼过程中会逐渐起到代偿作用。但有人认为，局部融合术后晚期可出现磨损和继发性损伤。腕关节局部融合术的具体方法如下：

（一）舟骨、大多角骨、小多角骨融合术

适应证：①三骨之间有退行性关节炎，而第1掌腕关节正常者；②手的桡侧部分脱位——其脱位的平面经第2、3掌骨间，头状骨、小多角骨间和大多角骨、小多角骨与舟骨之间，此时拇指和食指带着大多角骨、小多角骨向背侧脱位；③舟骨旋转半脱位如长期存在，可引起舟骨及大多角骨、小多角骨之间退行性变。本手术如能达到满意的复位和三骨间融合，可保留80%以上的伸屈功能和60%以上的尺偏、桡偏活动能力。

（二）头月关节融合术

适应证：①头月关节间局限性退行性变，但一般不用于Kienböck病，即月骨不能有塌陷，且应与头状骨在正常位置上融合，以保证足够的腕部功能；②舟骨骨折不连接或旋转移位，并继发头月关节破坏，但桡月关节面正常者，可做头月融合术及舟骨假体植入术。

（三）舟骨、头状骨、月骨关节融合术

适应证：腕骨间关节损坏而桡腕关节良好者。对有舟骨旋转性半脱位，伴有严重月骨掌屈或背伸不稳定和移位时，宜施行舟骨、头状骨、月骨关节融合术。

（四）头状骨、钩骨、月骨、三角骨关节融合术

适应证：当全腕都有退行性关节炎，而舟骨及桡腕关节面均良好时，可做此手术。术后功能与头状骨、月骨关节融合术相似。

（五）钩骨、三角骨关节融合术

适应证：对一些严重的尺侧关节不稳者有效。

（六）掌、腕关节融合术

适应证：如各掌腕关节均有损伤，可做掌腕关节融合术，当然第1掌腕关节融合后，对拇指的活动功能相对有影响。

（七）舟骨、桡骨和月骨、桡骨关节融合术

适应证：桡骨缺损造成不稳定和退行性关节疾病时，将舟骨或月骨与桡骨融合，可获一无痛的关节。

（八）舟骨、月骨、桡骨关节融合术

适应证：此为舟桡关节、月桡关节融合术的扩展，桡腕关节更广泛的损坏或退行性变以及不稳时，可将近排腕骨融合于桡骨上，活动平面可在舟月关节的远侧缘形成。

第十三章

腕关节手术暴露途径

桡腕关节平常很少需要全部暴露。腕关节结核患者，一般较少采取彻底手术治疗。因腕骨为数众多，故在某一腕骨发生病变时，仅做一局限性小切口即可。在少数情况下，如需做桡腕关节固定术与病灶清除术，才需要做广泛的暴露，现将方法介绍如下：

（一）后正中暴露途径

桡腕关节的前侧因重要的组织较多，如正中神经、尺动脉、桡动脉等，故除特殊情况下，一般以采用背侧切口为宜，方法如下：

切口沿前臂下端背侧正中纵行向下，上端在关节线以上4 cm、下端关节线以下2 cm，在越过桡腕关节线时，为避免日后瘢痕的形成，于腕背侧做"S"形切口，起自第2掌骨基底，向近侧斜行跨过腕背纹，并沿尺骨茎突外（桡）侧向上适当延伸。如行关节固定术可做直切口，也可做横形切口，以减少瘢痕的形成与收缩，但这样做将不可避免地损伤较多的皮神经及浅静脉，以致造成手术后手背麻木及肿胀等，故目前很少采用，除非需要切除少数腕骨时方可采用。

皮肤切开后必要时切断手背静脉并结扎，并注意勿损伤皮神经感觉支。

切开深筋膜及腕背韧带，一般自指总伸肌桡侧进入，将指总伸肌及固有伸食指肌一并牵向尺侧，桡侧腕长、短伸肌牵向桡侧，食指固有伸肌在指总伸肌深面越过桡骨下端，切开关节囊即可抵达。所有背侧各肌腱均为分隔之鞘膜所包绕，因此，如需显露腕背不同的地方，这些鞘膜腔必须切开，方能牵开肌腱。

腕骨间关节囊彼此紧密相连，在分离时尽量少剥离，因各腕骨均较小，周围血管营养亦差，如游离过多可引起缺血性坏死。然后切开关节囊，即进入关节内部。

手术完毕时，切开的各腱膜、鞘膜重新缝合，如需固定，一般宜使桡腕关节放于背伸位置。

（二）前侧暴露途径

腕关节很少前侧暴露，因其位置较深。如必须从前方进入时，一般宜沿腕远侧横纹做横形或"S"形切口（从大鱼际肌、小鱼际肌中间起始，向近侧达腕横纹时尽量与纹平行，再向近侧延长6~7 cm），切开掌侧深、浅筋膜（尽量勿采用纵切口），可自肌腱间进入，在前侧应注意勿损伤正中神经及桡动脉。为避免损伤，在掌侧韧带近侧切开深筋膜后，应将正中神经首先游离，以后再切断腕掌侧韧带，将屈指各肌腱及正中神经向尺侧牵开，桡侧腕屈肌及拇长屈肌向桡侧牵开，即可抵达腕管之平滑的后壁。如有月骨脱位，需要整复或切除时，由此暴露即可进行，舟骨结节亦可以从此暴露途径抵达。

（三）桡骨下端暴露途径

切口从桡骨茎突向上、向内，沿桡骨背侧纵向切开长约10 cm，切断深筋膜与腕背韧带，将拇长外展肌，拇短伸肌与桡侧腕长、短伸肌向外侧牵开；指总伸肌与拇长伸肌向内侧牵开。因桡骨背侧下端即位于皮下，如此即可暴露桡骨干远侧1/4。

（四）尺骨下端暴露途径

因尺骨之背侧即位于皮下，宜采用背侧切口，切口自尺骨小头稍下外，沿尺骨的尺侧纵行向上约10 cm，切断深筋膜及腕背韧带，在此切口可能会见到尺神经之背侧支，但一般不致损伤。将尺侧腕屈肌腱向前牵开，尺侧腕伸肌腱向后牵开，将尺骨周围骨膜剥离。

尺骨小头位于桡腕关节处，故无需切开桡腕关切囊；切开尺骨下端时，在可能的情况下，尺骨茎突之内部及关节软骨盘应予以保留，但在情况需要时，亦可一并切除。术后对旋前、旋后功能影响不大。

在做尺骨下端切除时，其骨膜必须同时一并彻底切除，否则骨质将会重新生长。如因病变需要从前侧进入，切口亦可沿尺骨前侧纵行进入，切断深筋膜及腕横韧带后，将尺侧腕屈肌腱向内侧牵开，指浅屈肌向外牵开，注意勿损伤其下通过的动脉及尺神经。在需要广泛暴露时，亦可将尺侧腕屈肌腱切断，术后再缝合之。

（五）下尺桡关节暴露途径

沿腕背部偏尺侧做纵形切口（沿尺骨小头背侧内缘），切开皮肤及皮下组织后，将小指固有伸肌之腱鞘打开，并将该腱向尺侧牵拉，切断伸指总肌之腱鞘，该腱连同桡骨的骨膜向桡侧牵开，如此桡尺下关节软骨盘即可抵达。

（六）舟骨暴露途径

舟骨部分或全部切除时，一般多自腕背侧解剖学鼻烟窝处进入，但如病变发生在舟骨结节，亦可考虑自掌侧进入。

沿解剖学鼻烟窝，在拇长伸肌与拇短伸肌之间做纵形切口，以舟骨为中心向上、下延长约5 cm，切断深筋膜及腕背韧带，将拇长展肌、拇短伸肌向掌侧牵开，拇长伸肌及桡动脉向背侧牵开，舟骨即可暴露。在此部位手术必须注意勿损伤桡动脉。

如在掌侧切口，应以舟骨结节为中心，沿鱼际弯形向外，切口避免向内靠，因有正中神经之返支通过；在切开鱼际筋膜之后，沿拇短展肌与拇短屈肌之间进入，如此即可抵达。在前侧之切口，注意勿损伤正中神经之返支，因它支配鱼际三小肌，一旦损伤，对于拇指的功能，将产生极大的影响。

第十四章

腕关节损伤的康复疗法

　　腕关节是上肢远侧关节，即手的第一组关节。它的组成既有骨骼为支架，又有关节为枢纽，并以肌肉为动力，形成了一套精密、复杂而又和谐的复合关节。它上承前臂、下连于手，共同协调并丰富了手的功能，使人类的手成为运动与劳动器官。然而腕关节的任何一种组织受到损害，均可破坏这一系统的完整性，直接有碍手功能的正常发挥，影响生活与工作。而腕部功能一旦发生障碍，又加深了对腕部的骨、关节、肌肉和韧带的损害，形成了一种恶性循环，使腕部功能障碍继续加重。

　　在临床工作中，腕部组织受损后（尤其是骨组织），即要求解剖组织的复原，还需要一定时间的制动（如外固定等），以利组织的修复。但这种制动，必然又会引起组织废用性退变与粘连，影响或延迟功能的恢复。这些情况就为腕部损伤后的康复疗法提出了任务。

　　腕部康复疗法的原则：在生理解剖上要解决"结构与功能"问题，即祖国医学上的"筋骨并重"的内涵；在方法上要解决"静与动"的矛盾，达到二者有机结合和辩证的统一。

　　腕关节的康复疗法，可分为康复医疗的前期——损伤的常规治疗与康复医疗期——损伤的恢复期。

第一节　康复医疗的前期

（一）病变组织的解剖复原

只有通过组织的解剖复原，才能为功能的复原提供条件：如新鲜的骨折脱位必须达到解剖复位，软组织断裂必须修复，陈旧性疾患必须通过手术达到功能重建。

（二）合理的内固定与外固定

陈旧性骨折手术后内固定必须牢固；新鲜骨折外固定则使骨折局部起到相对制动的作用，这就可以减轻疼痛和创伤反应，有利于损伤组织的修复，同时也有利于邻近关节的活动。

第二节　康复医疗期

康复医疗期即损伤恢复期的一些辅助疗法。对腕部损伤来说，康复医疗主要达到促进愈合、预防功能障碍的目的，其措施包括体育疗法、物理疗法与中医药疗法等。

（一）体育疗法

1. 医疗体育疗法对创伤的作用：体育疗法即通过适当的有计划、有规律的体育活动来解除患者因损伤而致机体处于的抑制状态，活跃全身生理功能，促进损伤的修复，预防并发症，尽快恢复关节的活动范围，加强肌力，恢复动作的协调性。

当腕关节损伤后，患者一般由于疼痛与功能受限，在心理上常出现恐惧与焦虑现象，从而导致精神上的抑制状态。而体育疗法可以提高伤员的治疗信心，又可及早消除患者精神上的抑制状态，使伤者积极主动地配合医生治疗。一些研究资料表明，通过医疗体育疗法，毛细血管的直径可以扩大1倍多，而每平方毫米肌肉横切面内开放的毛细血管数可增加20倍，从而改善血液循环、淋巴循环，有利于创伤的修复。且运动时肌肉收缩，使组织内静脉与淋巴回流大大加速，亦加速了瘀血及渗出液的吸收，有利于肿胀的消退，同时肌肉运动时本身对感受器的刺激，活跃了神经营养现象，对创伤组织的修复有利。

医疗体育疗法可以预防及治疗肢体功能障碍，由于肌肉活动可以活跃关节及其周围组织的血液循环，促进滑液的分泌与流动，保持关节软骨的正常营养，防止其萎缩变性。一定幅度的关节活动可以保持关节周围肌腱、韧带、关节囊及皮肤等组织的正常伸展度，从而防止关节的挛缩强直，而肌肉的运动可以改善局部血液循环、淋巴循环，加强吸收过程，减少疤痕组织，同时增加了肌腱与周围组织的相对活动，防止粘连的形成，并保持患肢形态构造的完整。

2. 医疗体育疗法注意事项。

（1）及早进行、循序渐进：在患者对进行体育疗法的重要性有所认识的前提下，可在康复医疗前期基本完成的基础上，立即开始系统的医疗体育疗法。对腕部来说主要是进行屈曲、伸展、内收与外展4个动作。在组织未愈合时，应避免直接牵拉挤压，只做邻近关节（如肩、肘、指关节）肌肉的活动。对骨折的对位与固定良好，且无肌腱断裂者，可进行静力性肌紧张，达到传递冲动的效应。组织愈合后，须及时进行受伤部位的训练活动，并酌情增加动作的次数与幅度，使之逐渐达到或接近正常的生理活动范围。

（2）主动与被动结合：主动运动能引起大量的近心及远心性神经冲动，加强中枢神经系统对运动器官的控制。增强神经反射，是加强肌肉的唯一有效方法，即使微小幅度的主动运动也使肌肉主动收缩，即可有效地增强血液供应，防止粘连。由于主动运动是在病人自己控制下进行，且有疼痛感觉作为用力的指标，不致引起因运动过度而引起的继发性损伤。

在肌腱断裂、肌肉无力或其他原因而不能保证关节一定幅度的运动时，可以适当附加各关节的被动活动，以维持关节囊及韧带一定伸展度。当关节已有确定的挛缩强直时，在主动活动的同时，配合适当的被动活动，两者有机结合，即以被动帮助主动，直到关节活动度完全恢复为止。避免单纯的强力的或暴力的被动性活动，否则会造成新的损伤，导致关节更加强直或永久性病废。

（3）注意整体观念：人是一个有机的整体，在进行医疗体育运动时，还需注意患者的全身情况（如病情不稳定、出血、休克、严重感染等），不能只顾局部而忽视整体，只有在全身情况允许的条件下，方可局部单独性运动，并配合一定的全身性一般活动，如此可以提高中枢神经系统的兴奋性，刺激血液循环，活跃新陈代谢，这样对受损的局部亦起到了良好的作用。

（二）物理疗法

1．红外线：可分为长波和短波两种。长波波长5 000～12 000 nm，可透到皮下1～3 mm；短波波长760～1 500 nm，可透至皮下1～3 cm。应酌情选用。其作用可使局部充血，改变血管及细胞膜的渗透性，促进新陈代谢，加强渗出的吸收，并有镇痛作用。使用时以患者感觉舒适为宜，即微热至温热量。每次12～15分钟，每日1次，12～20次为1个疗程。应注意如有金属内固定或石膏下较多的脓液，不宜使用。另外病人局部感觉迟钝，尤其是植皮时，应特别注意防止烫伤。

2．紫外线：应用波长主要是200～400 nm。照射面不应超过600 cm^2。Ⅱ～Ⅲ级斑量，隔日1次，5～8次为1个疗程。其大剂量紫外线对表皮组织有破坏作用，尤其是波长短者；而小剂量紫外线照射，可使血管扩张，刺激组织生长。照射部位有油脂或分泌物者，应先揩擦干净。

3．石蜡疗法：利用其温热作用及冷却收缩时对组织的压力作用，可改善局部血液循环、淋巴循环，促进吸收，活跃新陈代谢。使用时用45～60 ℃的石蜡涂患部，厚0.3～0.5 cm，再裹以饱浸石蜡的布，外包毛毯。每次30分钟，每日1次，10～15次为1个疗程。

4．水浴法：适应于损伤晚期，如关节僵硬或疤痕已形成者，即将患肢置于40～50 ℃的温水中浸泡。每日1～2次，每次20分钟，20～30次为1个疗程。

5．直流电疗法。

（1）间断直流电疗法：用于神经肌肉病变，以引起瘫痪的肌肉收缩，防止肌肉萎缩，改善神经传导，促进神经再生。

（2）直流电离子透入法：兼有直流电及药物的作用。因此，除具有直流电的作用外，并可改善组织血液循环、代谢及营养，亦可改善神经应激性。直流电碘离子或奴夫卡因透入，可促使疤痕组织软化与吸收，促使炎症消散，减轻疼痛。

以上疗法一般10～20次为1个疗程，连续进行2个疗程后需间歇1周。

（三）中医药治疗

祖国医学在跌打损伤症的治疗方面积累了丰富的经验，明确地提出了筋骨并重、辨证用药和内外用药等一整套治则，且根据创伤后不同时期的不同病理特点，具体总结了3期分治的原则。

1．早期：内服"活血化瘀消肿"之剂。

　　方药：当归、赤芍、桃仁、红花、桂枝、木通、陈皮、生地黄、乳香、没药、甘草。

　　2．中期：内服"散瘀生新"之剂。

　　方药：当归、丹参、土鳖虫、骨碎补、泽兰、川断、延胡索、乳香、没药。

　　3．后期：内服"补肾强筋益骨"之剂。

　　方药：熟地黄、当归、牛膝、川断、山茱萸、茯苓、杜仲、白芍、五加皮、桂枝、陈皮、甘草。

　　以上每味药物的剂量，可根据患者的具体情况，酌情而定。

　　如筋脉僵硬者可辅以外洗药：钩藤、卷柏、桂枝、艾叶、苏木、红花、鸡血藤、韩信草。

参 考 文 献

1　丁白海. 手外科解剖与临床［M］. 济南：山东科学技术出版社，1993.

2　上海第一医学院. 组织胚胎学［M］. 北京：人民卫生出版社，1978.

3　上海市伤科研究所. 手部创伤的处理［M］. 上海：上海人民卫生出版社，1976.

4　于胜吉. 腕关节韧带的临床解剖学研究［J］. 解剖学杂志，1992，15：69.

5　于胜吉. 腕关节外科［M］. 北京：人民卫生出版社，2002.

6　于晓川. 第1～5腕掌关节脱位［J］. 中华手外科杂志，1999，3：91.

7　王启华. 临床解剖丛书：四肢分册［M］. 北京：人民卫生出版社，1991.

8　王启华. 腕管的应用解剖学［J］. 临床解剖杂志，1987，5：145.

9　王相如. 腕掌脱位一例报告［J］. 中华矫形外科杂志，2006，5：92.

10　王澍寰. 手部肌腱损伤的处理原则［J］. 手外科杂志，1988，4：1.

11　王亦璁. 骨与关节损伤［M］. 2版. 北京：人民卫生出版社，1991.

12　王志斌. 远距离的经舟骨、月骨脱位［J］. 天津医药附刊，1980，2：82.

13　王志斌. 三角骨骨折［J］. 创伤杂志，1988，4（2）：21.

14　王志斌. 豌豆骨骨折［J］. 手外科杂志，1988，（3）：49.

15　王志斌. 外伤性豆骨、三角骨关节脱位［J］. 骨与关节损伤杂志，1988，3（4）：221.

16　王东风. 腕舟骨骨折并舟骨近端和月骨脱位［J］. 骨与关节损伤杂志，1991，6（4）：247.

17　王宝琪. 手舟骨旋转性半脱位［J］. 中华骨科杂志，1990，（4）：271.

18　正常人体解剖学：上卷［M］. 2版. 王之烈，译. 北京：人民卫生出版社，1956.

19　中国医科大学．局部解剖学［M］．北京：人民卫生出版社，1982．

20　中国医科大学．人体解剖学［M］．北京：人民卫生出版社，1980．

21　天津医院骨科．临床骨科学（创伤）［M］．北京：人民卫生出版社，1982．

22　凤珍．习惯性豌豆骨脱位［J］．手外科杂志，1992，（3）：164．

23　北京积水潭医院．手外科学［M］．北京：人民卫生出版社，1978．

24　包聚良．腕关节内侧柱骨折的生物力学讨论［J］．骨与关节损伤杂志，1990，5（4）．

25　孙广生．儿童尺桡骨干下1/5骨折桡骨背向移位［J］．中医正骨杂志，1992，4（1）：12．

26　孙保国．豌豆骨脱位［J］．中华骨科杂志，1989，9（3）：240．

27　刘晋才．移位性舟骨骨折［J］．中华创伤杂志，1992，8（6），3766．

28　朱护飞．腕关节损伤［J］．国外医学：创伤与外科基本问题分册，1983，（1）：15．

29　朱建民．腕关节不稳［J］．国外医学：创伤与外科基本问题分册，1990，11（1）：25．

30　朱建民．正常Stahl指数测量［J］．中华外科杂志，1995，15（5）：356．

31　朱式仪．创伤性马特隆畸形［J］．中华骨科杂志，1991，11（6）：466．

32　朱式仪．桡骨下端骨骺损伤的远期观察［J］．骨与关节损伤杂志，1989，4（4）：202．

33　朱颛曾．经舟骨月骨周围腕骨背侧脱位［J］．天津医药骨科附刊，1964，8：44．

34　许明熙．月骨与舟骨近折半远距离脱位并肘关节后脱位1例［J］．中华骨科杂志，1994，14（8）：477．

35　陆裕补．实用骨科学［M］．北京：人民军医出版社，1991．

36　宋进臣．钳夹征诊断腕舟骨骨折［J］．骨与关节损伤，1990，5：243．

37　宋知非．月骨缺血性坏死［J］．手外科杂志，1988，3：1．

38　宋铁生．人体胚胎解剖学［M］．北京：科学出版社，1987．

39　吴明权．月骨脱位及舟骨周围腕骨脱位［J］．天津医药骨科附刊，1964，8：40．

40　陈云龙．治疗桡骨下端骨折容易忽视的几个问题［J］．人民军医，1992，1：43．

41　陈雪荣．头状骨移位治疗月骨无菌坏死［J］．中华骨科杂志，1996，5：289．

42　陈云平．腕舟骨骨折误诊的原因［J］．人民军医，1991，（5）：42．

43　陈玉隆．桡腕关节全脱位［J］．手外科杂志，1992，（3）：166．

44 沈忆新. 桡骨远端不稳定性骨折固定与石膏固定治疗的比较研究［J］. 骨与关节损伤, 2000, 15（3）: 174.

45 邱广义. 舟骨、月骨周围性脱位［J］. 骨与关节损伤, 1988, 3（4）: 219.

46 芦景和. 桡骨远端关节内骨折诊断和治疗的探讨［J］. 综合临床医学, 1992, （6）: 319.

47 李树果. 尺骨延长术治疗月骨缺血性坏死［J］. 手外科杂志, 1988, （3）: 6.

48 李承球. 月骨脱位［J］. 手外科杂志, 1988, （3）: 9.

49 李炳万. 实用手外科学［M］. 长春: 吉林卫生出版社, 1900.

50 李庆泰. 手外科检查［M］. 北京: 科学出版社, 1992.

51 李铁一. 儿科X线诊断学［M］. 天津: 天津科学技术出版社, 1992.

52 李汉云. 手舟骨的形态、血供及临床意义［J］. 临床解剖杂志, 1986, （4）: 141.

53 李荣文. 全腕掌关节脱位一例［J］. 中国骨伤, 1999, 12（4）: 93.

54 杨开珊. 舟骨以外的腕骨骨折［J］. 中华骨科杂志, 1988, 8（4）: 278.

55 周佩兰. 腕尺管综合征［J］. 中华骨科杂志, 1990, 10（4）: 316.

56 岳光中. 巴尔通骨折误诊科雷骨折［J］. 临床误诊误治, 1990, （1）: 26.

57 易传军. 原发性头状骨缺血性坏死［J］. 中华骨科杂志, 2000, 3: 189.

58 孟继懋. 中国医学百科全书: 骨科学［M］. 上海: 上海科学技术出版社, 1954.

59 武英. 关于桡骨远端骨折合并舟骨骨折［J］. 中华骨科杂志, 1988, 8（5）: 365.

60 欧陕兴. 月骨脱位伴舟骨骨折［J］. 骨与关节损伤, 1989, 4（4）: 247.

61 张高孟. 大多角骨—掌骨关节的稳定［J］. 国外医学: 创伤与外科基本问题分册, 1990, 11（2）: 123.

62 张建忠. 带血管蒂桡骨茎突块移位治疗陈旧性舟骨骨折［J］. 中华显微外科杂志, 1992.

63 张亚东. 腕管综合征的微创治疗［J］. 中华骨科杂志, 2003, 7: 444.

64 闻善乐. 月骨周围性腕骨掌侧脱位［J］. 中华骨科杂志, 1983, 3（6）: 340.

65 闻善乐. 月骨脱位［J］. 中华骨科杂志, 1987, 7（5）: 356.

66 闻善乐. 中腕关节脱位［J］. 中华骨科杂志, 1991, 11（4）: 309.

67 闻善乐. 月骨周围性腕骨掌侧脱位［J］. 中华骨科杂志, 1990, 10（4）: 269.

68 闻善乐. 月骨、三角骨轴向崩解症［J］. 中华骨科杂志, 1997, 8（17）: 498.

69　闻善乐．合并月骨周围性脱位舟骨骨折Essex-Lopresti骨折脱位［J］．中华骨科杂志，1993，13：469.

70　俞光荣．腕掌部严重切割伤的处理［J］．创伤杂志，1988，4（2）：88.

71　胡溁．关节镜在手外科的应用［J］．中华骨科杂志，1994，14（1）：47.

72　胡慧敏．新型全腕人工关节的研制及临床应用［J］．中华骨科杂志，1996，5：5.

73　高士濂．实用解剖学图谱：四肢分册（上册）［M］．上海：上海科学技术出版社，1980.

74　郭世绂．临床骨科解剖学［M］．天津：天津科学技术出版社，1988.

75　袁燕林．Meuli型人工全腕关节置换［J］．中华骨科杂志，1996，5：285.

76　过邦辅．骨与关节损伤［M］．上海：上海科学技术出版社，1960.

77　过邦辅．骨折与关节损伤［M］．上海：上海科学技术出版社，1984.

78　过邦辅，等．坎贝尔骨科手术大全［M］．7版．上海：上海翻译出版公司，1991.

79　曹振家．图解关节运动生理学：上肢分册［M］．广州：广东科技出版社，1987.

80　倪端宝．钩骨骨折［M］．国外医学：创伤与外科基本问题分册，1990，11（2）：123.

81　聂邦寿．腕舟骨全脱位［J］．骨与关节损伤，1989，4（4）：251.

82　彭正人．腕掌侧切割伤早期治疗的失误［J］．创伤杂志，1990，（1）：55.

83　薛永法．双侧桡骨远端粉碎骨折［J］．骨与关节损伤，1988，（2）：124.

84　裴福兴．带蒂豌豆骨替代月骨［J］．中华骨科杂志，1996，1：2.

85　曲智勇．实用手外科手术学［M］．北京：人民军医出版社，1992.

86　Adler JB. Fractures of the capitate［J］. J Bone Joint Surg, 1962, 44A: 1529-1547.

87　Aitken AP. Volar transnavicular dislocation of the carpus［J］. J Bone Joint Surg, 1960, 42A: 1051.

88　Aexander PA. Volar transnavicular perilunar dislocation of the carpus［J］. J Bone Joint Surg, 1960, 42A: 1051.

89　Andrew K. The triangular fibrocartilage complex of the wrist—anatomy and function［J］. J Hand Surg, 1978, 6（2）: 155-162.

90　Beasley RW. Hand injuries. Philadelphia London Toronto Sycdaey［J］. WB Saunders Company, 1981, 265.

91　Bilos ZJ. Fracture dislocation of the radiocarpal joint［J］. J Bone Joint Surg, 1977, 59A: 198-203.

92　Bohler I. Verrenkungen der handgelenke［J］. Acta Chit Scand, 1930, 154-177.

93　Campbell RD. Lunate and perilunar dislocations［J］. J Bone Joint Surg, 1964, 46B: 55-72.

94　Cooney WP. Difficult wrist fractures. Perlunate fracture—dislocations of the wrist［J］. Clin Orthop, 1987, 214: 136-147.

95　Cordrey LJ. Management of fractures of the greater multangluar［J］. J Bone Joint Surg, 1960, 42A: 1111-1118.

96　David P. Classification and management of carpal dislocations［J］. J Hand Surg, 1980, 149: 55-72.

97　Dinesh MKS. Transscapho-transcapitate fracture dislocation of the carpus［J］. J Hand Surg, 1992, 17A（2）: 348-353.

98　Dobyns JD. Fracture and dislocation of the wrist//In Rocknood CA, Jr Green DP（esd）: Fractrues, Vol. 1. Philadelphia, Lipincott, 1975, 345-440.

99　Dunn AW. Fracture and dislocation of the carpus［J］. Surg Chin Nor Am, Vol. 52, No.6: 1513-1528, 1972.

100　Fahey JH. Fractures and dislocations about the wrist［J］. Surg Clin Nor Am, 1957, 37: 19-40.

101　Fitzgerld WA. Billateral perilunar dislocation of the carpus［J］. J Bone Joint Surg, 1950, 32B: 386.

102　Garcia-Elias M. Traumatic axilal dislocations of the carpus［J］. J Hard Surg, 1989, 14A（3）: 446-457.

103　Gellberan RH. The vascularity of the lunate bone and Kienbock's disaese［J］. J Hard Surg, 1980, 5: 272.

104　Hall KV. Percutaneous neeble reduction of a dislocated bone［J］. J Bone Joint Surg, 1954, 36B: 296.

105　Herbert CG. Functional aspects of the distal radioulnar joint［J］. J Hand Surg, 1979, 4: 585.

106　Heiple KG. Isolated traumatic dislocation of the distal end of the ulna or distal radioulnar joint［J］. J Hand Surg, 1962, 44A: 1387.

107　Herzberg G. Perilunate dislocation and fracture dislocafion: a muticenter study［J］. J Hand Surg, 1993, 18A（3）: 768-779.

108 Howard FM. Ulnar–nerve palsy in wrist fractures［J］. J Hand Surg, 1961, 43A: 1197–1201.

109 Idem. The elbow and its dislocation［J］. Saunder's Philadesphia, 1985.

110 Immermann EW. Dislocation of the pisitom［J］. J Bone Joint Surg, 1948, 30A: 480–492.

111 Kessler I. Some aspects in nonunion of fractrues of the carpal scaphoid［J］. J Trauma, 1963, 3: 442–452.

112 Key and Dnwelles. Management of fractures, dislocations and sprains［J］. C.V. Mosby Company, 1961, Ed 7: 657.

113 Lewis HH. Dislocation of the lesser multangular［J］. J Bone Joint Surg, 1962, 44A: 1412–1414.

114 London PS. The broken scapboid bone. The case against persimism［J］. J Bone Joint Surg, 1961, 43B: 237–244.

115 Mac Ausland WR. Perilunar dislocation of carpal bones and dislocation of lunate bone ［J］. SGO, 1944, 29: 256.

116 Mc Laughlin HI. Trauma［M］. Philadelphia, W.B. Saunders CO. 1959, 168.

117 Naan NH. Transtriquetral perilunate ulnar axial dislocation and palmar dislocation［J］. J Hand Surg, 1992, 17A（4）: 762–766.

118 Nalebuff EA. Isolated anterior carpometacarpal dislocation of the fifth finger［J］. J Trauma, 1968, 8: 1119–1123.

119 Nash H. Transtriquetral perilunate ulnar axial dislocation and palmar lunate dislocation ［J］. J Hand Surg, 1992, 17A（4）: 762–766.

120 Pucker CL. Results of treatment of extensive volar wrist laceration: the spaghetti wrist ［J］. Plast Reconstructive Surg, 1985, 75（5）: 714.

121 Rockwell WB. Simultaneous dorsal trapezium–scaphoid and trapezoid–carpal subluxation［J］. J Hand Surg, 1992, 17A（2）: 376–378.

122 Russe O. Fracture of the carpal navicular. Diagnosis, non–operative treatment and operative treatment［J］. J Bone Joint Surg, 1960, 42A: 759–768.

123 Russel TB. Inter–carpal dislocation and fracture–dislocations［J］. J Bone Joint Surg, 1949, 31B: 524–531.

124 Sarratqan SK. Palmar dislocation of scaphoid and lunate as unit［J］. J Hand Surg,

1990, 15A（1）: 134-139.

125 Siegel MW. Complete dislocation of the greater multanguar（trapezium）［J］. J Bone Joint Surg, 1969, 51A: 769-772.

126 Snodgrass LE. End-results of carpal-scaphoid fractures［J］. Ann Surg, 1933, 97: 209-216.

127 Speed K. Traumatic injuries of the carpus including Colles' fracture. New York: D Appleton and co, 1952.

128 Tanzer TL. Dorsal radiocarpal fracture disloction. J Trauma, 1980, 11/12: 999-1000.

129 Thompson GH. Barton's fractures-reverse Batton's fracture. Clin Orthop, 1977, 122: 210.

130 Thompson TC. Primary and secondary dislocation of the scaphoid bone. J Bone Joint Surg, 1964, 46B: 73-82.

131 Wagner CJ. Fracture-dislocation of the wrist. Clin Orthop, 1959, 15: 181-196.

132 Wagner CJ. Perilunar dislocation. J Bone Joint Surg, 1956, 38A: 1198.

133 Watson-Jones T. Fractures and joint injuries. Balrimore: the Williams and Wilkins, 1955.

134 Weiss C. Irreducible radiocarpal dislocation: a case report. J Bone Joint Surg, 1970, 52A: 562-564.

135 Wiot JF. Carpometacarpal dislocations with particular reference to simultaneous dislocations of the bases of the fourth and fifth metacarpals. J Bone Joint Surg, 1948, 30A: 397-404.

附录

编者在对腕部损伤的临床研究中所发表的相关论文

月骨周围性腕骨脱位

（附29例报告）

河南省洛阳正骨研究所　闻善乐

月骨周围性腕骨脱位临床并不少见，若不注意，往往容易误诊或漏诊，贻误治疗时机，给患者造成难以弥补的损失。现将我院自1965年以来，临床资料比较完整的29例报告于下：

临 床 资 料

29例均为青壮年新鲜脱位，男性28例，女性1例；1例为开放性损伤，28例为闭合性损伤；左侧15例，右侧14例；其中月骨周围性腕骨掌侧脱位1例，开放性经舟骨、月骨周围性腕骨掌侧脱位1例，月骨周围性腕骨背侧脱位4例，月骨周围性腕骨背侧脱位合并舟骨骨折（即舟骨远、近两折块全移位）7例，经舟骨、月骨周围性腕骨背侧脱位（即舟骨骨折后仅远折块发生移位）16例。在29例中合并下尺桡关节分离7例，尺骨茎突骨折5例，腕三角骨骨折4例，桡骨远端背侧缘骨折4例，桡骨茎突骨折4例，同侧桡骨小头骨折1例，对侧月骨脱位1例，合并同侧髋臼和同侧股骨干骨折各1例。在全部病例中皆有不同程度的正中神经受压症状。29例中除1例因开放而进行清创复位术外，余皆以闭合手法复位，结果25例成功，3例失败而改行开放复位术。经2～15年的随访，平均随访时间为6年7个月。其疗效的评定，我们参考Jahna和井上博等的分类法，即腕关节伸屈活动受限在0°～20°和20°以上两类，并参考日常生活活动能力来判定（见附表）。

讨　论

1．文献复习：月骨周围性腕骨脱位，我国刘润田[1]报告2例；1964年吴明权等[2]报告4例，其中1例向掌侧脱位；同年朱颙曾等[3]也报告2例。国外1944年MacAusland[4]报告在27年内仅见9例，其中6例合并舟骨骨折，1例属于掌侧脱位而无舟骨骨折。1950年Fitzgerald[5]报告1例月骨周围性腕骨掌侧脱位。在第二次世界大战时，Russell[6]报告27例经舟骨、月骨周围性腕骨背侧脱位。1976年井上博等[7]报告13例。

附表　29例月骨周围性腕骨脱位治疗后的结果

类别	例数	治疗情况	结果			
			腕掌屈背伸受限	舟骨愈合	舟骨不愈合	日常生活活动能力
月骨周围性腕骨掌侧脱位	1	闭合复位	0°～20°			无障碍
经舟骨、月骨周围性腕骨掌侧脱位	1	清创复位	20°以上		1	严重障碍
月骨周围性腕骨背侧脱位	4	闭合复位	0°～20°			无障碍
月骨周围性腕骨背侧脱位合并舟骨骨折	7	6例闭合复位	0°～20°	6		无障碍
		1例开放复位	20°以上		1	轻度障碍
经舟骨、月骨周围性腕骨背侧脱位	16	14例闭合复位	0°～20°	13	1	14例无障碍
		2例开放复位	20°以上			2例轻度障碍
合计	29			19例占79%	5例占1%	

据文献报告，此病比较少见，而掌侧脱位则更为少见。其实本病的发病率在腕

部的损伤中并非少见，也可能有些早期病例被漏诊，故实际发病率却远远高于临床报告。

2．发病机制：1956年Wagner[8]从腕骨排列的位置和腕骨间韧带的特点以及腕骨的运动轴，对其损伤的机制进行了阐述。1960年Aitken[9]在Russell[6]认识的基础上，又从暴力作用于手腕的方向，对损伤的机制进行了分析。总的来说，此损伤的发生机制，不外与局部解剖的特点和外力作用的方向有关。

在常见的伸展型损伤中，暴力除向背侧作用造成腕骨向背侧脱位和易并发桡骨背侧缘骨折外，同时还有向上向桡侧的作用力。由于暴力向上，就容易导致下尺桡关节分离；若暴力过大向上传递，则使桡骨小头或肱骨小头因撞击而损伤。由于作用力桡偏，故又易招致桡骨茎突骨折和尺骨茎突的撕脱。有时尺骨茎突免于损伤，而三角骨却会遭到撕裂。由于两者均为腕尺侧副韧带的附着部，所以一旦从一骨上撕脱，而作用在另一骨的力则被缓解，以致二骨同时骨折的罕见。若腕骨桡侧移位严重，但二骨均无骨折，那么腕尺侧副韧带断裂的可能性较大。本组在疑有腕尺侧副韧带损伤的11例中（包括2例腕骨严重桡侧移位），临床上除腕关节尺侧压痛明显外，患手被动外展超过35°时则疼痛加剧，即表明腕尺侧副韧带的完整性已遭破坏。

另外，腕部的前后韧带也与腕骨脱位有直接关系。月骨脱位，为月骨背侧韧带断裂而月骨掌侧韧带完好；月骨周围性腕骨脱位，为月骨背侧和掌侧韧带均完好，而头状骨的前后韧带均断裂。所以头月关节脱位，而桡月关系不变。

3．诊断：早期的正确诊断，是本病预后的首要条件。尽管如此，至今尚未能引起所有外科医师们的注意。如最近井上博等[7]称，在他们接诊的21例月骨周围性腕骨脱位中，19例曾为其他医生所误诊。从我院门诊来看，因在外院漏诊或误诊超过两周而成为陈旧[3、7]性者屡见不鲜。本文报告的虽均属于两周以内的新鲜性病例，但其中有2例被他院诊断为腕关节挫伤而延迟到伤后第13天就诊，结果手法整复失败。另有2例外院仅诊断为舟骨骨折而遗漏了脱位。还有2例分别合并股骨干与骨盆骨折，而腕部的损伤也被我院门诊医生所忽视，在入院后才被确诊。所以有必要对其诊断作一复习。

月骨周围性腕骨脱位，局部除具有一般创伤反应，如肿胀、疼痛、功能受限外，腕部的前后径增厚，多数合并正中神经受压症状，个别病例正中神经症状不明显，但只要做伤手牵伸试验就会出现阳性。因此，我们认为凡有明显的腕部损伤史，再具有上述症状者，应首先怀疑有月骨或月骨周围性腕骨脱位的可能。此外，月骨周围性腕骨背侧脱位，腕部的外形很像科雷氏骨折的餐叉畸形，掌侧脱位又像史密斯骨折。但所不同的是，本病的畸形却正在腕部。舟骨骨折在"鼻烟窝"处压痛，对常见的下尺桡关节松弛或分离，除该尺骨小头明显高凸及下尺桡关节处压痛痛，前臂的旋转功能常受限，在推按尺骨小头时常出现异常活动及响声。其他的合并伤均有其局部的症状，最后的诊断须依赖X线照片。

X线检查：在正常情况下，各腕骨的间隙较为清楚。正位片上，月骨显示为不等边四边形，侧位片上月骨呈新月形，居于桡骨远端与头状骨之间。有月骨周围性腕骨脱位时，此种正常关系则呈现紊乱。在正位像上，腕骨远近两排相互重叠，间隙不清，腕关节的长度变短，月骨和桡骨的关系虽属正常，但月骨则由正常的四边形变为近似三角形。因为月骨受到脱位的头状骨从背侧的挤压而向掌侧倾斜，加之月骨本身是背窄掌宽，所以正位投影呈现三角形，底在近侧，尖位于远侧，但桡月间隙不变。另外，若有舟骨骨折，则舟骨近段与桡骨关系也正常，而远段则伴随其他腕骨移位，即所谓"经舟骨、月骨周围性腕骨脱位"[2, 10]。本组中有17例属于此种类型。另有7例虽然也伴有舟骨骨折，但舟骨的远、近两段全部移位，出现舟桡关系完全失常，我们称为"月骨周围性腕骨脱位合并舟骨骨折"，以区别于"经舟骨、月骨周围性腕骨脱位"。下尺桡关节脱位在本组病例中有2种情况：①下尺桡关节间隙增宽超过2 mm，有的伴有桡骨远端关节面向尺骨的延线中断；②桡骨远端尺侧缘劈裂骨折。以上两条也是我们诊断下尺桡关节分离的依据，当然在条件许可时亦可做造影检查。其次为桡骨、尺骨茎突以及三角骨骨折等，均可在正位像显现出来。侧位片对诊断月骨周围性腕骨脱位更为重要。在正常腕关节侧位像上，头状骨、月骨和桡骨排列在一轴线上，头月关系恰像杵臼似的互相嵌合。月骨周围性腕骨脱位时，则头状骨移向月骨的背侧或掌侧，并接近于桡骨远端的后缘或前缘，月骨的远端凹面空虚，且向腕骨脱位的对侧倾斜，但桡月关节间隙正常，而桡月的轴线便不能通过头状骨，此点亦可与月骨脱位相鉴别。另外在侧位像上还须注意有无桡骨背侧缘骨折。对于舟骨骨折显示清晰者，还需拍舟骨特殊位片。

4. 治疗及预后：此骨折脱位为关节内损伤，故需早期正确复位。本组均属新鲜性病例，且多数是损伤后1周内就诊，所以闭合复位成功率比较高，1周以后复位就比较困难。2周以后的病例，我们即按陈旧伤而行开放复位术。闭合复位的关键是恢复头状骨与月骨的正常关系，只要这种关系正常了，则舟骨骨折以及其他腕骨的移位也均相应复位。Campbell也提出，如果舟骨骨折有移位，则往往表示月骨周围性腕骨脱位仍然存在。对于个别病例闭合整复难以成功者，应及时切开复位术，尽管切开复位术舟骨缺血性坏死率高，效果不能令人满意，但手术可以达到恢复腕骨的解剖关系，解除因腕骨移位而导致的神经压迫症状。从本组各种类型的疗效情况来看，月骨周围性腕骨掌侧或背侧脱位，预后都比较好，日常活动功能无障碍，这是由于单纯脱位而无骨折，固定时间较短（5~6周）之故。1例经舟骨、月骨周围性腕骨掌侧脱位，日常活动能力完全受限，此例为开放性损伤，局部组织损伤重，造成晚期组织粘连及舟骨缺血性坏死。至于经舟骨月骨周围性腕骨脱位和月骨周围性腕骨脱位合并舟骨骨折者，其疗效大致相仿，日常活动只轻度障碍，因二者组织损伤基本相似，且固定时间均在12~15周。

对于舟骨骨折的预后，Wagner[8]认为即使在复位正确与妥善固定的条件下，仍有50%的病例发生舟骨近端缺血性坏死。本组舟骨骨折愈合率达79%，主要是做到了早期完全的复位和有足够时间的固定。如有1例在伤后23周时拍片，见舟骨骨折线仍存在，近端密度虽偏高，且有囊状吸收，但骨折边缘密度较低，并未出现硬化现象。我们认为这是血液循环在恢复的迹象，因此又延续固定11周，则见囊腔逐渐变小，骨折线模糊而达愈合。可见固定期短，是舟骨骨折不愈合发生率高的主要原因[7]。

本组有5例舟骨不愈合，占舟骨骨折21%，我们分析其原因如下：1例因开放性损伤后血液循环遭到广泛破坏。1例因舟骨骨折后，两骨块均有移位，且近折段明显旋转，致使闭合复位失败而行开放复位术。另有2例就诊较晚（伤后13天），闭合复位失败而行开放复位术。另有1例是盘骨腰部骨折，因复位后患者只固定6周即从事原煤矿工作，致使舟骨不愈合，在15年后随访时，出乎意料，患腕活动范围正常。X线片显示：舟骨骨折线清晰，边缘光整且硬化，两段骨质密度正常，颇似双舟骨的特征，但此种情况较为少见。

关于下尺桡关节的分离问题：Heiple等[11]认为早期采用闭合复位术及妥善固定，是可以愈合的。我们本着这个原则，在7例中有3例是桡骨远端尺侧缘劈裂型，预后良好，前臂的旋转功能正常。另有3例是尺骨小头侧方分离型，前臂旋转受限在15°范围内，所以日常活动不受限。还有1例尺骨小头向远侧移位，因并发有同侧桡骨小头骨折，当切除桡骨小头后，前臂功能受限在20°范围内，该臂力量稍有减弱，日常活动轻度受限。

至于尺骨茎突与三角骨骨折所引起的腕尺侧副韧带损伤，尽管尺骨茎突与三角骨骨折，晚期多为纤维愈合，但腕关节的稳定性尚好，故预后亦佳。本组病例尚未发现有月骨软化现象，这是因为桡月关系正常，月骨的血液供应受损不大之故。最后关于骨性关节炎的问题，从月骨周围性腕骨脱位以及合并舟骨骨折的病例来看，骨性关节炎并不明显，唯合并桡骨背侧缘骨折和桡骨茎突骨折的病例，晚期局部骨质均有轻度增生，致使腕关节背伸功能略有影响，但对日常活动无显著障碍。

参 考 文 献

[1] 刘润田. 损伤性关节脱位26例发病率分析 [J]. 骨科进修班通讯，1960.

[2] 吴明权. 月骨脱位及月骨周围腕骨脱位 [J]. 天津医药骨科附刊，1964.

[3] 朱颛曾. 经舟骨月骨周围的腕骨背侧脱位 [J]. 天津医药骨科附刊，1964.

[4] Mac Ausland WR. Perilunar dislocation of carpal bones and dislocation of lunate bone [J]. Surg Gynecol Obstet，1944.

[5] Fitzgerald WH. Bilateral perilunar dislocation of the carpus [J]. J Bone Join Surg （Br），1950.

[6] Russell TB. Inter-carpal dislocation and fracture-dislocations: a review of fifty-nine cases [J]. J Bone Joint Surg（Br），1949.

[7] 井上博ほか. 月状骨周围脱臼治疗の成绩けついて [J]. 整形外科，1976.

[8] Wagner CJ. Perilunar dislocation [J]. J Bone Joint Surg（Am），1956.

[9] Aitken AP. Volar transnavicular perilunar dislocation of the carpus [J]. J Bone Joint Surg（Am），1960.

[10] 瓦特生·琼斯. 骨折与关节损伤：下册 [M]. 过邦辅，等译. 上海：上海科学技术出版社，1960.

[11] Heiple KG. Isolated traumatic dislocation of the distal end of the ulna or distal radioulnar joint [J]. J Bone Joint Surg（Am），44：1387，1962.

（原文刊载于《中华骨科杂志》1983年第6期）

月骨周围性腕骨掌侧脱位

（附5例报告）

河南省洛阳正骨研究所　闻善乐

摘要　本文报道5例罕见的月骨周围性腕骨掌侧脱位。其中月骨周围性腕骨掌侧脱位1例；经舟骨月骨周围性腕骨掌侧脱位4例。随访时间3～9年。结果：患肢日常生活无障碍者3例，有障碍者1例，截肢者1例。作者强调了患肢血供情况的重要性。在治疗上肯定了早期复位及清创的重要意义。

月骨周围性腕骨掌侧脱位是一种罕见的腕部损伤[1~6]，国内外仅有数例报道。作者在临床中共收治5例。

临 床 资 料

本组病例皆为男性。年龄最小18岁，最大42岁，平均25岁。左侧3例，右侧2例。均为新鲜损伤；其中闭合性损伤3例，开放性损伤2例。致伤原因：1例为摔伤，4例为挤压伤。脱位类型：月骨周围性腕骨掌侧脱位1例；经舟骨、月骨周围性、掌侧脱位4例。合并桡骨茎突骨折2例；尺骨茎突或尺骨小头骨折3例；月骨掌侧缘骨折2例。伴发L_1压缩骨折并截瘫1例。因脱位严重而致手部缺血性坏死1例。5例有正中神经受压。

治疗情况及结果：本组3例闭合性损伤均及时进行了闭合复位术。随访时间为3～9年。疗效标准，我们采用Jahna和井上博[7]等分类法：腕关节伸屈活动受限在0°～20°和20°以上两类，并参考日常生活活动能力来判定。结果3例患腕功能基本正常。另有2例开放性损伤中1例于伤后32小时始转至我院，虽进行了清创复位术，但终因就诊较迟而感染，年余而愈，患腕伸屈活动范围仅20°左右。另有1例入院后，因患手坏死而截肢。

典 型 病 例

患者，男，20岁。左手于4天前被机器挤压伤，伤后在当地做了清创缝合术，后终因患手血液循环不佳而转入我院。检查：全身情况尚好，体温38℃，在前臂下段以下皆肿胀，并有张力性水泡，在掌侧大小鱼际处各有已缝合的伤口一个，诸手指皮肤发绀发凉，感觉丧失，功能障碍。X线片示左腕骨除月骨及舟骨近折段与桡骨关系正常外，其余腕骨皆脱向掌侧。诊断：左侧经舟骨月骨周围性腕骨掌侧脱位并患手血运障碍。行腕掌部探查术，并切断腕横韧带以减张，术中见掌部肌肉大部呈坏死状，减张部无渗血，1周后因无好转而于前臂远端行截肢术。

<h2 align="center">讨　论</h2>

Russell[2]观察了59例腕部脱位，其中有27例月骨周围性腕骨背侧脱位，而无1例掌侧脱位。Mac Ausland[3]曾遇到24例腕骨脱位，其中9例是月骨周围性腕骨脱位，而掌侧脱位仅1例，但不合并舟骨骨折。Speed[4]在20年内仅遇到1例掌侧脱位合并舟骨骨折。他对波士顿市医院过去20年的病例进行了调查，未发现有掌侧脱位的病例。吴明权等[5]曾报道过1例月骨周围性腕骨掌侧脱位合并舟骨骨折。本文作者在26年中共收治58例腕骨脱位病例，其中月骨周围性腕骨背侧脱位者49例，而掌侧脱位仅此5例。可见此种类型的腕骨脱位实属罕见，而导致患手缺血性坏死，更为罕见。

1. 受伤机制：腕骨各种类型脱位常因暴力作用的方向不同而异[1-2]，亦与腕部的解剖特点有关[8]。其中外力作用的方向是主要的，故临床上有屈曲型和伸展型两类，月骨周围性腕骨掌侧脱位就属于前一类型。当患者前俯倒下时，手向前伸，特殊情况下，手腕轻度掌屈而手背着地，以支撑体重[1]，此时桡骨远端背侧缘，对月骨起到遮挡作用，月骨在桡骨远端关节面下比较稳定，月骨周围的其余腕骨被推向掌侧，而形成了罕见的月骨周围性腕骨掌侧脱位[1-2]。尽管文献报道本病多为摔伤所致，但本组病例因摔伤所致者仅1例，余皆为挤压伤所致，且易形成开放性，以致病变更为严重而复杂。

本病易并发舟骨骨折，这与舟骨在远、近两排腕骨之间所处位置以及舟骨近、远端韧带的结构特点有关[8]。从而导致了"经舟骨、月骨周围性腕骨掌侧脱位"这一病变类型。当月骨周围腕骨向掌侧脱出时，月骨的前缘部分易被头状骨的基底向前撞击而骨折，此点有异于背侧脱位型（因月骨受到桡骨背侧缘的保护）。有时在发生月骨周围性腕骨掌侧脱位的同时，如致伤暴力兼有桡偏者，又易导致桡骨茎突的撞击骨折和尺骨茎突或三角骨的撕脱性骨折[6]。

月骨周围性腕骨的掌侧或背侧脱位，均可造成腕管狭窄，从而诱发正中神经的激惹症状，掌侧脱位更为突出。本组截肢1例由于掌侧脱位比较严重，脱向掌侧的腕骨不但对腕管构成挤压，而且直接威胁腕管内所有组织，同时亦将尺动脉、桡动脉向掌侧明显推移，腕部韧带的掌侧部犹如手镯紧张于尺、桡二骨的远端，并将尺、桡两条动脉紧紧固定并拦挡在桡腕关节的近侧，这两条动脉在桡腕关节远侧处可受到折曲、绞扼、挤压和牵伸，以致腕部血流受阻，造成手部缺血的严重后果。

2. 诊断：对于月骨周围性腕骨掌侧脱位，早期的正确诊断显得特别重要，要严防误诊或漏诊[6]，何况本病有就诊较迟而发生患手坏死的例证。本病伤后局部除具有肿胀、疼痛和功能受限等一系列创伤反应外，尚有腕前骨性凸起、腕关节前后径增厚、手呈屈曲状且有典型的正中神经受压等症状。作者曾强调指出，凡有明显腕部外伤史，且具有上述症状者，应首先怀疑有月骨脱位或月骨周围性腕骨脱位的可能性[6]。本病的腕部畸形有似Smith骨折，但所不同者本病的畸形正在腕部。虽然本病腕的掌侧亦有骨性凸起，此点易误认为是月骨脱位，但前者范围较大（是月骨周围的腕骨），而后者骨突较局限（因仅为月骨）。对于其他合并伤，均可在其相应的部位触到压痛点，如合并舟骨骨折者，其压痛点正在"鼻烟窝"处等。另外本病亦应注意患手的血液循环，最后确诊还需靠X线片的证实。当发生月骨周围性腕骨掌侧脱位时，在腕关节正位像上，可以看到腕骨远近两排相互重叠，间隙不清，腕关节的长度变短，月骨本身的影像仍正常（呈"骰"状），此点也异于月骨脱位和月骨周围性腕骨背侧脱位。若同时还有舟骨骨折，舟骨近端多与桡月关系正常，而其远端则伴随其他腕骨向掌侧移位，即所谓"经舟骨月骨周围性腕骨掌侧脱位"。若舟骨近端亦有移位，则称为"月骨周围性腕骨掌侧脱位合并舟骨骨折"[6]。侧位片则更为重要，此时可见头状骨伴随月骨周围其他腕骨移向月骨之前，并接近于桡骨远端的掌侧缘，月骨远侧的杯状面空虚，但桡月关系正常，而桡月的轴线不能通过头状骨，此点亦可与月骨脱位相鉴别[6]。在此位置尚可发现伴有月骨前缘骨折者。

3. 治疗及预后：本病为典型的关节内损伤，如未予治疗，将造成患腕功能的永久性损害。因此，早期的正确复位及合理的固定特别重要，尤其对严重脱位的病例，不管是闭合性损伤还是开放性损伤，均应按急症处理，使脱位及早复位，这是防止出现血供受阻的关键。我们同意Mac Ausland的意见，1周以内的病例复位多无问题，超过2周则复位不易。而陈旧性病例，即使使用手术复位也不太容易，且疗效不佳。该复位手法要点是：应在强力牵引下，逐渐背伸腕关节，术者再由掌侧向背侧推以头状骨为主的其他脱位的腕骨[3]。只要头月关系正常，其他脱出的腕骨包括舟骨骨折在内的以及尺桡茎突骨折亦均可相继复位[6]。月骨前缘的骨折片

常不易完全复位，但并不影响腕关节的稳定性。复位后将患肢暂时固定于掌屈位，
2~3周后再改为腕关节功能位固定，4~5周后去除外固定进行功能锻炼。如有舟骨
骨折，则应延长固定时间，舟骨的愈合则多无问题[6]。对开放性脱位，应及早在
清创的基础上进行复位与克氏针固定。对于就诊较晚的病例，由于腕关节所覆盖的
软组织较少，缺乏伸展余地，很难做到彻底清创，一旦发生感染，常可波及整个腕
关节，这就大大地拖延了治疗过程。在预后方面：以早期闭合复位疗效最佳，感染
病例常因局部粘连而功能不佳。血管受压者，可因处理不及时而呈现坏疽的严重后
果。对于月骨前缘发生的骨折者，虽然它的掌侧血液循环遭到损害，但是骨的背侧
血供仍完全可以维持月骨本身的需要，这是月骨的血供特点[9]，不必担心月骨会
发生缺血性坏死，故预后亦佳。

参 考 文 献

[1] Alexander PA. Volar transnavicular perilunar dislocation of the carpus [J]. J Bone
　　Joint Surg（Am），1960，421：1051.

[2] Russell TB. Inter-carpal disloctions and fracture-dislocations：a revlew of fifty-nine
　　cases [J]. J Bone Joint Surg Br, 1949, 35：524.

[3] Mac Ausland WR. Perllunar dislocation of carpal bones and dislocation of lunate bone
　　[J]. Surg Gynecol Obstet, 1944, 29：256.

[4] Speed K. Traumatic injuries of the carpus including Colles' fracture [J]. New York：
　　D Appleton and Co, 1925.

[5] 吴明权. 月骨脱位及月骨周围性腕骨脱位 [J]. 天津医药骨科附刊, 1964.

[6] 闻善乐. 月骨周围性腕骨脱位 [J]. 中华骨科杂志, 1983.

[7] 井上博はか. 月状骨周围脱臼治疗の成绩けついて [J]. 整形外科, 1976.

[8] Wagner CJ. Perilunar dislocation [J]. J Bone Joint Surg（Am）, 1956, 38：1198.

[9] Gelberman RH. The vascularity of the lunate：Bone and Kienb ck's [J]. J Hand
　　Surg, 1980, 5：272.

（原文刊载于《中华骨科杂志》1990年第4期）

合并月骨周围性脱位舟骨骨折Essex-Lopresti骨折脱位1例

河南省洛阳正骨研究所

闻善乐　闻亚非

月骨周围性腕骨背侧脱位，临床比较少见，Essex-Lopresti骨折脱位，即桡骨头粉碎性骨折并下尺桡关节脱位，亦为少见病，然而两者同时发生在同一肢体者则更为罕见。笔者曾遇1例，现报告于下。

患者，男，25岁。于1966年10月25日，因骑自行车不慎坠入约13 m深的悬崖下，右上肢在伸直位侧身手掌着地，当时头皮外伤及右上肢畸形，并有短暂的昏迷。经当地医院进行对症治疗，并对右腕关节拍片检查，后即转诊我院。

检查：患者全身情况尚好，神志清醒，头部外伤已处理。唯右上肢肿胀范围较大，尤以肘及腕关节为甚，且有疼痛与压痛，皮下有大片瘀血斑，肘关节呈外翻状，在外展应力下出现异常活动，肘外前侧可触到活动的骨块，肘三点正常。右腕关节略呈餐叉状畸形，腕前后径增厚，下尺桡关节有异常活动及弹响，诸指呈屈曲状且有麻木感，具有正中及尺神经激惹症状。肘关节、前臂和腕关节活动受限。

X线检查：右肘关节携带角增大，桡骨头粉碎性骨折，骨块向外前移位约2 cm，与其相对应的肱骨小头关节面显示一无移位骨折片，肘关节内侧显示有米粒大碎骨块2枚。右腕关节排列不整，间隙不清，腕高变低，月骨呈三角形，舟骨腰部骨折，近折块向远侧撬起，远折段旋至桡骨茎突上，故与桡骨关系完全失常，尺骨茎突高出桡腕关节面0.4 cm，月骨虽在原位，但它的远侧凹面空虚，且向掌侧略有倾斜，并见以头状骨为首的其他腕骨皆脱向月骨之背，并接近于桡骨的背侧缘，致头、月、桡三者的共同轴线失常，"3C"关系紊乱，尺骨小头略向背侧移位。

诊断：①月骨周围性腕骨背侧脱位合并舟骨骨折；②Essex-Lopresti骨折脱位；③右肘关节尺侧副韧带损伤；④正中神经及尺神经激惹症。

治疗：对右腕关节损伤行闭合手法复位掌屈位夹板固定，3周后改为腕关节功能位管型石膏固定14周而愈。右肘行桡骨头切除术肘关节功能位固定而愈。13年后随访，右肘携带角仍略大，伸屈及前臂旋转功能可，但有乏力感。右腕关节无畸形，无神经损伤迹象，唯腕背伸稍受限。X线检查：右桡骨头缺如并肘外翻，尺神经沟已为骨化物所占有。腕骨排列正常，间隙稍清，舟骨愈合良好，密度正常，月骨的凹面略向后倾，余可。

讨　论

本病的受伤机制是当患肢在伸直位并兼有肘外翻的情况下，由于前臂旋前位手掌部着地，则暴力由腕前向后上方向撞击，导致月骨周围腕骨背侧脱位、正中神经受到牵伸与挤压。与此同时，由于致伤暴力过大，舟骨亦因剪力关系而致舟月韧带断裂并舟骨腰部骨折，造成了舟骨两块均移位，即所谓月骨周围性腕骨背侧脱位合并舟骨骨折。加之，肘外翻的情况，更易使暴力沿桡骨继续向上传递，致使桡骨头撞击于肱骨小头，又导致了桡骨头碎折与肱骨小头关节面骨折，更由于桡骨上移，相继发生了下尺桡关节的脱位，这就形成了所谓的Essex-Lopresti骨折脱位。当然在这种机制作用下，肘关节内侧软组织（尤其内侧副韧带）的撕裂伤和尺神经的牵扯几乎是难以避免的，亦是晚期肘内侧出现骨化的原因所在。总之该病是在同一机制下所致的腕部直接伤与肘部间接伤的综合病症。在诊断上，必须注意本病的致伤暴力一般较为强大，以及受伤时患者的体位与临床体征的特点。检查必须全面，拍片应包括腕及肘，更要详审下尺桡关节X线表现，必要时与健侧对比，防止漏诊，尤其对桡骨头碎折者更应警惕下尺桡关节有否脱位，如有脱位，则要与桡骨头的病变联系起来看问题，并要充分考虑到肘关节内侧软组织病损的可能性（包括尺神经）。在治疗上应及时而准确地对腕关节脱位进行整复，合理固定，桡骨头碎折则应毫不犹豫地切除，并清除全部碎骨块，然后将肘关节固定于功能位。

（原文刊载于《中华骨科杂志》1993年第6期）

月骨、三角骨周围性腕骨轴向崩解症

河南省洛阳正骨研究所

闻善乐 闻亚非 王芳轩

摘要 本文报告3例罕见的新鲜性月骨、三角骨周围性腕骨轴向崩解症。该症是在腕的3个纵向功能解剖的基础上，遭受了以纵向为主兼有侧向偏斜的暴力而发生的。它的基本病变是月骨及三角骨与桡骨关系正常，而其余腕骨皆在其3个纵轴间发生崩解，致使患腕在结构上出现了严重紊乱。在这种复杂的病变中月骨和舟骨起着关键的作用，亦是腕骨轴向崩解的基础。本病在受伤机制、临床诊断以及治疗方法上，均与月骨周围性脱位或创伤性腕骨轴向脱位有着明显的区别，因而本病应视为一种独立的病种。本组病例有桡偏型2例，采用切开复位术；另有1例为尺偏型，采用闭合手法而顺利复位。本组病例经7～36个月的随访，结果表明患腕功能恢复良好。

关键词 腕骨 脱位 纵向 月骨、三角骨周围性

月骨、三角骨周围性腕骨轴向崩解症，即除月骨与三角骨以外的腕骨发生结构性紊乱，且呈规律性的纵向裂解，故称"轴向崩解症"。

典 型 病 例

例1：男，23岁。因车祸致右腕部受伤，当时腕关节肿痛，于次日就诊。检查：右腕肿胀并呈尺偏状畸形，活动受限，患腕广泛压痛，小指有麻木感。X线侧位片示：月骨与桡骨的关系正常，舟骨向掌侧倾斜几乎呈半卧位，头状骨基底部略有前移，致头状骨、月骨、桡骨三者的轴线失常。正位片示：①除月骨、三角骨与桡骨的关系正常外，其余腕骨皆向尺侧和近侧移位。腕骨高度明显变低，纵轴间关节关系失常。②第1、2掌骨与大、小多角骨的连接良好，但二者与舟骨略有半脱位征象。舟骨的近极向后内旋转性半脱位，致使舟骨的长轴接近矢状位而变短。③第3掌骨与头状骨连接正常，而头状骨的近极则移向月骨与三角骨之间，并呈重叠影。④第4、5掌骨与钩骨的连接正常，但钩骨向尺侧分离，并向近侧移位，与尺骨茎突相接近。诊断：右腕关节尺偏（略兼掌屈）型月骨、三角骨周围性腕骨轴向崩解症。治疗：在臂丛神经阻滞麻醉下，行闭合手法复位成功。3年后随

访，患腕骨质结构正常，功能满意。

例2：女，23岁。由高处坠落致右腕部受伤而就诊。检查：右腕部肿痛并呈桡偏状畸形，活动受限，手指有麻木感。X线侧位片显示：头状骨、月骨、桡骨三者的轴线尚可，但头月间隙不清。正位片示：①除月骨、三角骨与桡骨的关系正常外，其余腕骨均向桡侧和近侧移位。腕高明显降低，月骨远侧凹面略向外倾斜，腕骨纵轴间关节关系失常。②第1、2掌骨与大、小多角骨及舟骨的连接正常，但舟骨的近极已完全离开桡腕关节面而移向桡骨茎突的外侧，且重叠交锁。③第3掌骨与头状骨连接正常，头状骨的近极向外移至舟骨的位置，并接近于桡腕关节面。④第4、5掌骨与钩骨的连接正常，钩骨的近极向外移位并陷入到月骨的凹面中，致钩三角关节关系失常。诊断：右腕关节桡偏型月骨、三角骨周围性腕骨轴向崩解症。治疗：先试行闭合复位未成功，后改行切开复位术，经桡背侧切口，显露移位的舟骨，在患肢强力牵引下，将舟骨由背侧撬入桡腕关节内，此时其他移位的腕骨亦相继复位。术后用石膏托固定患腕于功能位，6周而愈。术后7个月随访，患腕诸骨结构正常，功能亦佳。

讨　论

1. 腕关节功能解剖新概念。

自20世纪20年代以来，对腕关节的功能解剖和生物力学与损伤机制的研究越来越受到人们的重视，并不断提出一些新观点。如Navarro于1919年首先提出了用纵向的眼光来看待腕关节的解剖结构的观点。后来Gilford[1]和Kauer[2]则用机械力学的原理，将腕关节的功能比作3条纵向铰链关节。而腕骨间的稳定，首先取决于3条铰链关节的相互联系，并强调了月骨与舟骨在各自的纵形关节链中起着中间骨的重要作用。手腕的全程运动是腕骨和桡腕关节共同参与的结果，这与中间骨的特殊形态有关。Palmer[3]和Kapandji[4]则更明确地提出了腕关节三纵列（柱）的概念，即由舟骨，大多角骨、小多角骨和第1、2掌骨所组成的外纵列（或外侧柱）；由月骨、头状骨和第3掌骨所组成的中间纵列（或中间柱）；由三角骨，钩骨和第4、5掌骨所组成的内侧纵列（或内侧柱）。尺侧纵列在三角软骨复合体的支持下发挥作用。

2. 损伤机制。

腕关节3个纵柱的远侧关节，即腕掌关节，其结构比较坚强，尤其第2～5腕掌关节，从形态结构与机能上属于微动关节（或称摩动关节），在力学上成为一体，故有手之骨干之称。

从腕之外柱来看，由于第1、2掌骨基底与大、小多角骨和舟骨紧密相连，而舟骨的形态既长又弯，它的两侧均为圆弧状关节面，因此，当外力从远侧作用于外柱（或兼侧偏）并向近侧传递时，舟骨的弯矩即可产生扭转应力，并导致舟月韧带的断裂。随着暴力的继续，舟骨的近极在失控的情况下发生旋转性脱位，甚至可旋至桡骨茎突之外上方并与之相交锁。

从腕之中柱来看，由于第3掌骨与头状骨紧密相连，而头状骨近极的圆滑关节面与月骨远侧凹面相嵌合，从而形成了典型的铰链关节。因而当暴力由远侧向近侧传递时，只要应力稍有偏斜，即可使月骨发生轻度原位倾斜（转动），这就容易使头状骨近极从中滑出。此点亦是月骨周围性脱位的解剖因素之一。

从腕之内柱来看，由于第4、5掌骨与钩骨紧密连接，而钩骨的近极呈锥状，因而它和三角骨的关系则不如三角骨与月骨的骨性对应稳定。所以当暴力从远侧作用于内柱并向近侧传递时，钩骨近极易于从三角骨上向侧方滑脱，而三角骨却无变化。

在上述复杂的病变中，月骨和舟骨起着关键的作用，亦是腕骨轴向崩解的基础。但在这种严重的病变中，腕部很少发生骨折或撕脱性骨折，此点也是本病的特点之一。

由于致伤时患腕所处的位置不尽相同，致使暴力在轴向的基础上常合并有侧向偏斜和旋转，故其作用力多是三维的，因而产生本病的不同类型。在这种情况下，腕部各柱的受力就不完全一致。如尺偏型，其内柱受力最大，中柱次之，外柱较轻；而桡偏型，则外柱受力最大，中柱次之，内柱较轻。

3．诊断。

本病的致伤暴力较为强大，且以纵向撞击为主要伤因，伤后腕部肿胀严重，压痛广泛，畸形明显，有功能受限等。X线检查即可得出明确的诊断与分型。但在诊断方面应与以下两种病变相鉴别：

（1）本病应与月骨周围性脱位[5]相鉴别。首先在发病机制方面，本病是纵向传导暴力为主；而后者的致伤暴力是作用于腕之掌侧或背侧。且前者罕见，而后者相对多见。在病理改变方面，本病是腕之3柱轴向崩解，即各柱间关系紊乱，向侧方移位为主；而后者则是月骨周围性腕骨呈整体性向背侧或前方脱位。在合并症方面，本病不易产生腕部骨折，而后者则相反。

（2）本病应与创伤性腕骨轴向脱位[6]相鉴别。本病是纵向暴力所致的腕之3柱间轴向崩解，且腕部软组织损伤轻（仅为腕骨轴间韧带损伤）。而后者是腕部遭受前后方向的挤压伤所致，常使腕管挤压变扁，腕横韧带可发生断裂，管内组织严重受压，局部皮肤或鱼际肌可能破裂而呈开放伤。而骨的病变则多为尺侧柱受累，其次是桡侧柱，内外两柱同时受累（混合型）者亦有之，以中柱完全正常为特点。

4. 治疗及预后。

对新鲜性尺偏型者进行闭合复位术是比较容易成功的。而对于桡偏型，由于舟骨近极旋转移位于桡骨茎突之外上方，并与之交锁，加之伸拇长肌腱及外展拇长肌腱的干扰，常给闭合复位带来困难。如果外柱不能复原，则其余两柱的复位更难以实现，故应及时行切开复位术。

参 考 文 献

[1] Gilford WW, Bolton RH, Lambrinudi C. The mechanism of the wrist joint with special reference to fracture of the scaphoid [J]. Guy's Hosp Rep, 1943, 92: 52.

[2] Kauer JMK. Functional anatomy of the wrist [J]. C1in Orthop, 1980, 143: 9.

[3] Palmer AK. The triangular fibroeartilage complex of the wrist: anatomy and function [J]. J Hand Surg, 1981, 6: 153.

[4] Kapandji. 图解关节运动生理学：上肢分册 [M]. 曹振家，译. 广州：广东科技出版社，1987.

[5] 闻善乐. 月骨周围性腕骨脱位 [J]. 中华骨科杂志，1983.

[6] Garcia-Elias M, Dobyns JH, Gooney WP, et al. Traumatic axial dislocations of the carpus [J]. J Hand Surg（Am），1989.

（原文刊载于《中华骨科杂志》1997年第8期）

月骨脱位8例报告

河南省洛阳正骨研究所

闻善东 谢雅静 张梦环

摘要 本文报告了8例新鲜闭合性月骨脱位,其中:月骨掌侧脱位5例,月骨掌侧脱位合并舟骨骨折2例,远距离经舟骨月骨脱位1例。本组病例平均随访时间为4年8个月。结果:患肢日常生活无障碍者7例,轻度障碍者1例。本文在复习有关文献的基础上,对其损伤机制作了较详细的阐述,并系统地介绍了本病的诊断要点。在治疗上,作者介绍了闭合复位手法和开放复位的要点及其理论根据,明确了本病的治疗原则。在其预后方面,作者重视了月骨血运的解剖特点,从而阐明了月骨脱位的预后之所以良好的原因所在。

月骨脱位是一种比较少见的骨关节损伤,多发生于青壮年。它是腕关节背伸机制损伤的一种类型。本病易并发舟骨骨折,如处理不当,则直接影响手部功能的恢复。现将我院在12年内收治的8例新鲜月骨脱位,总结报告于下。

临 床 资 料

8例均为男性青壮年新鲜闭合性月骨掌侧脱位。左3例,右5例,皆有不同程度的正中神经受压症状,其中3例合并同侧舟骨骨折,1例合并桡骨远端背侧缘骨折,1例合并桡骨茎突骨折,1例合并对侧开放性经舟骨月骨周围性腕骨脱位尺骨茎突骨折、肘关节后脱位和骨盆骨折。8例中有7例经闭合手法复位成功,1例是月骨远距离经舟骨月骨脱位,未能闭合复位而采用开放复位术。随访时间最长11年,最短6个月,平均4年8个月。疗效标准,我们采用Jahna和井上博等分类法[1]:腕关节伸屈活动受限在0°~20°和20°以上两类,并参考日常生活活动能力来判定。本组8例结果:除1例月骨远距离脱位,患肢日常生活活动能力轻度障碍外,其余7例均正常。

讨 论

1. 文献复习:常见的腕骨脱位是月骨周围性腕骨脱位和月骨脱位,其中以月骨脱位最为少见[2]。Russell在第二次世界大战时,曾报告59例腕骨脱位,其中月骨脱位仅14例[3]。Dunn（1972）报告了7例月骨前脱位[4]。Fahey（1957）在著作中仅举了3例[2]。井上博等在13年内仅见1例[1]。方先之、刘润田等的骨关节统计材料中，月骨脱位有2例。吴明权、王锦聪（1964）报告2例。王志斌等（1980）报告了1例远距离经舟骨月骨脱位[5]。本文作者在12年内仅见8例。

2．损伤机制：Alexander认为：月骨掌侧脱位是腕关节极度背伸暴力所致，在此情况下，头状骨与月骨间的掌侧韧带及关节囊先行破裂，月骨在头状骨与桡骨远端的挤压下被推向前方[6]。另有学者认为：月骨脱位是在月骨周围性腕骨背侧脱位的基础上发生的[7-8]。Dunn则进一步阐述，本病若将患腕过伸时，则可感觉出其他腕骨向背侧错动，而后月骨就很容易地滑进原位[4]。笔者认为：月骨脱位与月骨周围性腕骨脱位虽同属于腕关节背伸暴力所致，但它们所承受的背伸角度有所不同，我们很赞成Alexander所指出的，月骨脱位是腕关节极度背伸所致。此点Russell[3]已作了准确的描述：他认为如跌倒时患手紧靠身体，而暴力直接对着手指及掌骨头，手腕在极度背伸位，头状骨在月骨的背侧旋转，则将月骨由腕部挤出，造成月骨掌侧脱位。假设手离开身体，而暴力直接对着手掌部，手腕轻度背伸，则暴力可直接推其余腕骨脱于月骨之后，而造成月骨周围性腕骨背侧脱位。至于月骨是否会脱向背侧，由于腕部解剖的特点，月骨脱向背侧的可能性则很小，故文献尚未见报道。

在上述不同角度的暴力作用下，造成两种类型腕骨脱位的前提，是两种不同性质的韧带损伤。在月骨掌侧脱位时，头状骨前韧带与掌侧关节囊以及月骨的背侧韧带发生断裂，而头状骨的后韧带以及月骨的掌侧韧带却完好。当然对月骨远距离脱位，其掌侧韧带的损伤是完全可能的，如王氏[5]的报告说月骨竟脱至腕关节以上3 cm处。而本文所报告的1例，它是移位于桡腕关节缘的近侧（即下尺桡关节之前），亦构成了远距离脱位，幸而在手术中见其掌侧韧带仍有部分连接。月骨周围性腕骨背侧脱位，则头状骨的前韧带可发生断裂，而月骨的掌、背韧带却完好。这些病理改变，常为手法复位、固定体位以及预后提供理论依据。

由于致伤暴力的大小差异，而月骨脱出后旋转移位的程度亦不同，所以在一般情况下，月骨脱位后其凹面多指向掌侧，即月骨沿额状轴向掌侧呈90°的旋转，如暴力过大，则月骨可继续向近侧移位，甚至造成远距离移位。

3．诊断：月骨脱位与月骨周围性腕骨脱位的临床症状确有相似之处，如腕部肿胀、腕关节前后径增厚变圆、局部压痛、活动受限、手指常呈屈曲状和正中神经受压等。因此，凡具有上述体征者应首先考虑月骨脱位或月骨周围性脱位的可能性[9]。X

线片显示：月骨可由正常的四边形变为三角形，其三角形的尖朝远侧，底朝向近侧。侧位片则见桡、月、头三者的轴线关系失常，此时月骨已完全脱离原位，其凹面空虚并向掌侧移位，如是月骨远距离脱位多则见其移位情况更为复杂。

4. 治疗：关于月骨脱位的治疗，学者们的意见尚不完全一致。Fahey认为：复位后的月骨容易发生缺血性坏死，故主张月骨切除，并通过观察，术后几个月功能可达正常的3/4，并能从事正常劳动[2]。Russell做了4例月骨切除，结果满意[3]。我国吴氏和王氏各做1例月骨切除，效果亦满意。但Wagnes认为：月骨切除后将引起"弱腕症"，他指出通常由于切除月骨后将引起头状骨进入原月骨的间隙内，导致腕骨紊乱，故最终还必须行关节融合术[10]。Dunn报告了7例，其中1例是不完全脱位和1例晚期患者未做处理。全部病例经1～7年的随访，未做处理的2例患腕均无痛感，功能尚满意。另外5例中1例行月骨切除后效果不满意，结果行腕关节融合术；3例行闭合复位，效果优良；1例行开放复位、克氏针固定，6个月后功能恢复约80%，且无痛感[4]。本组8例（包括3例有舟骨骨折）中7例闭合复位成功，其功能均无障碍；1例开放复位，结果功能仅有轻度障碍。因此，我们认为：月骨切除最好仅限于陈旧性病例，尤其合并正中神经受压者则更需考虑。而对新鲜性月骨脱位，使用闭合复位一般多无困难，且疗效较优。若个别手法复位困难者，可试用钢针撬拨法，如失败者则应采取切开复位，术中只要观察到月骨的掌侧韧带仍有连接，就应将月骨复位，以恢复其正常的解剖关系，否则可行月骨切除术或腕关节融合术。

月骨脱位经闭合复位后，我们常规地以小夹板或石膏托将患腕固定于掌屈45°位，2周后改为中立位，3周改为腕关节功能位，再持续固定3～4周，即可解除固定，进行功能锻炼。对合并舟骨骨折的病例，只要月骨复位而舟骨骨折对位良好，基本上在第3周后，可改用管型石膏功能位固定约12周，这是保证舟骨骨折愈合的关键[9]。本组中有1例由于患者过早地解除固定，而造成舟骨骨折不连接，后经4年2个月的随访，该例舟骨并未发生缺血性坏死，且功能亦未因此而发生障碍。此种情况在我们总结"月骨周围性腕骨脱位"一文中，也有同样的例证[9]。

对开放复位，手术一定要仔细，除了要保护好正中神经外，对月骨的掌侧韧带一定要妥善保护，这不但涉及月骨复位后的稳定性，更关系到月骨今后的血运问题。尤其是远距离月骨脱位，及早进行手术探查更为重要。因为严重的月骨远距离脱位，其韧带则完全断裂，进行手术探查可将无血运的月骨摘除，轻者其韧带幸而部分保留，但因其移位范围较大，易导致血管紧张而危及月骨的血运。因此，只有早期进行手术探查，细心显露，保护月骨仅存的血运，在直视下复位，才能达到治愈的目的。

5．预后问题：对于复位后的月骨是否会发生缺血性坏死（Kienbock病），也是令人关注的问题。从本组病例来看，复位后的月骨预后均佳。我们认为这主要是与月骨的血运特点有关。Gelberman指出：月骨的血运是比较丰富的，月骨的背侧血管来自桡动脉，掌侧血管来自桡动脉、尺动脉、掌侧骨间动脉和掌深弓返支，且掌背血管在月骨内均相互吻合，若月骨外部某一血管断裂，则月骨的血运仍可维持，故不致发生缺血性坏死[11]。因此，当月骨发生掌侧脱位后，仅背侧血运中断，而掌侧伴随韧带进入月骨的血运却完整，这就是月骨脱位后能否早期复位，及其预后良好的原因。

参 考 文 献

［1］井上博ほか. 月状骨周围脱臼治疗の成绩けついて［J］. 整形外科，1976.

［2］Fahey JH. Fractures and dislocation about the wrist［J］. Surg Nort Am，1957，37：19.

［3］Russell TB. Inter-carpal dislocations and fracture-dislocations：a review of fifty-five cases［J］. J Bone Joint Surg（Br），1949，31：524.

［4］Dunn AW. Fracture and dislocation of the carpus［J］. Surg Clin Nor Am，1972，52：513.

［5］王志斌. 远距离的经舟骨月骨脱位［J］. 天津医药骨科附刊，1980，（2）：82.

［6］Aitken AP. Volar transnavicular perilunar dislocation of the carpus［J］. J Bone Joint Surg（Am），1950，42：1051.

［7］Wagner CJ. Perilunar dislocation［J］. J Bone Joint Surg（Am），1986，38：1198.

［8］Mac-Ausland WR. Perilunar dislocation of carpul bones and dislocation of lunate bone. SGO，1944，29：256.

［9］闻善乐. 月骨周围性腕骨脱位［J］. 中华骨科杂志，1983，3：340.

［10］Wagner CJ. Fractures of the carpal naviual［J］. J Bone Joint Surg（Am），1952，34：774.

［11］Gelberman RH. The vascularity of the lunate bone and Kienbock's disease［J］. J Hand Surg，1980，5：272.

（原文刊载于《中华骨科杂志》1987年第5期）

腕中关节掌侧脱位1例报告

河南省洛阳正骨研究所　闻善乐

　　患者，男，32岁。于1979年3月29日由9 m高处掉下，右手腕背着地而伤，当即患腕肿胀、疼痛，于当地行按摩治疗无效，3日后转诊我院。检查：右腕部仍肿胀，局部压痛明显，活动受限，背侧皮肤有擦伤，手指呈屈曲状，桡侧3个半指有麻木感，腕前有骨性凸起，致腕关节前后径明显增厚。X线片示：桡腕关节与腕掌关节结构正常，无任何骨折征象，唯远近两排腕骨相互重叠，腕关节的长度明显变短。在侧位片上可见到以头状骨为主的远排腕骨移向近排腕骨之前，月骨的杯状面空虚，桡月轴线不能通过头状骨。诊断：右手腕中关节掌侧脱位。治疗：在臂丛阻滞麻醉下，较容易地进行了闭合复位术。术后患腕固定于掌屈位，2周后改为腕关节功能位，4周后去除外固定，进行功能锻炼而愈。

　　腕中关节脱位，国内文献未见报道，国外1972年Weseley报告了1例经舟骨、头状骨、三角骨、月骨周围性腕骨脱位的病例。1986年Nunn报告了1例经三角骨的腕中关节脱位。以上两例皆为背侧脱位，而掌侧脱位则更属罕见。在受伤机制方面，本病是腕关节在掌屈位，暴力从背侧作用于远排腕骨所致。由于腕中关节轴线并非平直，所以当腕中关节向掌侧脱位时舟骨的腰部或三角骨易遭受剪力而骨折。本例报告上述二骨却幸免，而为单纯性腕中关节脱位。诊断：虽然腕骨的任何类型脱位容易误诊和漏诊，但只要熟悉正常腕关节X线解剖特征，而对显而易见的腕中关节掌侧脱位，是不难作出正确诊断的。治疗：本病的新鲜性病例复位较易。Nunn所介绍的病例就是自发复位的。本例报告在复位时却很容易获得满意的整复。所以Wagner（1956）评价这种脱位可以在摄X线片以前部分地或完全地自发整复，或经患者自己活动时复位，从而漏诊。预后：本病由于诊断及时，复位又多无问题，所以预后均佳。但对合并有舟骨骨折者，在治疗上应予以足够的重视，避免舟骨发生缺血性坏死的不良后果。而三角骨骨折预后一般尚佳。

反巴尔通骨折

（附3例报告）

河南省洛阳正骨研究所　闻善乐

反巴尔通骨折，即桡骨远端背侧缘骨折合并腕骨背侧脱位。本病虽不多见，但也确是腕部严重损伤之一，如处理不当，则给手部功能造成不良的后果，现将我院所遇2例3只伤手总结报告于下。

例1：男，26岁，于1975年1月23日，从高处掉下，两手掌着地，约2天后始来就诊。检查：患者全身情况尚好；唯两腕关节至手部肿甚，皮肤有瘀血斑，双手指呈屈曲状，腕歪向背侧，呈餐叉状畸形，腕关节活动受限，桡侧3个半指感觉迟钝，血液循环尚可。X线片显示：左桡骨远端背侧缘连同桡骨茎突骨折，伴随腕骨及手向背侧完全性脱位，并与桡骨远端相重叠，致使桡腕关节间隙消失，桡骨掌侧缘及尺骨茎突亦被撕脱。右侧手腕除尺骨茎突未遭损伤外，其临床表现基本同左侧。诊断：双侧反巴尔通骨折。治疗：双侧均在臂丛神经阻滞麻醉下，由两助手分别做对抗牵引，术者两手拇指由背向掌推挤脱位的腕骨及骨片，结果腕骨虽可复位，但背侧骨片未能完全复位。后在上述手法的基础上，先向背侧扩大畸形（即强度背伸），术者在向掌侧推挤的同时，助手牵拉患手掌屈并略旋后即达完全复位。复位后用石膏托固定于腕关节中立位，待2周后再逐渐回至腕关节功能位，8周后去固定，进行功能锻炼。8年后随访结果，除两侧腕关节前后缘略有增生和桡腕关节略有变窄外，余无异常。腕部功能尚好，并能从事一般体力劳动。

例2：男，28岁，于1987年10月17日，由高处掉下，致伤右手腕，8小时后就诊。其临床体征及X线表现基本同例1的左手。其治疗经过亦同例1经2年零3个月的随访，患腕功能良好，X线片显示：桡腕关节结构正常。

讨　论

桡腕关节骨折脱位，亦称全腕骨脱位，是一种比较少见的损伤[1]。Dunn[2]曾报告桡腕关节骨折脱位约占所有脱位的0.2%。Thompson[3]在他的462例桡骨远端骨折的病例报告中，其前缘和后缘骨折脱位各占2.2%及1.1%。可见二者临床均较少见，而其后缘骨折（即反巴尔通骨折）则更为少见，故作如下讨论。

1. 关于命名问题：桡骨远端背侧缘和掌侧缘的骨折脱位在命名上至今尚未统一。根据Barton本人于1983年曾描述过"腕关节半脱位，起于桡骨远端关节的骨折"。他报道两个类型：一是断端折片向背侧变位，二是少见的骨片的掌侧变位。9年后像史密斯（Smith）一样，由于没有X线，Barton所描述的背侧型可能就是科雷斯（Colles）骨折，现在与他名字联在一起的是桡骨的前缘骨折，并有腕关节半脱位和下尺桡关节半脱位，腕与手向前变位，并有大的前缘骨折，骨折伸向腕关节[4]。所以Watson-Jones等持掌侧骨折脱位为巴尔通骨折的观点。因此Deoliveira及Campbell在他的骨科手术学中记载了同样的定义。但是Depalma[5]以及我国学者刘润田[6]则将其背侧骨折脱位称作巴尔通骨折，且对掌侧的骨折脱位称作反巴尔通骨折。这样巴尔通骨折的定义有了3种不同的内涵。此外还有人认为桡骨远端掌侧缘骨折实为史密斯骨折的一种类型[7]及桡骨远端背侧缘骨折，实际是变异型科雷斯骨折[8]。另外，日本学者岛启吾[9]将巴尔通骨折作为科雷斯骨折的第5型。如此混乱的命名，已给医疗、教学和科研造成了麻烦。笔者认为巴尔通在提出两型时，特别指出了掌侧型少见，而背侧型就是否相对多见呢？其实从文献统计与临床实际来看，掌侧型固然少见，而背侧型则更为少见。所以我们赞同Watson-Jones的推断[4]，即Banton所描述的背侧型可能是指科雷斯骨折，因为科雷斯骨折才真正多见，且科雷斯骨折与桡骨远端背侧缘骨折并腕骨脱位者的病理改变有着根本的差异。而史密斯骨折与桡骨远端掌侧缘骨折亦同样为两种不同性质的损伤。为此，笔者认为，为了尊重巴尔通在这方面的功绩，又要维护后来学者们的贡献，并为达到统一的目的，现试图将掌侧骨折脱位，称作巴尔通骨折，而将背侧的骨折脱位，称为反巴尔通骨折，这样命名较为妥当。

2. 发病机制：Dunn[2]认为，当暴力使腕部强度背伸时，则桡骨背侧缘发生骨折，而后发生腕骨背侧脱位。Weiss对腕过度伸展、旋前的尸体腕关节施加压力和扭转力，能造成桡腕关节背侧脱位及下尺桡关节破裂[10]。Dobyns和Linscheid认为，这种损伤是由于手处于固定状态，前臂遭到强大的旋转暴力所致[11]。根据上述论点，我们可以这样认为，反巴尔通骨折与科雷斯骨折虽然同属手腕部背伸机制所致，但前臂与致伤暴力在腕部掌侧的交角不同，即前者交角过大，才使腕强度背伸，则暴力直接作用于腕部，并将腕骨向后上方推挤，而桡骨背侧缘及其茎突部，因受撞击亦同时骨折，并伴随腕骨脱向背侧，同时掌侧的桡腕韧带发生断裂或桡骨的掌侧缘与尺骨茎突亦可被撕脱；后者的交角较小，则腕呈轻度背伸状，暴力则直接作用于桡骨的远端掌侧部，并向后上方撞击，从而造成距离桡骨远端2~3 cm的骨折，但不波及桡腕关节面，腕骨亦不脱位。二者机制是有所不同的。

3. 诊断：患腕肿胀，外观亦可呈餐叉状畸形，但部位低于科雷斯骨折，由于骨片及腕骨移向背侧，而造成屈指肌腱因牵伸而紧张，所以手指多呈屈曲状，正中神经有时可出现压迫症状。X线片显示：整个腕骨包括上述骨折片均可脱向背侧，并与桡骨远端相重叠。在鉴别诊断方面，本病除了需与巴尔通骨折、科雷斯骨折不能混淆外，还须与单纯桡骨远端背侧缘压缩骨折相鉴别，后者虽波及了桡骨远端关节面，但多为无移位骨折，所以桡腕关系正常。在X线片上仅见桡骨远端掌倾角变小，甚或呈负角。此为其特征。

4. 治疗及预后：本病既为关节内骨折，又是关节脱位，因此应及早恢复其正常的解剖关系。但在处理方面，易被忽略的是它和科雷斯骨折一样可因复位不佳，而致晚期拇长伸肌腱有断裂的可能，那是由于骨折线侵犯该肌腱的腱沟所引起的肌腱磨损；其次是损伤性关节炎及功能受限等，故复位应力求准确。在治疗方法上，保守疗法及手术疗法均有人提倡，其疗效差异很大[2, 9, 12]。其原因一方面由于本病较为少见，另一方面Tanzer[1]认为和每个病例的具体病变不尽相同之故。一些学者认为闭合复位多无困难[12-13]。但有时尽管脱位可以顺利复位，而骨折块却难以达到满意复位。如Bilos[12]报告5例中有4例很容易将腕骨复位，但骨折块达到满意复位的仅1例，其余4例均行切开复位内固定。Tanzer[1]的1例报告亦有同样的结论。通过本组病例的观察，我们的体会是，反巴尔通骨折的部分病例，在行闭合复位时确因骨片未能顺利复位而感到困难，但只要注意适当扩大畸形，即可缓解骨块的嵌插，若一旦完全复位，则比巴尔通骨折稳定，因为前者的骨块折线和关节面的交角较小，所以稳定；而后者骨块折线几乎垂直于桡腕关节面，所以很不稳定。

因此对新鲜的反巴尔通骨折应尽量采用闭合手法复位为好，本组病例也正是遵照这个治疗原则，所以疗效也比较满意，预后亦佳。

参 考 文 献

[1] Tanzer TL. Dorsal radiocarpal fracture dislocation [J]. J Trauma, 1980, 11 (20): 999-1000.

[2] Dunn A W. Fractures and dislocations of the carpus [J]. Surg Clin, 1972, 52: 1513-1538.

[3] Thompson G H. Barton's fractures-reverse Barton's fractures [J]. Clin Orthop, 1977.

［4］Watson-Jones. 骨折与关节损伤［M］. 5版. 过邦辅，等译. 上海：上海科学技术出版社，1984.

［5］Depalma，骨伤与脱位处理图解［M］. 董天华，译. 上海：上海科学技术出版社，1962.

［6］刘润田. 骨折与脱位治疗［M］. 北京：人民卫生出版社，1968.

［7］杨克勤. 骨科手册［M］. 上海：上海科学技术出版社，1983.

［8］孟继懋. 中国医学百科全书：骨科学［M］. 上海：上海科学技术出版社，1954.

［9］岛启吾. 骨折脱臼诊疗の实际［M］. 南山堂，召和39年.

［10］Weiss C. Irreducible radiocarpal dislocation：a case report［J］. J Bone Joint Surg，1970，52A，562-564.

［11］Dobyns J D，Linscheid J R. Fractures and dislocations of the wrist//In Rocknood C A，Jr Green D P（eds）：Fractures，Vol. 1 Philadelphia，Lippindot. 1975.

［12］Bilos Z J. Fracture dislocation of the radiocarpal joint［J］. J Bone Joint Surg，1977，59A，198-203.

［13］Bohler I. Verrenkungen der handgelenke［J］. Acta Chir Scand，1930. 67：154-177.

（原文刊载于《骨伤科通讯》1985年第2期）

创伤性马特隆畸形综合征1例报告

河南省洛阳正骨医院　闻善乐
河南省新安县第二人民医院　黄和平

患者，男，18岁。5岁时曾因跌倒致右腕部损伤，当时患腕肿痛，经非手术治疗后3周而愈。但以后随着时间的推移，右腕关节逐渐向尺侧倾斜，继而同侧肘关节亦渐呈外翻状，近3年来右手第4、5指也渐呈屈曲状，且局部皮肤麻木而来诊。查体：见患者发育正常。唯右肘关节呈外翻状畸形，在外展应力作用下有不稳感，并使外翻程度加大，右肘伸屈与前臂旋转功能尚可。右腕关节呈尺偏状，尺骨小头较健侧凸出，小鱼际肌及骨间肌略显萎缩，第4、5指呈屈曲挛缩状，局部皮肤感觉迟钝，患手呈"猿人掌"状，夹纸试验呈阳性。X线片显示：右肘外翻约35°，肱桡关节间隙明显变宽（间距1 cm），桡骨小头及肱骨小头发育正常，且桡骨的纵轴线能与肱骨小头中心对应。桡骨远端关节面向内上方呈40°倾斜，致尺倾角明显超过正常值，尺骨小头相对凸出，致下尺桡关节关系失常，因而下尺桡关节面之间的夹角变小，近排腕骨形成以月骨为顶而呈锥形排列，镶嵌于尺、桡骨远端。诊断为右上肢马特隆畸形综合征。暂行尺神经前置及尺骨干短缩术。

讨　　论

马特隆畸形是马特隆（Madelung）于1978年首次描述：因桡骨远端骨骺内侧发育障碍，而外侧部分骨骺及尺骨发育正常，致使桡骨逐渐变短或弯曲，形成了下尺桡关节脱位及腕部畸形而得名。而本例是儿童期由于损伤而导致腕部类似上述的病变，故称为创伤性马特隆畸形。

本例是由于伤后随着尺、桡骨的生长发育严重失调，不但造成了腕部的畸形，而且在长期的活动中，由于重力的关系，导致了桡骨在下尺桡关节脱位的基础上而向下移，继而使肱桡关节囊韧带松弛而拉长，出现了肱桡关节间隙增宽，这样肘关节外侧的正常骨性对应与支撑明显减弱而不稳，加之上臂肌力的收缩，这就加剧了肘外翻的形成，并继发尺神经因张力过大而受到牵扯与摩擦，从而产生了迟发性尺神经炎。鉴于这一复杂的系列病变有着共同的因果关系，文献也未见类似报道，所以我们将其暂称之为创伤性马特隆畸形综合征。其临床意义：①对马特隆畸形症，在临床中一定要注意肱桡关节间隙是否异常及携带角是否扩大，必要时应及早行尺神经前置术与尺骨远端骨骺阻滞术，以避免与缓解肘部畸形的发生与尺神经的累及；②对晚期的病例，除了常规做尺神经前置外，还应行尺骨干短缩术，这样有助于改善肱桡间隙的异常及肘外翻畸形与尺骨小头的凸出问题；③必要时方可考虑行肱骨髁上与桡骨下端楔形截骨术，以彻底地纠正伤肢的畸形。

（原文刊载于《中医正骨》2006年第9期）

创伤性反马特隆畸形2例报告

河南省洛阳正骨医院　河南省正骨研究院

闻亚非　闻善乐

马特隆（Madelung）畸形，为先天性遗传性疾患，临床比较少见。创伤而致本病者则更为少见[1]。如因创伤而发生与马特隆相反的畸形，对此，我们则称之为创伤性反马特隆畸形。文献尚未见报道，实属罕见，现将作者所遇2例报告于下：

例1：男，22岁。于9年前左手腕因摔伤而致桡骨远端发生骨折，后经保守治疗而愈。此后该手腕逐渐向外偏斜。患者平日虽可从事一般劳动，但左腕易于疲劳，且时有酸困乏力之感，家族史（－）。检查：左手腕呈桡偏状畸形，尺骨小头明显凸出。患腕内收与掌屈活动仅达中立位，而外展及背伸活动则超过正常的活动范围，前臂旋转功能正常。X线检查：正位片示桡骨远端外侧发育障碍而内侧正常，致桡骨远端关节面向外上倾斜，并呈三角状，使正常的尺倾角度为负角，但腕骨角尚好，下尺桡关节基本正常。诊断为左腕关节骨骺型创伤性反马特隆畸形。治疗：本例采用Canpbell的手术方法，对桡骨远端进行了楔形植骨术，其楔形底朝向后外，尖朝向内前，以此将向外后倾斜的关节面垫起，使尺倾角与掌倾角恢复或接近正常。术中为了彻底消除腕部畸形，故同时切除尺骨小头，并以经皮克氏针内固定。术后用掌臂管型石膏将患腕固定于功能位约3个月，经X线检查，植骨愈合良好，患腕畸形消失，拔除钢针后，经锻炼，功能恢复比较满意。

例2：男：17岁。于5年前右手腕部摔伤，当时局部肿痛，曾被诊为桡骨远端骨折，并经保守治疗月余而愈。但患腕逐渐呈现向外偏斜的趋势，且有不稳感，家族史（－）。检查患者全身发育正常，右腕畸形情况及功能与例1相仿。X线片显示，右手腕明显呈桡偏状，尺、桡骨远端骨骺尚未闭合，唯桡骨远端干骺端的外侧半骨质发育缺损，且外侧半骨骺断裂呈悬浮状，致整个桡骨远端关节面向外上方倾斜，舟骨移至桡骨远端骨骺之外，头状骨接近于桡骨外侧半的骨骺，月骨和三角骨虽与桡骨内侧半关节面相接近，但腕内侧柱腕骨与月骨相互拥挤呈现出重叠影，致舟、月骨间隙增宽，腕骨角变锐，下尺桡关节的关系尚可。诊断为右腕关节干骺端创伤性反马特隆畸形。拟择期手术。

讨　论

本组2例的受伤年龄均处于骨发育旺盛期（12～13岁）。其受伤机制可能是跌倒时，前臂强度旋前，腕背伸着地，此时桡骨远端外侧受力最大，从而使该处骨骺或干骺端受到纵向的挤压伤，导致了局部的骨骺软骨细胞发育的损害，致使桡骨远端的生长不平衡，即桡骨远端外侧发育停止而内侧发育正常，形成了该关节面向外上倾斜，即所谓创伤性反马特隆畸形。在诊断上，本病除具有在发育期腕部外伤史及伤后腕部逐渐呈现桡偏与尺骨小头明显凸出的畸形外，而早期X线片示桡骨远端的骨折移位可能不严重，但随着时间的推移则可呈现出骨骺或干骺端外侧发育不良的两种类型，腕骨角正常或变锐，而下尺桡关节一般多属正常，这是其特征。因而本病、马特隆畸形或创伤性马特隆畸形，三者是很易鉴别的。本病的治疗应待骨发育停止后，即可行楔形植骨术，必要时亦可切除尺骨小头，一般预后尚佳。

参 考 文 献

［1］朱式仪．创伤性马特隆畸形三例报告［J］．中华骨科杂志，1994，11（6）：466．

（原文刊载于《中医正骨》2008年第7期）

腕掌关节全脱位1例报告

河南省洛阳正骨医院　河南省正骨研究院

闻善乐　闻亚非　李　伟

患者，男，24岁，拳击爱好者。于3小时前在与对手演练中致伤右手，右腕背疼痛，畸形，活动受限，继而肿胀，故来诊。查体：右腕部背侧肿胀及皮下瘀斑明显，腕掌部呈屈曲状，腕背部高凸畸形，可于皮下触及1～5掌骨基底部，手掌及腕部活动受限，手指感觉、运动及血液循环尚正常。X线片示：右手第1掌骨基底呈背侧半脱位状，而第2～5掌骨基底部均向背侧全脱位，并与远排腕骨相重叠，无明显骨折征象。诊断为右手第1～5腕掌关节背侧脱位，遂在臂丛神经阻滞麻醉下行闭合手法复位。由两助手分别握住患肢前臂及手部进行对抗牵引，术者用手由患腕背面向掌侧推挤脱位的掌骨基底部，将其复位。经拍摄X线片确认关节复位良好。然后用掌臂管型石膏将腕掌部固定于功能位，4周后拆除石膏，开始进行腕掌关节功能锻炼；半年后经随访，患腕关节功能恢复良好。

讨　　论

在腕掌关节的连接中，第1腕掌关节为鞍状关节，因其活动范围较大，发生脱位的几率相对较大，临床也多有报道。而第5腕掌关节为变异的鞍状关节，第2～4腕掌关节均为微动关节，其关节面大多相互穿插嵌合，并为纵横交织的韧带所加强，其关节稳定性较强，因此很少发生脱位，而同侧第1～5腕掌关节同时发生脱位则极为罕见。

国内近10年曾有3篇第1～5腕掌关节脱位的个案报道，其中背侧脱位2例[1-2]，掌侧脱位1例[3]，且均为骑车时与其他车辆相撞所致；本例较为特殊，为拳击所致，综观本病的损伤机制基本具备以下共同特点：①致伤暴力均较强大。②伤时患手紧紧处于握拳或半握拳状态，掌骨头相对凸出，手及腕部屈肌高度紧张，暴力由掌骨头沿骨干传导至所有掌骨基底部并冲破腕掌关节囊、韧带，形成1～5腕掌关节同时脱位。③由于伤时手腕所处位置不同，所以可出现腕掌关节脱向掌侧或背侧不同类型的脱位，伤时当腕部处于屈曲位时，可导致腕掌关节向背侧脱位；当腕部处于中立位或背伸位时，可导致腕掌关节向掌侧脱位。在诊断上，除了依靠临床表现及体征外，还需拍摄X线片以便确诊。同时应注意辨别是否合并骨折以及血管、神经、肌腱等损伤。

对新鲜的闭合性腕掌关节脱位进行闭合手法复位并不困难，复位后如不稳定可用克氏针经皮内固定；对于陈旧性腕掌关节脱位，由于局部软组织的粘连的挛缩，确诊后应及时行切开复位克氏针内固定。复位后或术后，通常用石膏将掌侧型脱位固定于腕掌关节略屈曲位，将背侧型脱位固定于腕掌关节略背伸位。4周后拆除石膏，可开始进行功能锻炼，一般预后良好。如失治或治疗不当，不但会造成手部畸形，还会损坏手的纵弓与横弓，使手的长轴变短，从而削弱了手部的肌力与腕部的推力，有碍手功能的正常发挥。

参 考 文 献

［1］于晓川，宋将，李敏娜. 第1～5腕掌关节脱位1例报告［J］. 中华手外科杂志，1999，9（15）：191.

［2］李荣文，李庆涛，冯宝玲，等. 全腕掌关节脱位1例［J］. 中国骨伤，1999，12（4）：93.

［3］王相如，冯承泉，衣英豪. 腕掌关节脱位1例报告［J］. 中国矫形外杂志，2000，6（7）：592.

（原文刊载于《中医正骨》2007年第11期）

腕关节及其近侧部背伸型损伤并豌豆骨脱位8例报告

河南省洛阳正骨医院　河南省正骨研究院
闻亚非　闻善乐

豌豆骨脱位亦称豆三角关节脱位，临床报道较少[1-2]。它既可以单独发生，又可在同一机制下与腕关节及其近侧前臂部位同时损伤，但均为背伸型，此为其特征。作者自1978～1981年先后收治8例，现报告于下：

临 床 资 料

1．一般资料：本组8例，男7例，女1例。年龄最小12岁，最大47岁，平均25岁。左侧6例，右侧2例，皆为摔伤所致。其中并发豌豆骨脱位的病变有：月周背侧脱位4例，尺、桡骨下段伸展型骨折1例，Colles骨折1例，Galeazzi骨折1例，尺骨干骨折1例，其中3例合并正中神经刺激症状，4例伴有尺神经症状，2例豌豆骨向近侧移位大于其关节面30%～60%。

2．治疗方法及结果：8例中皆根据腕关节及其近侧不同类型的损伤，施以不同的复位手法，并行腕臂夹板固定，疗效均满意，功能良好。

讨 论

1．解剖特点：豆状骨位于腕关节尺侧掌面，它是腕骨中最小的一个圆形骨块（属于籽骨）藏于尺侧屈腕肌腱内，它的远侧有小指展肌所附着。因此它是腕骨中唯一有肌腱附着者，且与三角骨的掌面形成关节，并高出于诸腕骨的共同面。它有着独立的关节囊，属于微动关节，且为3条韧带所加强，即豆钩韧带、豆掌韧带与腕尺侧副韧带。

2．受伤机制：由于豌豆骨的解剖位置特点，所以跌倒时，手腕背伸掌部着地，而豌豆骨则是首当其冲，加之腕背伸时掌侧屈肌（尤其尺侧屈腕肌）紧张，亦可使豌豆骨从三角骨上发生撕脱。与此同时，有时由于致伤暴力过大，并向后上方传递，则又导致腕关节或其近侧（前臂）发生各种类型的脱位或骨折，如本组中的月周背侧脱位，尺、桡骨下段骨折，Colles骨折，Galeazzi骨折和尺骨干骨折等，这些损伤的共同特点皆为腕背伸应力所致。

3. 诊断：凡致伤暴力作用于腕之掌侧，致腕部或其近侧（前臂）发生背伸型损伤症，均应注意是否有并发豌豆骨损伤。Antony[3]在对40例Colles骨折的病例统计中，发现有豆三角关节脱位者12例。但由于豌豆骨脱位较一般骨折的症状轻，且不致严重影响功能，故易被忽视，加之前臂或腕部常规X线片多为正位与侧位，这是豌豆骨损伤后常不能很好显露之另一原因。根据Antony[3]对豆三角关节的研究认为：在腕关节中立位，前臂旋后10°~30°位，正常豆三角关节间隙小于3 mm，两关节面平行且对称，移位大于关节面的15%，即可诊断为豆三角关节脱位。本组病例多是在拍片时，由于姿势不正而将前臂侧位片，拍成略旋后位片，从而意外地显露出豌豆骨的脱位。如果在临床上能重视豌豆骨损伤的检查，并能按照Antony所要求的体位进行X线拍片，则豌豆骨脱位的发病率可能会更高一些。

4. 治疗：本病治疗的关键是对腕关节或其近侧所发生的各种病变，要及时采取相应的手法进行复位，并给以外固定，只要这些病变获得正确复位，而豆三角关节一般多可相继复位，预后均佳。对个别豌豆骨仍不能完全复位或仍呈脱位状，可能是附着其上的韧带或指小展肌发生撕裂，如果这样应采用手法闭合复位局部加压及固定以达稳定的目的，必要时亦可考虑行手术修补。对晚期病例且有明显症状者，可考虑将移位的豌豆骨切除，否则就暂不处理而继续观察。

参 考 文 献

[1] 孙保国，樊遂义. 豌豆骨脱位一例报告 [J]. 中华骨科杂志，1989，3（9）：240.

[2] 王志斌. 外伤性豌豆骨–三角骨关系脱位 [J]. 骨关节损伤杂志，1988，3（4）：221.

[3] Antony Vasiles. Roentgen aspects of in juries to the Pisiform bone and Pisoteiquetral joint [J]. J Bone Joint Surg（Am），1960，42：1317.

（原文刊载于《中医正骨》2008年第7期）